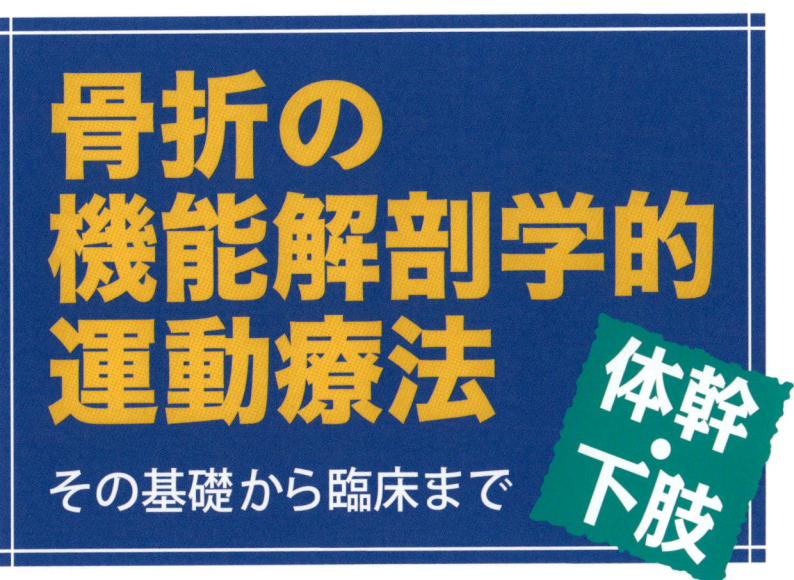

骨折の機能解剖学的運動療法

体幹・下肢

その基礎から臨床まで

監修

青木隆明 岐阜大学大学院医学系研究科 関節再建外科学先端医療講座・リハビリテーション科医学博士・准教授

林　典雄 運動器機能解剖学研究所代表

著

松本正知 桑名市総合医療センター 理学療法士

中外医学社

序

　3年を要しこの本が完成しました．身に余る光栄と責任の重さ，僅かばかりの開放感を感じています．

　本書は，総論で骨折の運動療法を行うために必要な最低限の知識を網羅し，各論では骨折後に必ず起こる組織の修復過程を基礎に，疫学，整形外科的な治療の考え方，評価と治療についてまとめました．随所に，知識（Knowledge）・技術（Skill）・個人的な意見（Opinion）などが配置されています．ご一読いただき，整形外科医との連携と共通認識の重要性について感じていただければ幸いです．

　さて，内容については今知りうる限りの知識と技術を収めました．しかし，全ては進歩し新しい発見の連続です．それは，同時に過去の過ちに気づくことでもあり，とても大切なことです．もしかしたら，この本の内容も明日には間違っていることに気づくかもしれません．そのときは，「ごめんなさい」です．

　最後になりますが，整形外科の基礎と運動療法の発想を教えていただいた加藤 明先生，学生時代からずっとご指導いただいている林 典雄先生，整形外科リハビリテーション学会への入会後いつもご指導いただいている浅野昭裕先生，世界の広さを教えていただいた青木隆明先生，桑名西医療センターのスタッフの皆様，本書の企画から出版に至るまでお力添えいただいた中外医学社の宮崎氏，沖田氏，この本の作成にご協力いただいた全ての方々へ，心より感謝申し上げます．

　それでは，「骨折の機能解剖学的運動療法　その基礎から臨床まで」の始まりです．

　　　　平成27年10月

　　　　　　　　　　　　　　　　　　　　　　　　　　　　　　　　松本正知

目　次

各論　● 体幹の骨折

I 胸腰椎の脊椎損傷（骨粗鬆症性椎体骨折の保存療法を中心に） 1

- 概要 ………………………………………………………………………… 1
  - ナレッジ　頸椎，胸椎，腰椎の機能的な分類について ……………… 3
- 整形外科的治療 ………………………………………………………… 4
  - ナレッジ　MRI像を読み取るコツ ……………………………………… 6
- 評価 ………………………………………………………………………… 7
- 運動療法 ………………………………………………………………… 8
  - スキル　ベッド上での筋力維持のための負荷と回数の設定について …… 12

II 骨盤骨折 14

- 概要 ………………………………………………………………………… 14
  - 1．裂離骨折 …………………………………………………………… 16
  - 2．骨盤輪単独骨折（安定骨折） …………………………………… 16
  - 3．骨盤輪複合骨折（不安定骨折） ………………………………… 16
  - 4．仙骨・尾骨骨折 …………………………………………………… 17
- 整形外科的治療 ………………………………………………………… 18
  - 1．裂離骨折 …………………………………………………………… 18
  - 2．骨盤輪単独骨折 …………………………………………………… 18
  - 3．骨盤輪複合骨折 …………………………………………………… 19
  - 4．仙骨・尾骨骨折 …………………………………………………… 19
- 評価 ………………………………………………………………………… 19
  - 1．裂離骨折 …………………………………………………………… 19
  - 2．骨盤輪単独骨折 …………………………………………………… 19
  - チェック　評価の基本項目 …………………………………………… 20
  - 3．骨盤輪複合骨折 …………………………………………………… 21
  - 4．仙骨・尾骨骨折 …………………………………………………… 21
  - ナレッジ&スキル　筋の拘縮テストについて ……………………… 24
  - ナレッジ　成長期の相対的な筋の短縮について …………………… 24
- 運動療法 ………………………………………………………………… 25
  - 1．裂離骨折 …………………………………………………………… 25

2．骨盤輪単独骨折 …………………………………………………………………………… 25
　　　3．骨盤輪複合骨折 …………………………………………………………………………… 25
　　　4．仙骨・尾骨骨折 …………………………………………………………………………… 25

III 股関節の脱臼骨折，寛骨臼骨折　30

- **概要** ……………………………………………………………………………………………… 30
- **整形外科的治療** ………………………………………………………………………………… 32
- **評価** ……………………………………………………………………………………………… 34
　　　1．保存療法 …………………………………………………………………………………… 34
　　　2．手術療法 …………………………………………………………………………………… 35
- **運動療法** ………………………………………………………………………………………… 35
　　　1．保存療法 …………………………………………………………………………………… 35
　　　2．手術療法 …………………………………………………………………………………… 35

各論　● 下肢の骨折

I 大腿骨近位部骨折　36

- **概要** ……………………………………………………………………………………………… 36
　　ナレッジ　山本らの分類 …………………………………………………………………… 37
　　　　　　　骨頭壊死と遅発性分節圧潰（LSC：late segmental collapse） ……………… 38
- **整形外科的治療** ………………………………………………………………………………… 41
　　　1．大腿骨頚部骨折 …………………………………………………………………………… 41
　　　2．大腿骨転子部骨折 ………………………………………………………………………… 42
　　ナレッジ　整形外科的治療と運動療法を，分類，血流，骨梁から考える ……………… 47
　　ナレッジ&オピニオン　荷重について考えてみましょう ………………………………… 49
- **評価** ……………………………………………………………………………………………… 51
　　ナレッジ　深層外旋筋や関節包の処置を確認する ………………………………………… 52
　　　　　　　骨折部および周辺組織の修復過程 …………………………………………… 52
　　スキル　　股関節の可動域測定 …………………………………………………………… 54
　　　　　　　深層外旋筋，特に外閉鎖筋の触診と圧痛所見の取り方 ……………………… 57
　　　　　　　短内転筋の触診と圧痛所見の取り方 ………………………………………… 58
- **運動療法** ………………………………………………………………………………………… 59
　　　1．骨接合術後（ハンソンピン，SHS，SFN）の運動療法 ……………………………… 59
　　　2．人工骨頭置換術・人工股関節置換術後の運動療法 …………………………………… 59

スキル　初めての起き上がり ……………………………………………………… 60
　　ナレッジ&オピニオン　"SLRができたら荷重を許可するって"ことが昔ありました …… 61
　　スキル　術後早期の股関節周囲筋に対する筋収縮練習とストレッチングの配慮 …… 66
　　　　　　筋収縮練習とストレッチングのコツ ……………………………………… 67
　　オピニオン&スキル　人工骨頭置換術・人工股関節置換術後の脱臼肢位と
　　　　　　　　　　　　日常生活動作について …………………………………… 70
　　ナレッジ&スキル　異常歩行に対する運動療法 ……………………………… 71
　　オピニオン&スキル　SHSやFNSで正座をさせるためのコツ ………………… 74

II　大腿骨骨幹部骨折　　76

- **概要** ……………………………………………………………………………… 76
- **整形外科的治療** ……………………………………………………………… 77
　　ナレッジ　ダイナミゼーション（dynamization）とは ………………………… 79
- **評価** ……………………………………………………………………………… 79
- **運動療法** ……………………………………………………………………… 82
　　1．早期運動療法 ………………………………………………………………… 82
　　2．拘縮の改善を目的とした運動療法 ………………………………………… 82
　　スキル　大腿骨骨幹部骨折のための早期運動療法例 ……………………… 83
　　オピニオン&スキル　extension lagの除去について ……………………… 88

III　大腿骨遠位部骨折，大腿骨顆上骨折，大腿骨顆部骨折　　95

- **概要** ……………………………………………………………………………… 95
- **整形外科的治療** ……………………………………………………………… 95
　　ナレッジ&オピニオン　膝関節の作図と解剖学について …………………… 101
- **評価** ……………………………………………………………………………… 103
　　ナレッジ&スキル　膝関節の運動学と評価のコツ …………………………… 107
- **運動療法** ……………………………………………………………………… 112
　　1．早期運動療法 ………………………………………………………………… 112
　　　　a．伸展方向の可動域改善について ……………………………………… 112
　　　　b．extension lagの除去について ………………………………………… 112
　　　　c．屈曲方向の可動域練習について ……………………………………… 112
　　2．拘縮の改善を目的とした運動療法 ………………………………………… 112

Ⅳ 膝蓋骨骨折　118

- 概要 …………………………………………………………………… 118
- 整形外科的治療 ………………………………………………………… 119
  - ナレッジ　Zuggurtung 法 = tension band wiring 法 ………………… 120
- 評価 …………………………………………………………………… 121
  - 1．保存療法 ……………………………………………………… 121
  - 2．手術療法 ……………………………………………………… 122
- 運動療法 ……………………………………………………………… 122
  - 1．保存療法 ……………………………………………………… 122
    - a．外固定期間 ………………………………………………… 122
    - b．外固定除去後 ……………………………………………… 122
  - 2．手術療法 ……………………………………………………… 123
    - a．外固定期間 ………………………………………………… 123
    - b．外固定除去後または，行われなかった場合 ……………… 123
  - スキル　knee brace について ……………………………………… 123

Ⅴ 下腿近位端骨折，脛骨近位端骨折　125

- 概要 …………………………………………………………………… 125
  - ナレッジ　後外側支持機構の損傷による後外側回旋不安定性 ……… 125
- 整形外科的治療 ………………………………………………………… 127
  - ナレッジ　陥没が 5 mm 以上で，手術療法が選択される 1 つの理由 … 128
- 評価 …………………………………………………………………… 129
  - ナレッジ　膝蓋下脂肪体の構造について ………………………… 131
- 運動療法 ……………………………………………………………… 131

Ⅵ 下腿骨骨幹部骨折　136

- 概要 …………………………………………………………………… 136
- 整形外科的治療 ………………………………………………………… 136
- 評価 …………………………………………………………………… 139
  - ナレッジ　トラス機構（truss mechanism）と
    ウインドラス機構（windlass mechanism） ……………………… 142
- 運動療法 ……………………………………………………………… 143

VII 下腿骨遠位部骨折（果部骨折と脛骨天蓋骨折を中心に）　150

- **概要** ……………………………………………………………………………………… 150
  - ナレッジ　脛骨天蓋骨折を英語とフランス語で表現すると ……………………… 151
- **整形外科的治療**
  - 1．果部骨折 …………………………………………………………………………… 151
  - ナレッジ　後果って？ ………………………………………………………………… 153
  - 2．脛骨天蓋骨折 ……………………………………………………………………… 154
  - ナレッジ　Maisonneuve fracture …………………………………………………… 154
  - オピニオン　一見 SER stage 4 と見られる骨折型について……………………… 157
- **評価** ……………………………………………………………………………………… 160
  - ナレッジ　距腿関節窩撮影（mortise view）………………………………………… 161
  - ナレッジ&オピニオン　足関節の解剖と構造，ギプス固定角度について ……… 162
- **運動療法** ………………………………………………………………………………… 166
  - 1．ギプス固定中の運動療法 ………………………………………………………… 166
  - 2．ギプス除去後，またはギプス固定が行われない場合の運動療法 …………… 166
  - スキル　足関節の可動域改善のコツ ………………………………………………… 172
  　　　　　簡易夜間装具の作成とその使用法 ………………………………………… 175
  - ナレッジ&スキル　足部内返しの可動域改善について …………………………… 177

VIII 距骨骨折　178

- **概要** ……………………………………………………………………………………… 178
- **整形外科的治療** ………………………………………………………………………… 178
  - 1．頚部骨折 …………………………………………………………………………… 178
  - 2．体部骨折 …………………………………………………………………………… 179
- **評価** ……………………………………………………………………………………… 179
  - ナレッジ　距骨への血行と体部の骨壊死について………………………………… 181
  　　　　　Hawkins sign ………………………………………………………………… 182
- **運動療法** ………………………………………………………………………………… 182

IX 踵骨骨折　183

- **概要** ……………………………………………………………………………………… 183
- **整形外科的治療** ………………………………………………………………………… 183
  - 1．関節外骨折（後距踵関節外骨折）………………………………………………… 183
  - 2．関節内骨折（後距踵関節内骨折）………………………………………………… 183

- ■ **評価** ■ ……………………………………………………………………… 188
  - ナレッジ&オピニオン　踵骨骨折に伴うセラピストが対処できる歩行時痛について …… 191
- ■ **運動療法** ■ …………………………………………………………………… 193
  - 1．保存療法 …………………………………………………………… 193
  - 2．手術療法 …………………………………………………………… 195
  - ナレッジ　足底板を英語とドイツ語でいうと …………………………………… 195

索引……………………………………………………………………………………… 197

I 胸腰椎の脊椎損傷
骨粗鬆症性椎体骨折の保存療法を中心に

thoracolumbar spine injury
osteoporotic vertebral fracture

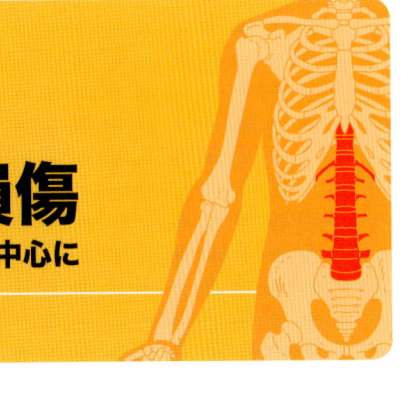

概要・general remarks

　胸腰椎移行部は，後彎から前彎へ移行する部位で胸椎と腰椎の主な運動方向の違いから最も応力が集中し損傷を受けやすい．

　青壮年における胸腰椎の骨折や脱臼は，高所からの転落，転倒，スポーツ外傷，労働災害，交通事故など様々で，屈曲，伸展，圧迫，伸延，回旋，剪断力などの過大な外力が複合的に作用し引き起こされる．骨片や脱臼が脊柱管内の脊髄に作用すれば脊髄損傷となることもある．

　高齢者に起こる骨粗鬆症性の椎体骨折では，転倒時に尻もちをついた，重たい物を持ったなどの軽微な外力で発症することが多く，明らかな受傷機転が存在しないことも多い．受傷後早期は，寝返りや起き上がりなどの動作が疼痛により困難となり，中長期的には偽関節の発生，椎体の圧潰後の後彎変形，慢性腰背部痛が主な問題となる．また，椎体後壁が損傷している場合には，遅発性の神経障害に対する注意が必要である．上腕骨近位部骨折，橈骨遠位端骨折，大腿骨頸部骨折などとともに高齢者に起こりやすい骨折の1つでもある．

　脊椎損傷の分類は，数多く報告されている．Whitesides（ホワイトサイズ）❶は，後彎変形や神経損傷が進行せず立位で身体を支えられ自然治癒するものを安定型骨折と定義した．それに対し，前方要素が軸圧に耐えることができないか，後方要素が引張ストレスに耐えることができず後彎変形の進行をくい止めることができないものを不安定型骨折と定義し，前方要素と後方要素からなる two column theory を提唱した．

　その後，Denis（デニス）❷は，脊椎を前方・中央・後方の3つの支柱に分け three column theory を提唱した I-1 ．Denisによる分類は，関節突起骨折，横突起骨折，棘突起骨折，関節突起間部骨折を軽度の脊椎外傷（minor spinal injury）とし，重度の脊椎外傷（major spinal injury）を圧迫骨折，破裂骨折，脱臼骨折，シートベルト型脊椎損傷に分類した．さらに重度の脊椎外傷を細分化している．金田の分類 I-2 ❸は，この three column theory を基に考えられており理解しやすい．

　骨粗鬆症性椎体骨折では，1996年度版の椎体骨折判定基準❹で楔状圧迫骨折（楔状椎）の他に，皮質骨が薄くなり海綿骨も粗となるため椎体中央が陥没する魚椎，全体的に圧

---

❶ Whitesides TH. Clin Orthop. 1977; 128: 78-92.
❷ Denis F. Spine. 1983; 8: 817-31.
❸ 金田清志，編．整形外科MOOK No. 60 脊椎インストルメーション．金原出版；1990. p. 57-65.
❹ 日本骨形態計測学会，他．Osteoporosis Japan. 2013; 21 (1): 25-32.

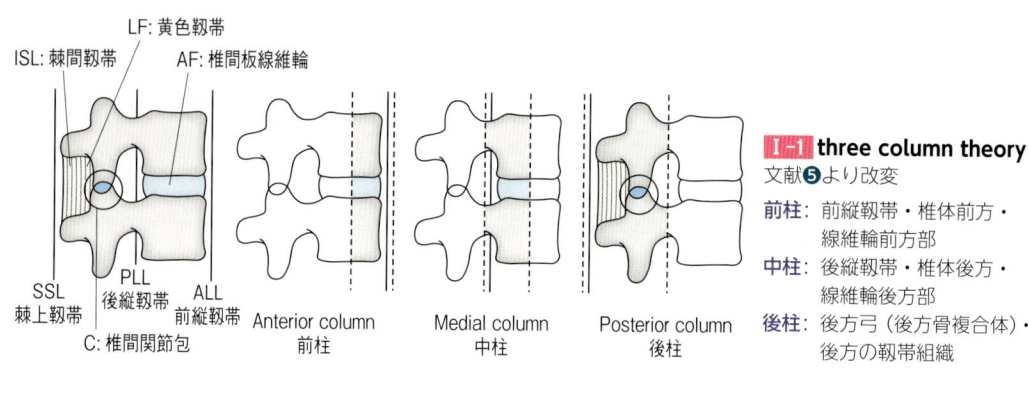

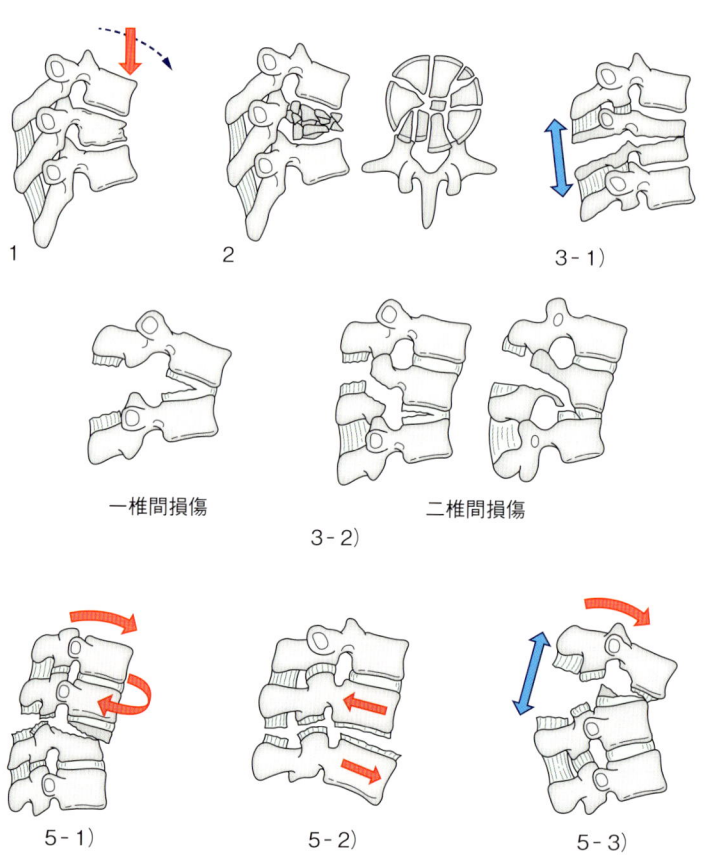

I-2 金田の脊椎損傷分類　文献❺より改変

1. 楔状圧迫骨折　wedge compression fractures
2. 破裂骨折　burst fractures
   通常，破裂骨折は後壁の損傷を伴うものを指す．
3. 屈曲伸延損傷　flexion-distraction injuries
   1）Chance 骨折　Chance fracture
      Chance により 1984 年に報告され，骨性成分のみの骨折をいう．
   2）シートベルト型損傷　seat-belt type injuries
      骨性成分だけでなく，靱帯成分の損傷を含む骨折をいう．一椎間と二椎間にわたる損傷がある．
4. 破裂骨折と屈曲伸延損傷の複合損傷　combined injury of burst and flexion-distraction injuries
5. 脱臼骨折　fracture dislocations
   1）屈曲回旋脱臼骨折（slice 骨折）　flexion-rotation fracture dislocations
   2）剪断脱臼骨折　shear-type fracture dislocations
   3）屈曲伸延脱臼骨折　flexion-distraction fracture dislocations
6. 後方要素単独損傷　isolated posterior injuries

❺冨士川恭輔，他編．骨折脱臼．改訂第 2 版．南山堂；2005. p. 591-8.

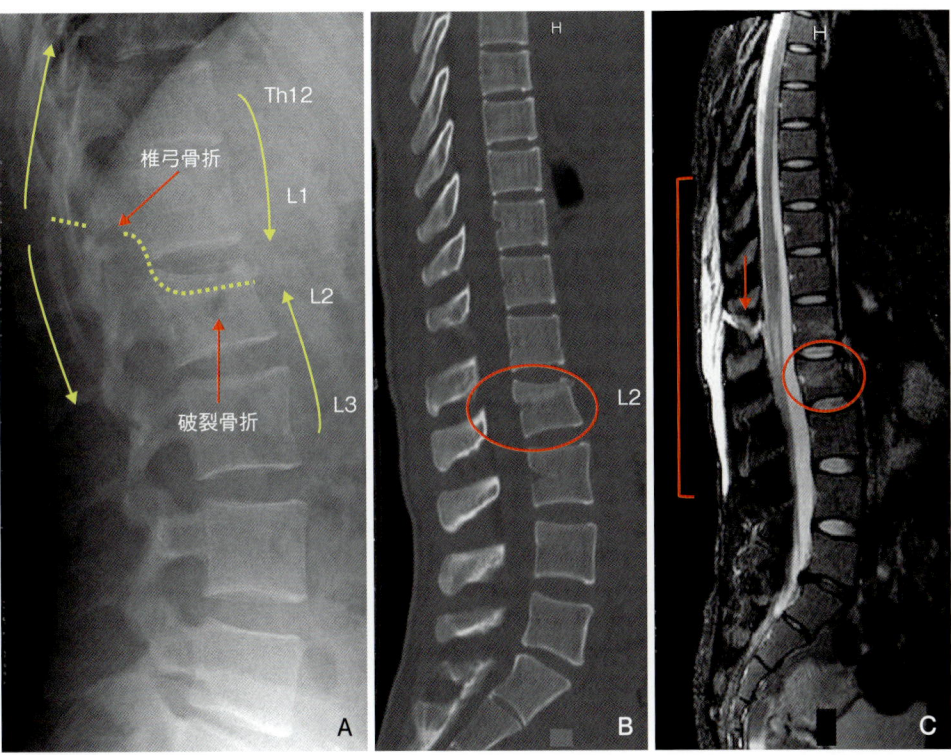

I-3 脊椎損傷の1例
20代後半の女性．高所からの転落にて受傷．
A：単純X線写真
B：CT画像
　L2椎体上部の破裂骨折とL1椎弓骨折が認められ，屈曲力と圧迫力，伸延力によるものと推察される．金田らの分類では破裂骨折と二椎間に至る屈曲伸延損傷の複合骨折に分類され，点線部の組織損傷が考えられる．
C：MRI画像（T2脂肪抑制像）
　L2椎体部と脊椎の後方組織，さらに過屈曲負荷に起因すると思われる背部皮下組織の高輝度変化が確認できる．

潰する扁平椎に区別している I-4 ．この判定基準は，胸腰椎のX線側面像から椎体の厚さを計測する定量的な評価法（QM法：Quantitative Measurement）であり，2012年にはMRIによる評価や，QM法と半定量的評価法（SQ法：Semiquantitative Method） I-5 を併記するとした改訂案[4]が示されている．

Knowledge 頸椎，胸椎，腰椎の機能的な分類について

　頸椎は，後頭骨，環椎，軸椎を上位頸椎，それ以下（第3〜第7頸椎）を下位頸椎と機能的に分類することがあります．同様に胸腰椎でも第1〜第10胸椎を胸椎，第11胸椎〜第2腰椎を胸腰椎移行部，第3〜第5腰椎を腰椎と称することがあります．

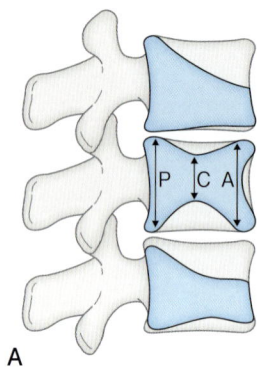

楔状椎
椎体の前縁の高さが減少
A/P＜0.75

魚椎
椎体の中央がへこむ変形
C/A＜0.8 or C/P＜0.8

扁平椎
椎体の全体にわたって
高さが減少する変形
上位または下位椎体と比較して
A,C,P おのおのが20％以上減少

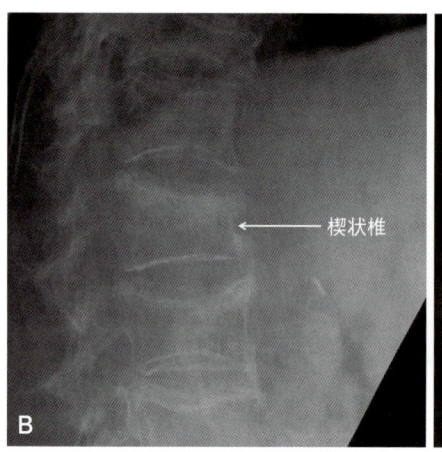
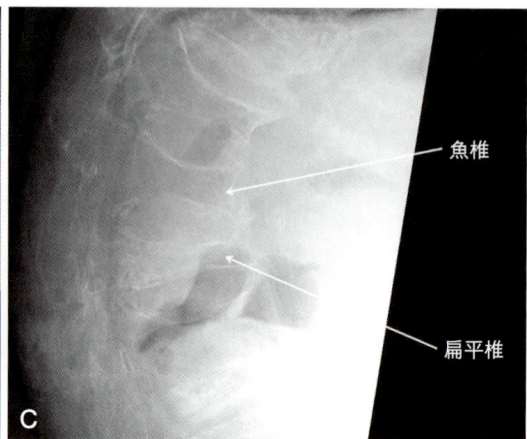

I-4 1996年度版　椎体骨折判定基準　定量的評価法（QM法：Quantitative Measurement）

A：胸腰椎のX線側面像から，C/A，C/Pのどちらかが0.8未満であるか，A/Pが0.75未満の場合を圧迫骨折と判定し，扁平椎では上位か下位のA，C，Pのそれぞれが20％以上減少している場合を圧迫骨折と判断しているが，臨床的には骨皮質の連続性が絶たれたものは，前述した基準にあてはまらなくても圧迫骨折としてよいとされている．文献❻より改変

B：楔状椎例

C：魚椎・扁平椎例

整形外科的治療 ● orthopedic procedure

　青壮年における保存療法は神経損傷のない安定型骨折に用いられることが多く，椎体圧潰率の少ない楔状圧迫骨折，後方要素に著しい損傷のない安定型破裂骨折，後方要素単独損傷などに選択される．圧潰率の少ない楔状圧迫骨折では，整復が行われないこともあるが，多くはBohler（ベーラー）法や吊り上げ法など体幹を反張位にて整復し，ギプス固定や硬性装具により固定される．安静期間は骨折型や整復状態，ギプス固定や使用される装具に依存する．

❻http://jsbmr.umin.jp/pdf/t-guideline.pdf

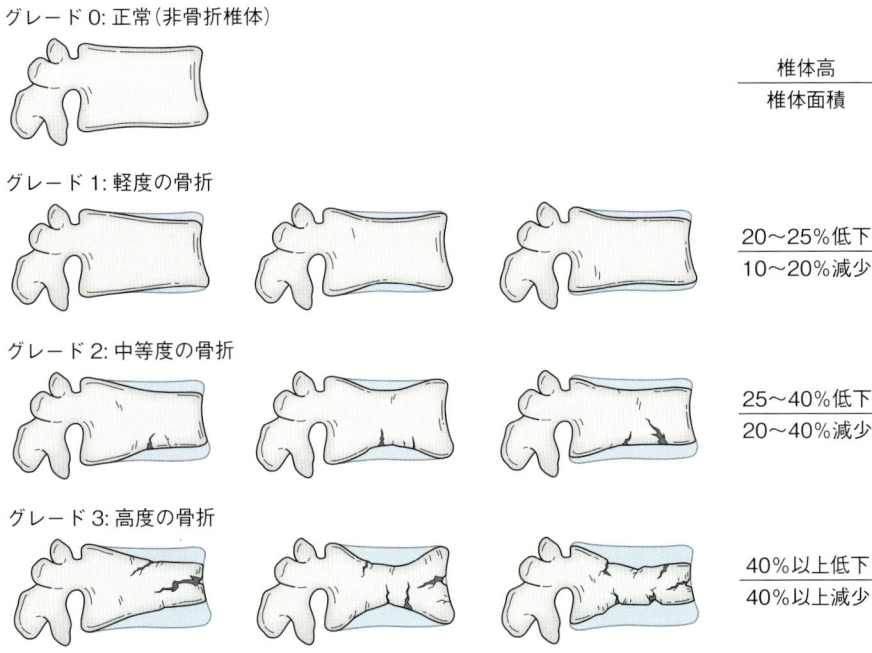

I-5 半定量的評価法（SQ 法：Semiquantitative Method）文献❻より
定量的評価 I-4 を行い，さらに上図と対照してグレード分類を行い，グレード 1 以上にあてはまる場合を椎体骨折と判定する．

　高齢者で不安定性の少ない骨粗鬆症性椎体骨折では保存療法が用いられることが多い．その目的は受傷直後の椎体の形状を可能な限り維持することであり，早期診断による適切な安静と外固定がきわめて重要とされている．体力低下や認知症の発症などの問題もあり初期の疼痛や炎症がおさまる骨折後 2～3 週の安静期間が設けられ，その後，コルセットを装着し離床を開始することが多い．ただし，安静臥床に関しては，推奨する報告[7]や否定的な報告[8]があり，一致した見解が得られていないようである．

　手術療法 I-6 は，各年代問わず不安定性の認められる場合や，神経障害が認められる場合，その症状が遅発性に発生する可能性がある場合に行われ，前方固定術，後方固定術，前後の合併手術，椎体形成術，バルーンカイフォプラスティー（balloon kyphoplasty），後方短縮術，後方固定併用椎体形成術など多くの方法がある．近年は脊椎ナビゲーションシステムを使用した経皮的な最小侵襲脊椎安定術（MISS：minimally invasive spine surgery）も行われている．

　手術療法の目的は，整復，整復位の保持，神経の除圧，固定，外固定の簡略化や省略，早期リハビリテーションの開始であり，術後の安静期間や装具の使用は，骨折型や手術法により異なる．特に，骨粗鬆症性椎体骨折の術後では，運動量も少ないため早期に離床が行われることが多い．

❼田中寿人．整形外科と災害外科．2009; 52: 791-5.
❽長町顕弘．三豊総合病院．2004; 25: 29-33.

Knowledge　MRI像を読み取るコツ

　磁気共鳴撮像法（MRI：magnetic resonance imaging）は，人体に変動磁場を作用させ水分や脂肪を構成する水素原子の核の固有振動と共鳴する状態をマッピングしたものであり，T1強調像とT2強調像が一般的に用いられます．T1強調像は脂肪組織が高信号を呈し（白く表される），水分が低信号（黒く表される）を呈します．T2強調像では水分が高信号を呈し，脂肪組織が低信号を呈します 表1 ．また，水分を感知する精度はT1の方が高いとされています．さらに，T2脂肪抑制像（T2 stir）では脂肪の信号を抑制（より黒く）することで，相対的に水分を強調（より白く）して見せています．この原理を理解し各組織の炎症や浮腫，腫脹などをMRIから読み取るトレーニングをするとよいでしょう．

表1

	水分	脂肪
T1強調像	低信号（黒）	高信号（白） 膿腫などの粘稠な液体 亜急性期の血腫 黒色腫（メラニン） Gd造影剤　等も高信号となる
T2強調像	高信号（白）	低信号（黒） 線維化組織 急性期の血腫 慢性期の血腫 超磁性体酸化鉄粒子 鉄分の沈着　等も低信号となる
T2脂肪抑制像・T2 stir	白く強調	黒く強調

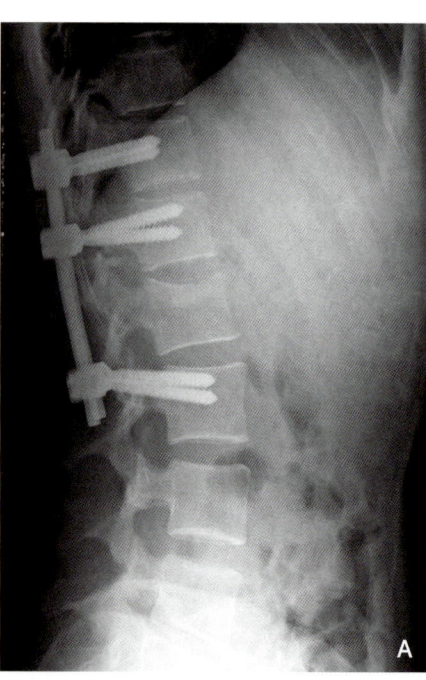

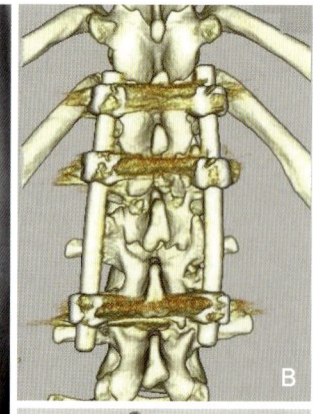

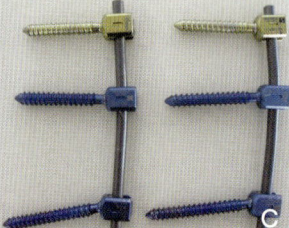

I-6　手術療法の1例

I-3 の症例に対し整復と整復位保持を目的に，pedicular screw system（PSS）を用いた2 above 1 belowの後方固定術が選択された．
A：単純X線写真
B：3D-CT画像
C：実際に用いられたpedicular screw

術後翌日から軟性コルセットを装着しての坐位が許可され，その翌日からは起立・歩行が開始された．運動療法として，術後3週間は術創部付近の背筋の筋収縮練習と等尺性での腹筋群の筋力強化練習を行い，股関節を主とした可動域練習と下肢の筋力強化練習を行った．術後1年を経過し骨癒合良好にて抜釘となった．

評価 evaluation of the fracture

骨粗鬆症性椎体骨折後の保存療法に対する評価と治療を中心に解説する．

受傷時のX線側面像で荷重位（立位または坐位）と，非荷重位（背臥位）の2種類が撮影されている場合は，状態の変化にて椎体の圧潰変化を評価し，前柱と中柱の安定性を推察する I-7 ．受傷後早期に変化が認められれば，同部の不安定性や痛みの原因となることが予測される．受傷後数カ月を経過しても，このような現象が認められる場合は，骨癒合の遷延や偽関節の可能性も考えられる．CT像 I-3B は骨折部の状態を把握しやすい．MRI像 I-3C は，椎体内の水分貯留，脊髄損傷の有無，後柱の軟部組織損傷を評価しやすい．特にT1強調像とT2脂肪抑制像は水分貯留を確認しやすいため，炎症の存在を評価するのに有用である．離床後も継続した観察を行い骨折部の安定性や，脊柱管と椎間孔の狭窄などの状態を観察する．

初期評価は，修復過程を考慮し痛みが軽減する1週間後頃より実施している．入院患者の場合は，ベッド上で行われることが多く，この時期には寝返り動作が可能となっていることが多い．疼痛評価が重要で，安静時痛，寝返り動作の運動時痛，圧痛，叩打痛を評価し，骨折部や周辺組織の安定性を推察する．ただし，叩打痛は必ずしも認められないことがある[9]．また，関節可動域，筋力，感覚，DTRなどの検査も行う．筋力検査では，必ずしも強い抵抗を必要とせず骨折部に痛みがないように配慮し，明らかな筋力低下がないかを確認し神経損傷の早期把握に努める．

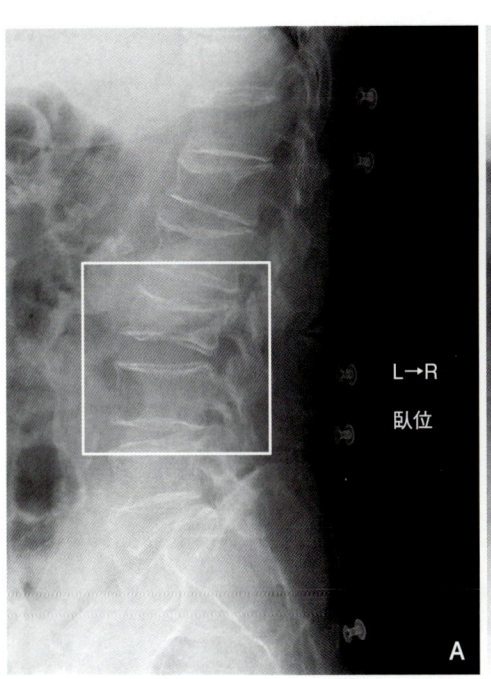
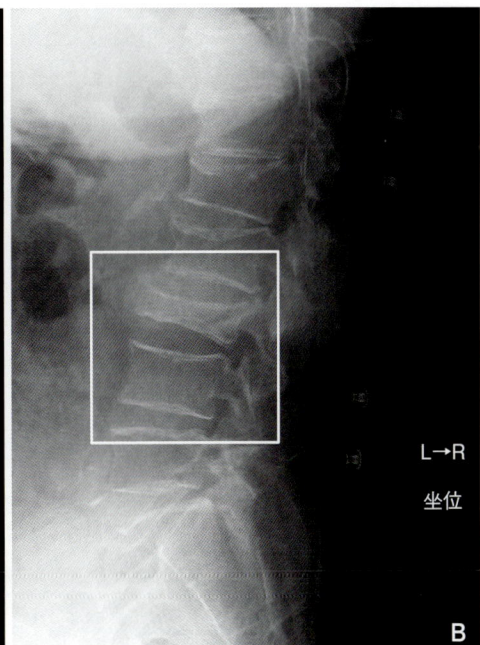

I-7 臥位と坐位による椎体圧潰率の変化

A：第3腰椎の椎体骨折（扁平椎），背臥位側面像　B：坐位側面像

上位椎体に圧迫骨折が認められるため，QM法にて下位椎体との比較を行った．
背臥位ではA＝91％，C＝63％，P＝81％の圧潰率であるが，坐位ではA＝63％，C＝48％，P＝78％となり，荷重により前部を中心に平均15％程度の圧潰進行が認められる．

[9] 長谷川雅一．MB Orthop. 2013; 26(3): 1-6.

高齢者の場合は，数週程度の安静期間に認知症の症状が急速に進むことがあり，それが疑われた場合には，速やかに認知機能を評価する．

離床が許可され坐位や起立練習を開始する際は，起立性低血圧や深部静脈血栓症（DVT: deep vain thrombosis）による肺血栓塞栓症（PTE: pulmonary thromboembolism）が懸念されるため，血圧測定などの vital signs の確認が大切である．併せて，初めて離床に関わる運動療法を行う場合には，医師や看護師の同席の下に行うのが望ましい．

また，臥位から坐位や立位へ移行する際の動作時痛や感覚障害等を確認し，非荷重位から荷重位へ移行した際の椎体の安定性を推察する．歩行練習の開始に先立ち，受傷前の歩行能力や日常生活での活動性を確認しておき，ゴールの設定を行う．

Warp!! 肺血栓塞栓症（総論・上肢編 p. 13）

運動療法 therapeutic exercise

ベッド上での安静期間は，四肢の可動域と体幹を含めた筋力の維持・強化が主な目的となる I-8．特に，体幹の筋力維持は，等尺性収縮を用いて骨折部に痛みのない範囲で行うとよい I-9．運動時痛が出現する場合は行わない．また，体動時痛を恐れ動こうとしない場合は，離床予定日の数日前より寝返り練習を行わせると離床への移行がスムーズである．

保存療法では，2～3週間の安静期間が設けられることが多い．しかしながら活動性の低下は，意欲の低下や認知症を誘発する可能性があり，運動療法以外の時間でも積極的な声掛けや，明るい雰囲気作りも重要な治療の一つと考えられる．

離床は，硬性または軟性のコルセットを装着して行われる．いずれのコルセットを使用しても，椎体の圧潰変形や後彎の進行は避けられないとする報告を散見する[9]．ある程度の圧潰の進行は致し方ないのかもしれないが，その進行を少しでも防止することが重要である．圧潰変形を抑止するためには姿勢の矯正が重要であるとの報告が多く[10][11]，脊柱起立筋群の筋力維持や強化は重要な要因となる．青壮年に対してBohler体操は有効な方法であるが，高齢者の圧迫骨折では，腹臥位をとること自体が困難で，その肢位での体幹伸展運動が骨折部を離開させる可能性も指摘されている[12][13]．赤羽根ら[14] I-10 は，立位にて脊柱起立筋群を主とした体幹筋の筋力の強化により，圧潰率の減少を報告しており，運動療法はこの報告を基に行っている I-11．

また，姿勢矯正用の鏡を用い患者自身に姿勢を確認させ，後彎変形の起こる可能性と，姿勢矯正の指導に加え，その重要性について教育を行う必要がある．さらに，臥位でのコルセット装着法，床からの立ち上がり方，入浴時の注意点，靴を履く際の靴べらの使用など体幹の屈曲動作を少なくするADL指導も重要である．

---

[10]見松健太郎，他．関節外科．2004; 23: 45-9.
[11]菊地臣一．腰痛．医学書院；2003．p. 289-90.
[12]Cohen J. Orthopedic Pathology in Diagnosis and Treatment. Churchill Livingstone; 1990. p. 53-87.
[13]谷崎達彦．骨・関節・靱帯．2000; 13: 791-5.
[14]赤羽根良和，他．理学療法ジャーナル．2010: 44 (6); 527-33.

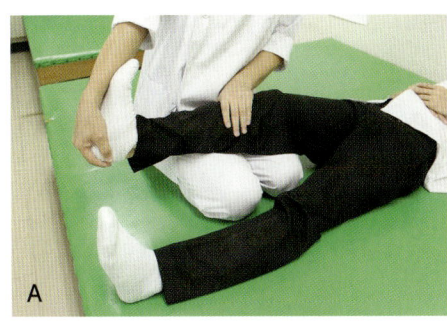 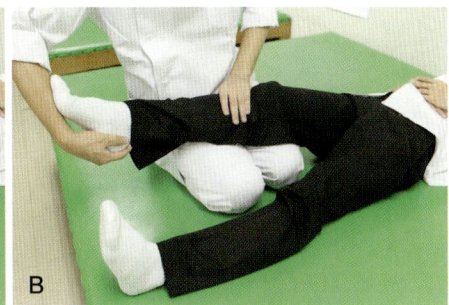

Ⅰ-8-1 足関節底屈方向の筋力練習

足関節を背屈位とし（A），等張性収縮にて底屈させ最終域で等尺性収縮を行わせる（B）.

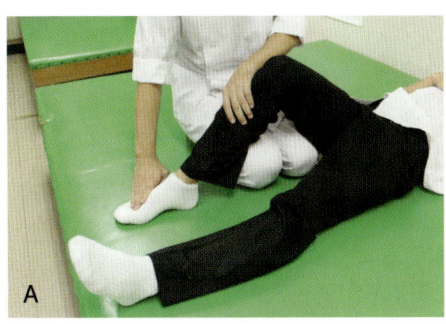 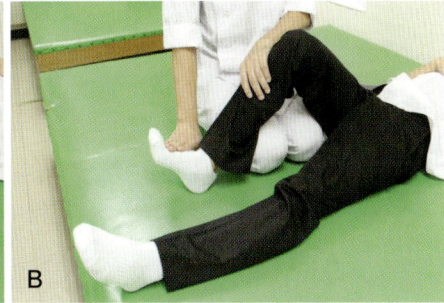

Ⅰ-8-2 足関節背屈方向の筋力練習

足関節を底屈位とし（A），等張性収縮にて背屈させ最終域で等尺性収縮を行わせる（B）.

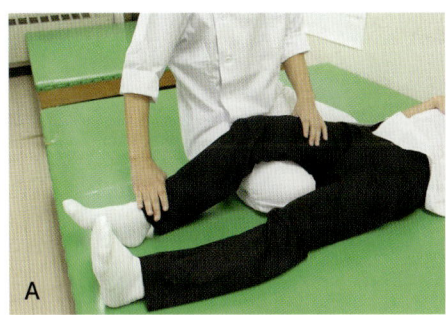 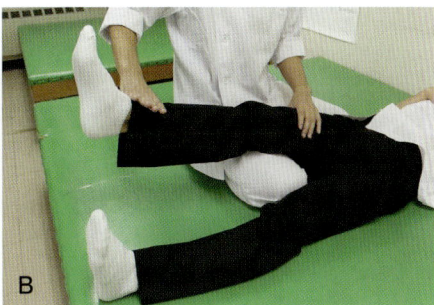

Ⅰ-8-3 膝関節伸展方向の筋力練習

膝関節を屈曲位とし（A），等張性収縮にて伸展させ最終域で等尺性収縮を行わせる（B）.

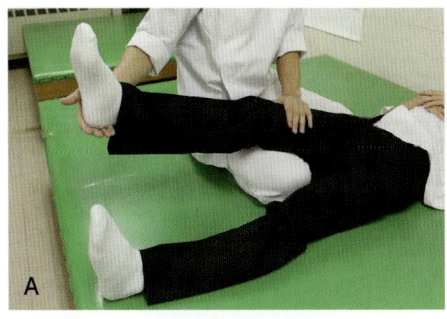 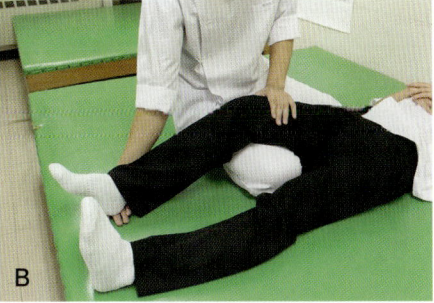

Ⅰ-8-4 膝関節屈曲方向の筋力練習

膝関節を伸展位とし（A），等張性収縮にて屈曲させ最終域で等尺性収縮を行わせる（B）.

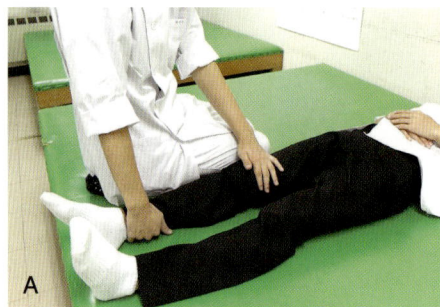 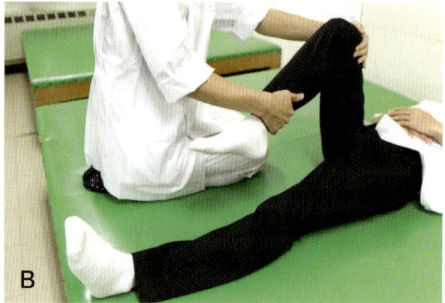

I-8-5 股関節屈曲方向の筋力練習

背臥位より（A），股関節を等張性収縮にて屈曲させ最終域で等尺性収縮を行わせる（B）.

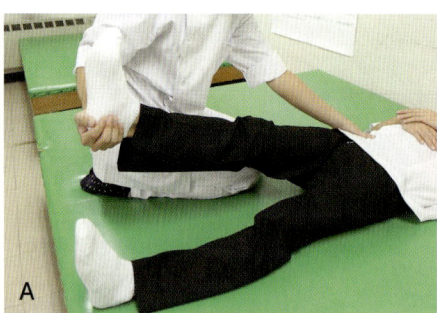 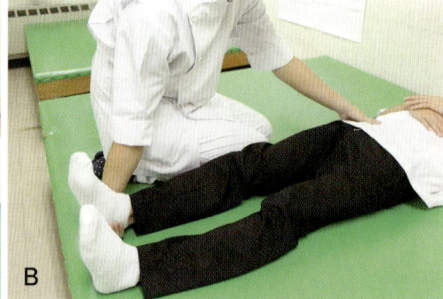

I-8-6 股関節伸展方向の筋力練習

膝関節を伸展位とし股関節を軽度屈曲位とした状態（A）より，等張性収縮にて伸展させ最終域で等尺性収縮を行わせる（B）.

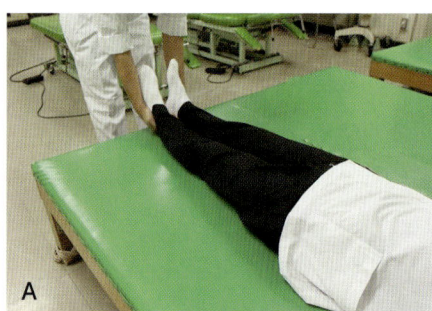 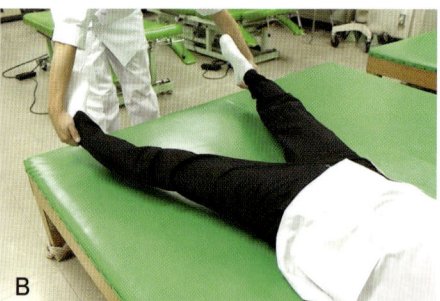

I-8-7 股関節外転方向の筋力練習

背臥位より（A），股関節を外転・内旋させ最終域で等尺性収縮を行わせる（B）.

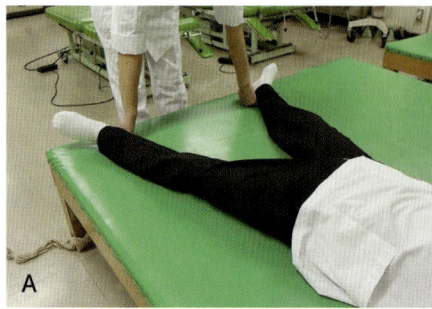 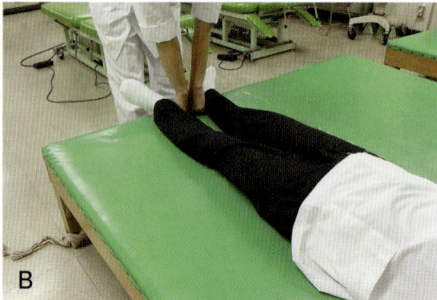

I-8-8 股関節内転方向の筋力練習

股関節外転・外旋位より（A），内転させ最終域で等尺性収縮を行わせる（B）.

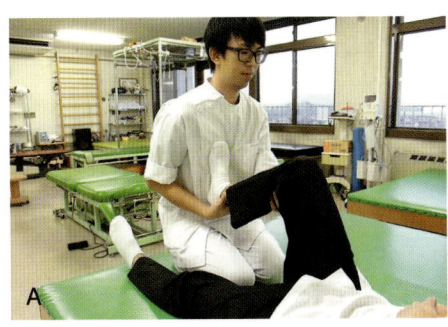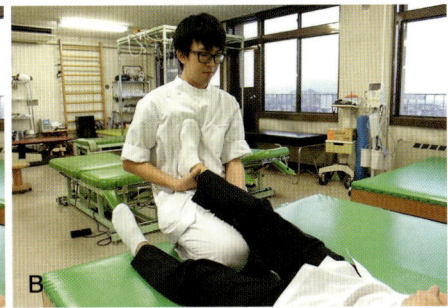

I-8-9 セミクローズドキネティックチェーンによる下肢の筋力練習
認知症などで，口頭指示による動作遂行が不可能な場合は，下肢全体の伸展運動にて筋力維持を試みる．

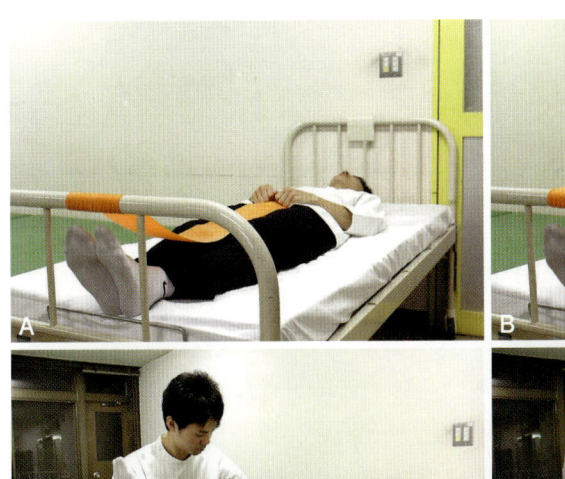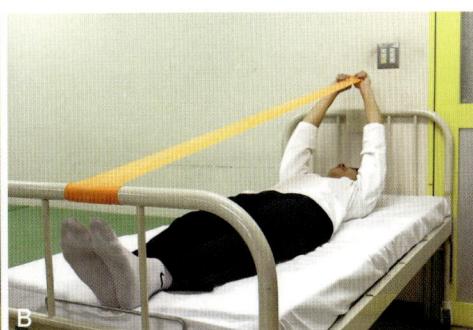
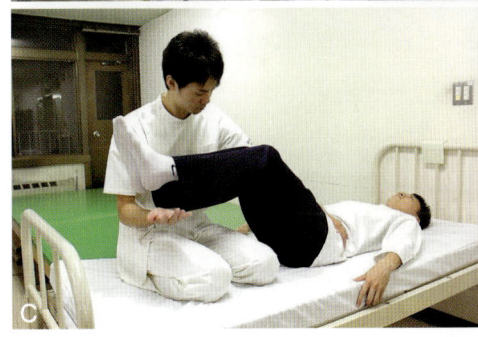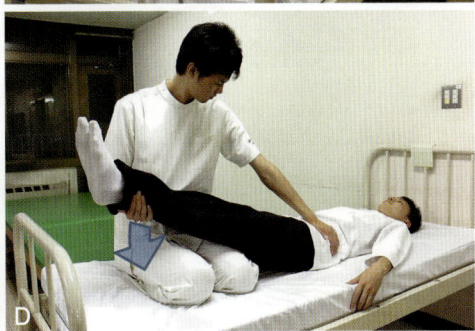

I-9 ベッド上安静期の筋力維持練習
ＡＢ：上肢および上部脊柱起立筋群の筋力維持練習
セラバンドを利用し，10秒程度の時間をかけてゆっくり挙上させ，肩関節を120°程度で2秒程度保持し，また10秒程度の時間をかけて下垂させる．可能な患者には，10回を1setとし1日に3回行わせている．

Ｃ：腹筋の筋力維持練習
寝返りが痛みなく可能となった頃から開始することが多い．上前腸骨棘を触診し骨盤に過度な前傾が起こらないことを確認する．股関節と膝関節を屈曲位とし保持させることで腹筋群の筋収縮を促す．股関節や膝関節の屈曲角度にて負荷を調節する．

Ｄ：下部脊柱起立筋群の筋力維持練習
開始時期は，Ｃと同様である．上前腸骨棘を触診し骨盤に過度な後傾がないかを確認し，セラピストは骨盤をベッドに軽く押しつけることで固定する．膝関節を伸展位で保持し，股関節の伸展運動を用いて下部脊柱起立筋群の筋収縮を促す．

これらの運動は，必ず骨折部に痛みがないことを確認しながら行わなければならない．

Skill　ベッド上での筋力維持のための負荷と回数の設定について

　インターネットで"安静による筋力低下"と入力し検索すると、"高齢者の場合は、1週間で20％、2週間で40％、3週間で60％にも及びます。"との結果が出ました。
　Jarvinen[15]はラットの腓腹筋を用いた引っ張り張力の実験において、週に平均20％程度低下すると報告しており、インターネットの検索結果は妥当な数字のようにも感じます。
　さて、長期間の不動や関節固定は、筋の弾性やその組織の強度の低下をもたらします。活動性の低下により筋の萎縮や筋力低下が引き起こされるのは、最初の2～3週間で起こるとされ[16][17][18]、高齢者の場合は、ある一定の下肢筋力値を下回った場合に、日常生活が著しく障害されることが多くの文献で指摘されています[19][20][21]。
　したがって、保存療法症例では、わずか数週間であっても筋力維持は重要な治療の一つとなります。さて、その維持のためにはどれくらいの負荷で何回行えばよいのでしょうか？　池添ら[22]は、低体力の高齢者に対する筋力トレーニング法として、運動強度は1RMの40～70％（Borg主観的運動強度スケール13：ややきつい、修正ボルグスケールでは4）を推奨し、運動頻度として10回反復を1setとし、2～3setを目標に増加させるとしており、これを利用しています。
　運動方向は、足関節の底屈・背屈・内返し・外返し、膝関節の伸展・屈曲、股関節の屈曲・伸展・内転・外転を行います I-8 。運動強度を、患者に適宜確認しながら、等張性収縮後の等尺性収縮を3秒程度行わせています。

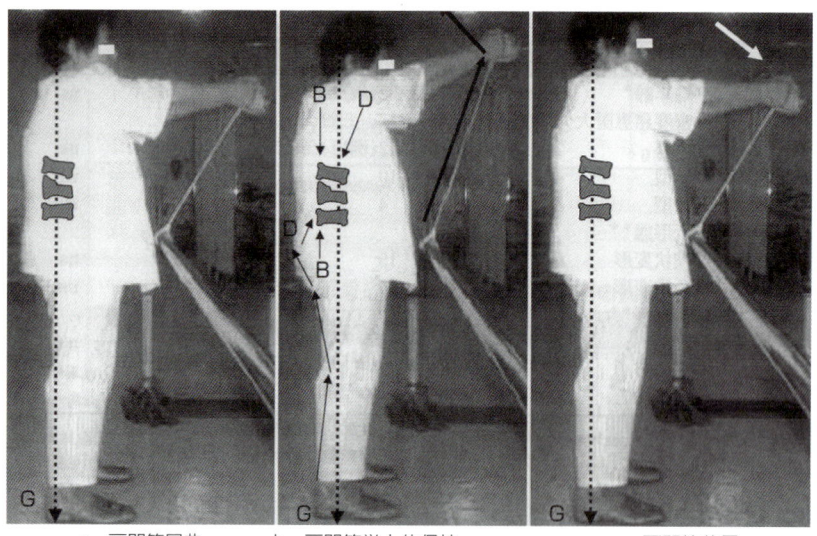

　　　a. 肩関節屈曲　　　　b. 肩関節挙上位保持　　　　c. 肩関節伸展

I-10 赤羽根らの報告した脊柱起立筋群に対する筋力強化法　文献[14]より
　セラバンド（黄色）を平行棒に固定し、両上肢で把持したセラバンドを3秒かけて肩関節90°屈曲位から120°へ挙上し、2秒間保持した後に、チューブの張力に抗しながら3秒かけて下降させる。これらの運動で10回を1setとし、1日に3回行わせるとしている。

---

[15] Jarvinen MJ. Arch Phys Med Rehabil. 1997; 58: 123-7.
[16] Neumann DA. 筋骨格系のキネシオロジー　原著第2版. 医歯薬出版; 2012. p. 50-84.
[17] Chiristensen BD, et al. J Appl Physiol. 2008; 105: 1845-51.
[18] Adams GR, et al. J Appl Physiol. 2003; 95: 2185-201.
[19] 浅川康吉, 他. 理学療法学. 1997; 24: 248-53.
[20] Cress ME, et al. Phys Ther. 2003; 83: 37-48.
[21] Hasegawa R, et al. Clin Rehabil. 2008; 22: 902-10.
[22] 池添冬芽, 他. 理学療法ジャーナル. 2010; 44 (4): 277-85.

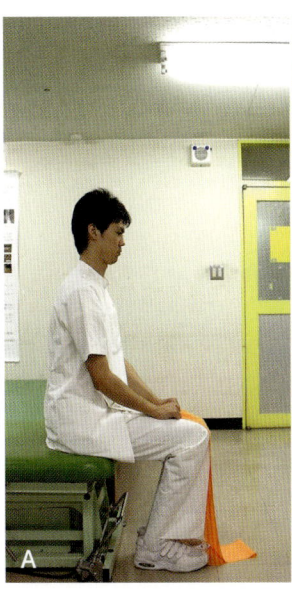 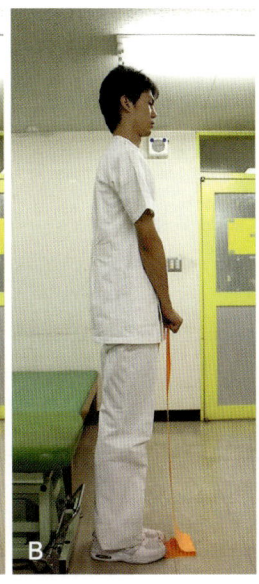 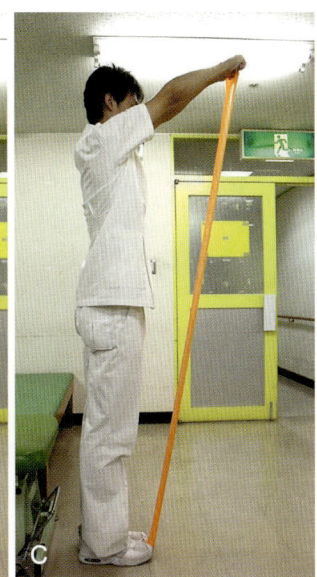

I -11 下肢と脊柱起立筋群に対する筋力強化法

離床後早期は，下肢の筋力やバランス機能が低下しているため，立ち上がり練習を加えて脊柱起立筋群の筋力強化を行う．

A：上肢を使用しなくとも容易に立ち上がることのできる座面の高さを設定する．

BC：立ち上がり後にセラバンドを肩関節 120°まで 5 秒程度かけて伸張する．2 秒間保持した後に，セラバンドの張力に抗しながら 5 秒かけて下降させた後に座る．

これらを，午前と午後に 15 回ずつ行わせる．最初は，セラバンドの張力が感じられない程度から開始し，痛みを伴わないように配慮する．

退院後は，赤羽根の原法[14]を自主練習として行わせている．

II 骨盤骨折
fracture of the pelvis

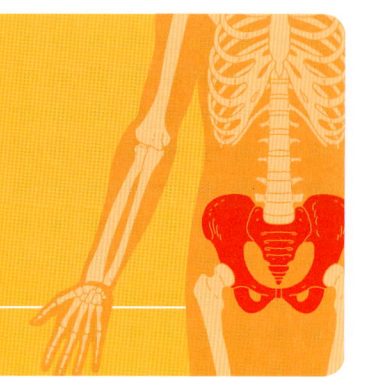

概要 • general remarks

　骨盤は，二つの寛骨，仙骨，尾骨より構成され，前方は恥骨結合，後方は二つの寛骨が仙骨を挟み骨盤輪（pelvic ring）を形成している II-1A．これらは，強靱な靱帯により連結され，仙腸関節は仙腸靱帯複合体（sacloiliacal ligament complex）と呼ばれる前仙腸靱帯，後仙腸靱帯，骨間仙腸靱帯により連結されておりその可動性は極めて少ない II-1BC．また，仙結節靱帯-仙棘靱帯複合体（sacrotuberous ligament-sacrospinous ligament complex）により坐骨とも連結されている．

　骨盤輪の安定には，後方の腸骨，仙骨，靱帯組織から構成される後方骨盤輪が非常に重要である．前方骨盤輪は，恥骨上枝と下枝，恥骨結合から構成され，恥骨結合には関節円盤が存在し，上恥骨靱帯と恥骨弓靱帯により補強されほとんど可動性がない．

　骨盤骨折では，骨と靱帯組織の損傷により骨盤輪がどのように障害されたかを推測する必要がある．

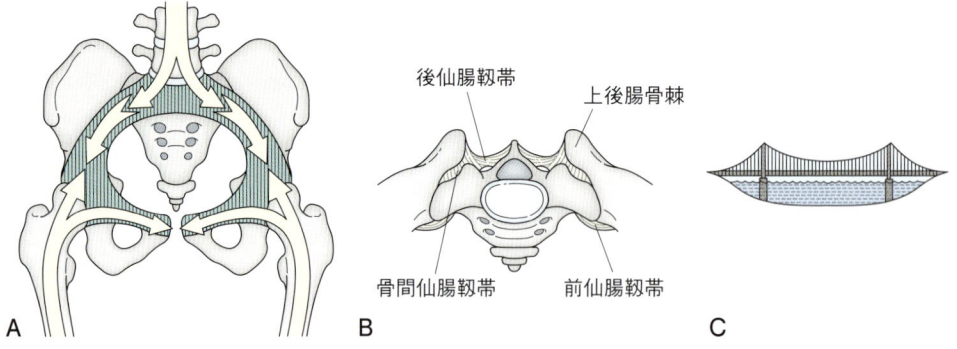

II-1 骨盤輪（pelvic ring）
A：骨盤輪　文献❶より　B：仙腸靱帯複合体　文献❷より　C：後仙腸靱帯の構造　文献❷より
骨盤は上部体幹からの荷重を，脊柱を介し仙骨，腸骨，下肢へと荷重を伝達する．さらに，下肢からの床反力は大腿骨より股関節を通り寛骨臼へ伝えられ腸骨と恥骨，恥骨結合へと伝わる．仙骨は前額面上で上方が広く下方が狭い，矢状面では前傾しているため，その安定性は仙腸関節や恥骨結合の靱帯成分に依存する．もし恥骨結合間が離開すれば骨盤輪（pelvic ring）の安定性は破綻することとなる．
特に，後仙腸靱帯は上後腸骨棘や正中仙骨稜を介し骨盤輪の安定に寄与している（C）．

❶ Kapandji IA. カパンディ関節の生理学III　体幹・脊柱. 医歯薬出版；1986. p. 50-1.
❷ Muller ME, et al. 骨折手術法マニュアル　AO法の実際. 改訂第3版. シュプリンガー・フェラーアーク東京；1995. p. 491

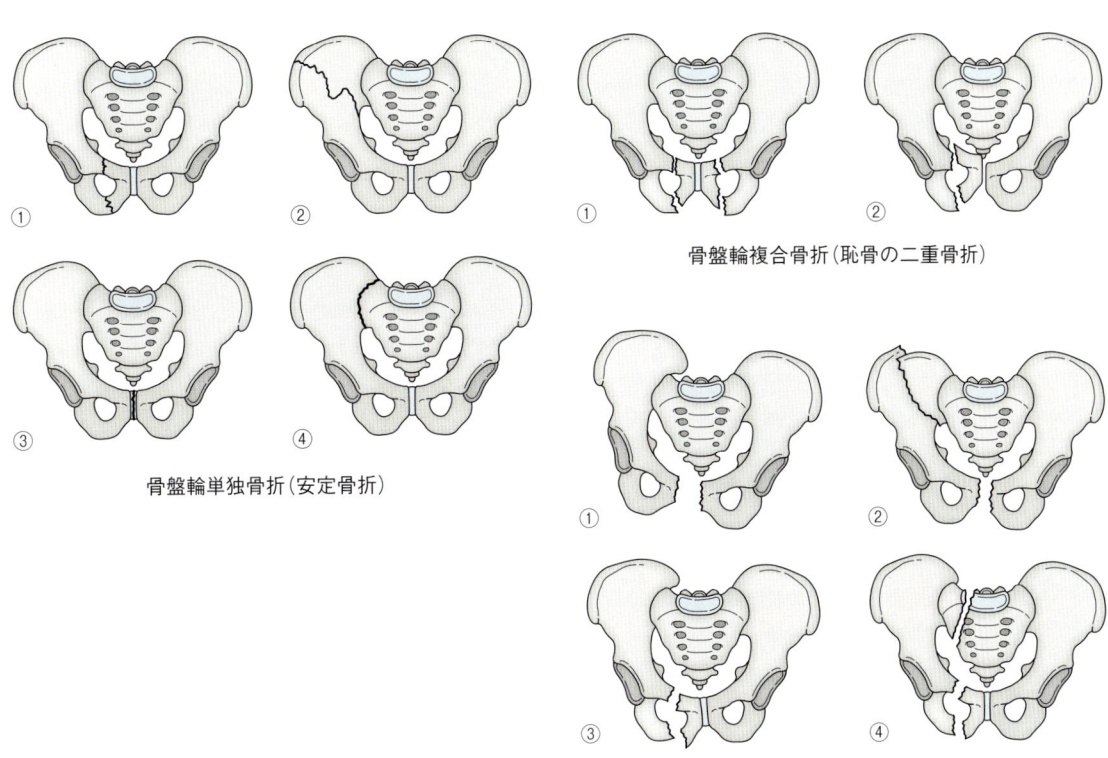

骨盤輪複合骨折（恥骨の二重骨折）

骨盤輪単独骨折（安定骨折）

骨盤輪複合骨折（腸骨と恥骨の複合骨折）

Ⅱ-2 Watoson-Jones の分類　文献❸より改変

裂離骨折
①下前腸骨棘骨折　②上前腸骨棘骨折　③坐骨骨端部骨折　④腸骨骨端部骨折

骨盤輪単独骨折
①恥骨枝骨折　②腸骨骨折　③恥骨結合捻挫・離開　④仙腸関節亜脱臼

骨盤輪複合骨折
　恥骨の二重骨折
　　①両側の恥骨上下枝骨折（straddle 骨折）
　　②片側の恥骨上下枝骨折と恥骨結合離開
　腸骨と恥骨の複合骨折
　　①恥骨結合の離開と仙腸関節の脱臼
　　②恥骨結合の離開と腸骨骨折
　　③恥骨上下枝骨折の骨折と仙腸関節の脱臼
　　④恥骨上下枝骨折の骨折と仙骨の縦骨折

仙骨骨折

　また，重篤な骨折の場合は血管損傷，尿道，膀胱，腸管などの内臓の損傷を合併することがあり，命に関わる骨折であることを理解しておかなければならない．骨癒合は良好なため，合併症があればその治療が優先される． **Warp!!** 骨折時の合併症（総論・上肢編 p. 12）

　Watoson-Jones の分類を用いれば，筋付着部の裂離骨折，骨盤輪単独骨折，骨盤輪複合骨折，仙骨骨折に分類される Ⅱ-2 .

---

❸三木蕘明．骨折と外傷　分類・診断基準・評価基準・定義．改訂 2 版．金芳堂；2005．p. 234-5．
❹Watoson-Jones. Fractures and Joint Injuries. 6th ed. Wilson JN, editor. Churchill Livingstone；1982. p. 853-61.

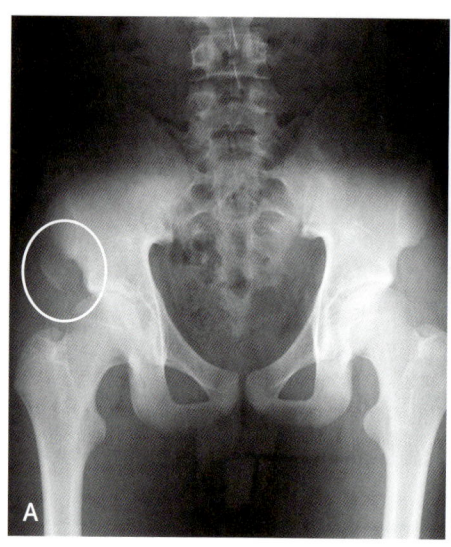
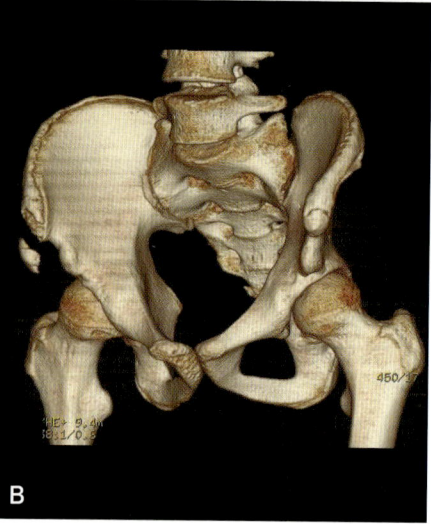

II-3 上前腸骨棘の裂離骨折例
A：単純X線　正面像
　高校1年生の男性，短距離走のスタート時に受傷．上前腸骨棘が外側下方へ転位している．
B：3D-CT像

❶ 裂離骨折

　成長期のスポーツ外傷で多くみられ，縫工筋や大腿筋膜張筋による上前腸骨棘の裂離骨折 II-3 ，大腿直筋による下前腸骨棘の裂離骨折，ハムストリングスによる坐骨結節の裂離骨折，内・外腹斜筋や広背筋による腸骨稜の裂離骨折などがこれにあたる．

❷ 骨盤輪単独骨折（安定骨折）

　骨盤輪骨折の受傷機転として，前後からの圧迫，側方からの圧迫，垂直剪断力等の外力が，単独または複合的に加わったときに起こる．
　恥骨や坐骨の単独骨折は，転倒や前後の圧迫などが加わったときに受傷することが多く，痛みの出現部位は大腿骨近位部骨折と近似するため，その鑑別が必要である．腸骨翼の骨折は側方からの衝突などにより受傷することが多いとされ，骨折線が下前腸骨棘から腸骨稜に向けて入るものを Duverney（デュベルヌ）骨折という．
　分娩時などにみられる恥骨結合離開や仙腸関節亜脱臼もこれに含まれる．

❸ 骨盤輪複合骨折（不安定骨折）

　骨盤輪複合骨折は，恥骨の二重骨折と，腸骨と恥骨の複合骨折に大別される．前者は，両側の恥骨が同時に骨折したもの（臨床的には，坐骨へ骨折が至ることがある），片側の恥骨や坐骨の骨折に加え恥骨結合が離開したものをいう．
　後者は，前方骨盤輪を構成する恥骨の上枝と下枝の骨折，あるいは恥骨と坐骨の骨折，または恥骨結合が離開し，後方骨盤輪を構成する腸骨の骨折，仙腸関節の離開，あるいは仙骨の垂直骨折を伴うものをいう II-4 ．
　さらにこの複合骨折で，下肢からの垂直剪断力により恥骨や坐骨の骨折に加え，腸骨

Post-Fracture Rehabilitation Master Book　17

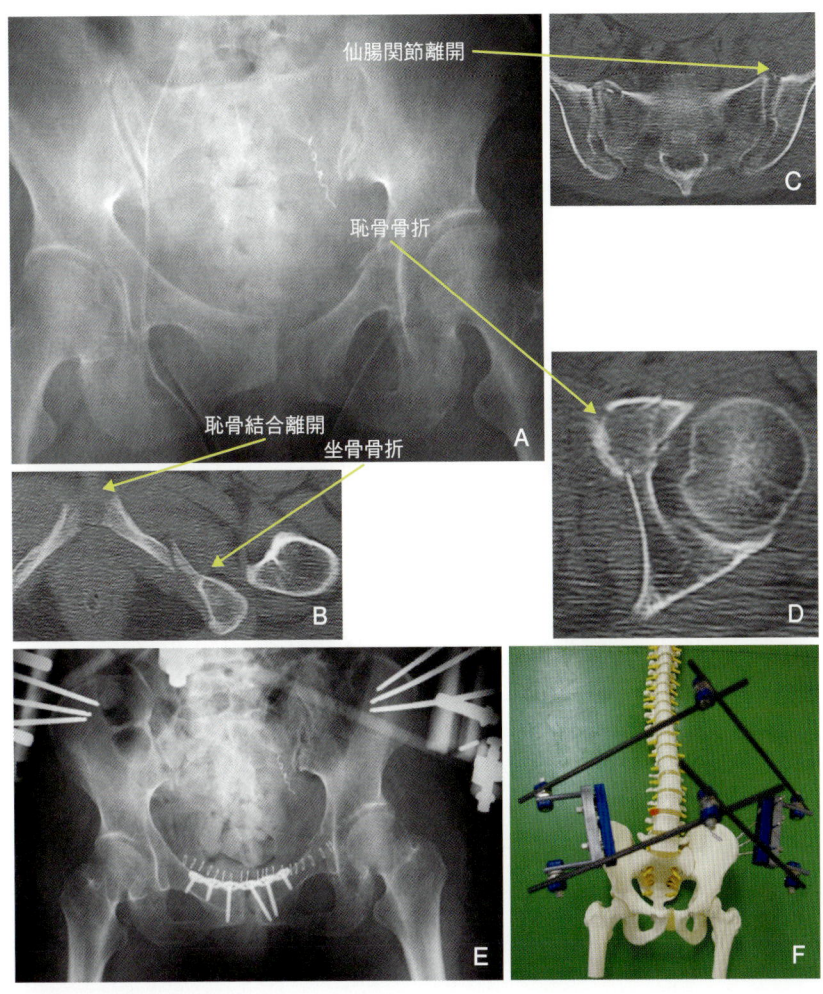

Ⅱ-4 骨盤輪複合骨折の1例
（恥骨上下枝骨折の骨折と仙腸関節の脱臼：open book type）文献❺より

A：骨盤の正面像
　　恥骨結合離開，恥骨骨折，坐骨骨折が認められる．仙腸関節の離開ははっきりしていない．
B：CT水平断像　恥骨結合離開と坐骨骨折が認められる．
C：仙腸関節部では前方の靱帯組織の損傷が推察される．
D：一部臼蓋前方と恥骨骨折が認められる．
E：恥骨結合離開に対しプレート固定が行われ，骨盤輪の安定化のために創外固定が行われた．
F：固定に用いられた創外固定器

の垂直骨折を伴ったものをMalgaingne（マルゲーニュ）骨折という．また，広義には後者全ての複合骨折をMalgaingne骨折と称する場合がある．
　本骨折は，高所からの転落など高エネルギー損傷が多く最も重篤である．そのため，神経や血管，内臓の損傷を伴う危険性がある．

❹ 仙骨・尾骨骨折

　仙骨の単独骨折は，後方からの直達外力により受傷することが多く，横骨折が多いと

❺松本正知. 骨関節理学療法学. 奈良　勲. 監修. 医学書院; 2013. p. 19-50.

されている．

尾骨骨折は，階段や硬い床などで尻もちをついて受傷することが多く，前方への転位が多い．骨折部は軽微であっても疼痛が遷延することがある．

整形外科的治療 orthopedic procedure

❶ 裂離骨折

治療の目的は，裂離骨片の癒合にある．骨折部の転位がないか軽度な場合は，筋の弛緩する肢位にて2～4週のベッド上安静が行われる．また，スポーツ選手などで早期復帰を希望する場合は，スクリューなどで固定される．

❷ 骨盤輪単独骨折

骨盤輪骨折に対する整形外科的治療の目的は，骨盤輪の再建にある．骨盤輪単独骨折や複合骨折で転位が少ない場合は，骨癒合も良好な部位であるため保存療法が原則とされている．恥骨や坐骨の単独骨折では，3～4週のベッド上安静が行われることが多い．腸骨骨折で転位が少ない場合は同様にベッド上安静が選択され，転位が大きい場合は，プレートやスクリューによる手術療法が選択されることもある．

軽度の恥骨結合離開や仙腸関節亜脱臼も転位が少ない場合は，3～4週のベッド上安静による保存療法が行われる．転位が高度な恥骨結合離開では，創外固定やプレートによる固定が行われる．

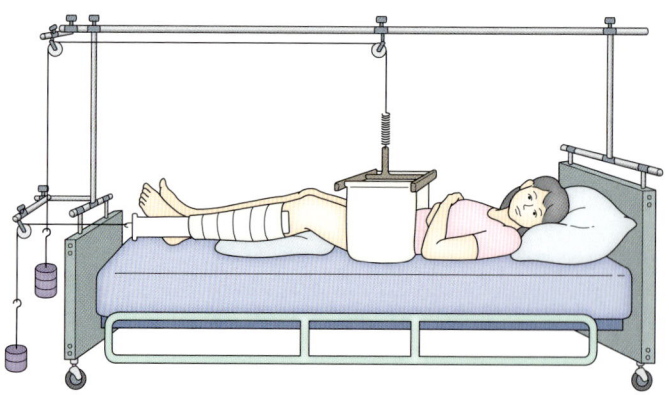

II-5 オーバーヘッドフレームを用いたキャンバス懸垂　文献❻より

ベッド上にパイプフレームで櫓を組み，開いた骨盤を引き寄せるようにキャンバスにて覆い懸垂する．懸垂の高さはわずかに骨盤が浮き上がる程度とされている．

キャンバス懸垂のみで治療を行う場合，懸垂期間は8～10週とされている❼．また，上図は下肢をスピードトラックにより介達牽引しているが，直達牽引にて行われることもある．

Warp!! 整復-牽引による整復（総論・上肢編 p. 15）

---

❻ 立石博臣，他．骨盤・股関節の外傷．室田景久，他編．メジカルビュー；1990. p. 36.
❼ 松原 統．骨折脱臼．改訂第2版．冨士川恭輔，他編．南山堂；2005. p. 645-89.

❸ 骨盤輪複合骨折

恥骨の二重骨折では，創外固定やプレートにより固定される．恥骨と腸骨の複合骨折で保存療法が行われる場合は，創外固定 Ⅱ-4F や骨盤が左右に開くのを防止するためにオーバーヘッドフレームを用いたキャンバス懸垂が行われる Ⅱ-5．Malgaingne 骨折など片側骨盤の挙上に伴う下肢の短縮が懸念される場合は，それを防ぐための直達牽引や介達牽引が行われる．特に，直達牽引は，大腿骨の顆上部にて行われることが多い．

手術療法では，プレートやスクリューによる固定が行われる Ⅱ-4E．

また，骨折型や合併症などの問題から，創外固定，キャンバス懸垂，手術療法が複合的に行われることもある．

❹ 仙骨・尾骨骨折

仙骨骨折では，膀胱直腸障害，会陰部の知覚障害，ED（勃起障害）などの神経障害や直腸の損傷，脊髄液の漏出などを認めない限り保存療法の適応とされている．早期より，疼痛に耐えられる程度の動作は許可されることが多い．

尾骨骨折にも保存療法が施行される．整復を要する転位が大きい骨折では，肛門より示指を挿入し経直腸的に整復が行われる．

評価 evaluation of the fracture

1 裂離骨折

上前腸骨棘，下前腸骨棘，坐骨結節の裂離骨折後の安静期間は，患側の股・膝関節以外の可動域と筋力を評価する．腸骨稜の裂離骨折の場合は，両側の股関節を大きく動かさないよう両膝・足関節の可動域と筋力を評価する．対象となる年齢層は中高生がほとんどであるため初期評価は，骨折部が安定し始める骨折後2週程度からで良いと考える．また，筋力の評価は異常な筋力低下がないかを確認する程度でよく，評価時に骨折部を離開させないように注意して行う必要がある．

離床後は，安静時に評価できなかった股関節を中心に"評価の基本項目"を評価する．

Warp!! 評価の基本項目（p.20）

特に，詳細な可動域測定 Ⅰ-17 〜 Ⅰ-19（p.55）とともに，原因となった筋だけでなく股関節周囲筋の拘縮テスト Ⅱ-6 を行い，裂離骨折との関連を推測する．筋の拘縮テストは健側より開始し，それを参考とし骨折部に負担をかけないように注意深く行う．健側より小さい角度で筋の伸張感を確認する程度でよい．

Warp!! 筋の拘縮テストについて（p.24）

2 骨盤輪単独骨折

受傷機転が確認できるようであれば聴取する．受傷時の単純X線写真，CT像，MRI画像を通して，骨折だけでなく圧痛所見と関連させながら靭帯損傷の有無を推察する．腸骨骨折や仙腸関節亜脱臼では，仙腸関節に関わる靭帯だけでなく，仙結節靭帯−仙棘靭帯複合体にも注意を払う．

Check 評価の基本項目

評価の基本項目
①問診
②画像評価
③手術法の理解
④関節可動域
⑤感覚検査
⑥筋力
⑦疼痛（動作時痛，安静時痛，伸張痛，圧痛など）の部位と程度
⑧骨折部周囲と術創部周囲の組織の柔軟性，伸張性，滑走性
⑨皮膚の状態
⑩浮腫
⑪動作分析・ADL 検査
⑫各種治療成績判定基準　　等
各関節に対する評価の基本項目を，①～⑫に示します．

　問診は非常に重要で，骨折後の運動療法を実施する上で必要な情報が数多く含まれています．現病歴や既往歴を聴取しつつ，愚痴なども聞いてあげると信頼関係がえられやすいでしょう．訴えられることすべてに耳を傾ける姿勢が重要かと思います．

　画像評価では，受傷時の画像とその分類から，骨癒合の可能性や軟部組織の損傷部位を推察します．また，手術療法が行われた場合は，術中所見と術後画像より骨折部の安定性を推察します．また，手術療法が選択された場合は，内固定材料を挿入する際の皮膚切開とその展開を理解した上で，固定性や損傷組織を整形外科医に確認しておくことが必要です．また展開部は，その後の修復過程で癒着や瘢痕組織の形成を伴いやすく，可動域制限の要因となります．

　通常，④～⑩の評価は健側より評価します．健側を評価した上で，患側を評価しその違いを比較することが損傷組織の推察に役立ちます．股関節は腰椎と骨盤による代償が大きいため，通常行われている可動域測定の他に工夫が必要です．　relation　股関節の可動域測定（p. 54）

　筋力検査は単に筋力を検査するだけでなく，感覚検査とともに損傷された神経を同定するためにも用いられます．

　疼痛検査として，動作時痛は，"寝返りをしたとき"や"荷重をしたとき"などに加わる機械的な刺激によるものが多く，安静時痛は局所炎症に起因することが多いので，どこが，どのような条件で，どの程度痛いかを評価することが重要です．VAS（visual analog scale）や NRS（numeric rating scale）などは，疼痛の時間的推移を把握する上で有用な評価基準かと思います．また，圧痛と組織の柔軟性，伸張性，滑走性の評価は同時に行われます．部位，条件，程度の評価に加え，修復過程を考慮しながら組織の状態を推察します．特に，筋の圧痛所見は，攣縮か短縮の判別を行う上で最も簡単な所見の一つです．

　術後の皮膚の観察はきわめて大切な所見の一つです．特に，皮膚切開と展開による皮下組織の癒着が，可動域に影響を与えることは意外に多いようです．

　浮腫は，骨折部より遠位で発生することが多く，その管理は運動療法を行う上で非常に重要です．よって，周径の測定などを含めて継時的な観察が必要です．

　骨折症例に対する理学療法では，関節の可動域や機能に目を奪われやすくなります．動作分析や ADL 検査を行うことで，症例の全体像を把握することも重要と考えます．

　治療判定基準は，治療成績を客観的に判定でき，論文作成などにも有用な資料となりますので記録しておいた方が良いでしょう．

　最後になりますが，①～③で得られた情報と④～⑫の評価結果に加え，損傷した組織の修復過程と機能障害の原因とを関連づけながら，具体的な治療プログラムの立案を行います．この考え方は，骨折に限らず全ての整形外科運動療法の基礎となります．常に時間的要素と症状，病態を考慮しながら対応することが大切です．

保存療法が選択された場合は，ベッド上での安静期間に初期評価が行われる．骨折部位や靱帯の損傷部位によっては，片側または両側の股関節を大きく動かすことは控え，可能な範囲で膝関節や足関節の可動域を評価する．筋力検査も疼痛に配慮しつつ，神経麻痺が疑われるような筋力低下がないかを確認する程度でよい．併せて骨盤損傷に伴う坐骨神経，大腿神経，閉鎖神経支配などの神経損傷の有無を感覚検査とともに確認する．また，骨折部の修復過程を推察しつつ疼痛評価を行う．

腸骨翼骨折などで手術療法が選択された場合は，整形外科医にその固定性を確認する．固定性が良ければ痛みの軽減に伴い，下肢の可動域や筋力，感覚などの検査を行う．

骨癒合や靱帯組織の修復がある程度得られた時点で，股関節を中心に残された"評価の基本項目"について評価する．

Warp!! 評価の基本項目（p. 20）

3 骨盤輪複合骨折

骨盤輪複合骨折においても，可能な限り単独骨折と同様の評価を行う．キャンバス懸垂や創外固定，手術が行われた場合は，整復状態と骨折部の安定性を整形外科医に確認し，可能な理学療法評価を選択する．

キャンバス懸垂と直達牽引が行われている場合は，患側の股関節や膝関節の可動域評価は困難であるが，足関節の可動域や膝蓋骨の可動性の評価を行い，長期臥床による不動性の可動域制限を予防する．

4 仙骨・尾骨骨折

骨盤輪単独骨折に準ずる．

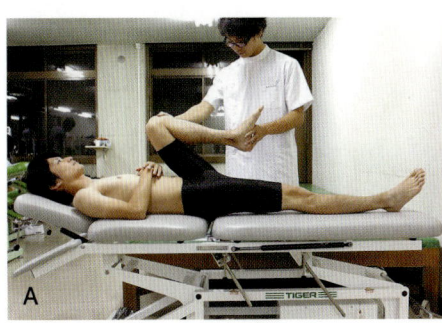 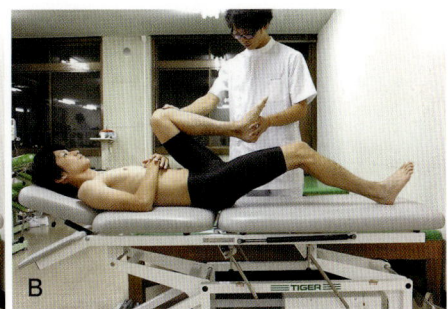

II-6-1 Thomas（トーマス）test

Thomas test は，股関節の屈曲拘縮を評価するテストである．右股関節を評価する場合は，被験者を背臥位にし反対側の股関節を屈曲させると，正常では右股関節の角度は変化しない（A）．しかし，股関節に屈曲拘縮があると骨盤が後傾し屈曲する（B）．このときの角度を計測し屈曲拘縮の評価に利用することができる[8]．
主に腸腰筋の拘縮を評価するテストとされている．また，反対側の股関節に屈曲制限がある場合にも陽性となる．

[8] 林 典雄．運動療法のための機能解剖学的触診技術　下肢・体幹．改訂第2版．メジカルビュー社；2012. p. 140-5.

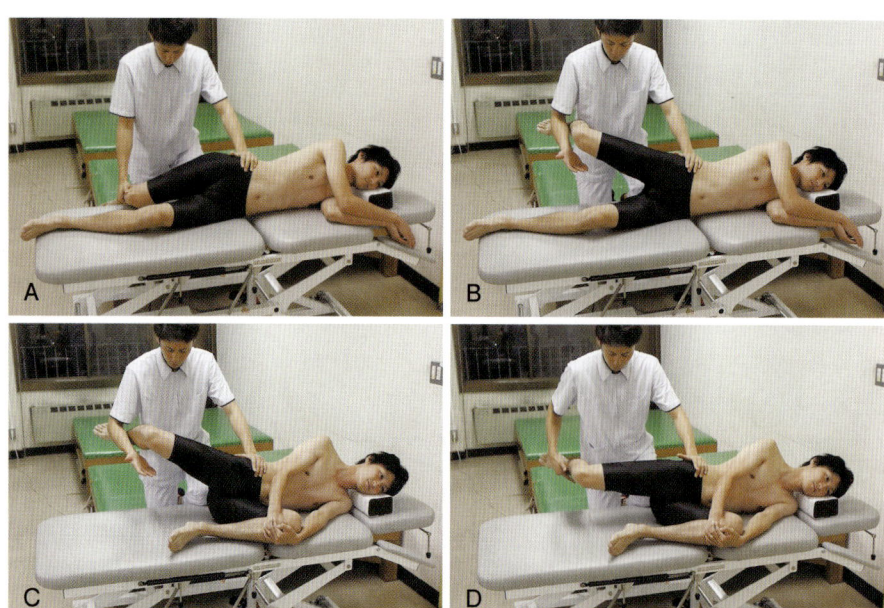

Ⅱ-6-2 Ober（オーバー，オベール）test と Ober test 変法
AB: Ober（オーバー，オベール）test　CD: Ober test 変法
腸脛靱帯の拘縮を評価するためのテストとされている．しかし，腸脛靱帯の伸張性はほとんどなく，その主体は大腿筋膜張筋の伸張性を評価している．通常の Ober test は，検査側を上にした側臥位をとらせ，膝関節を 90°屈曲位として股関節を可能な限り外転させ下肢を離すと内転位まで下降する（A）．大腿筋膜張筋に拘縮があると外転位に保持されてしまう（B）．
林[9]は，骨盤を後傾させた変法にてテストを行っている．検査側の股関節が伸展位となるため，陽性率が高くなるとしている（C）．股関節が内・外転中間位程度になる場合には偽陽性（±）と判断している．

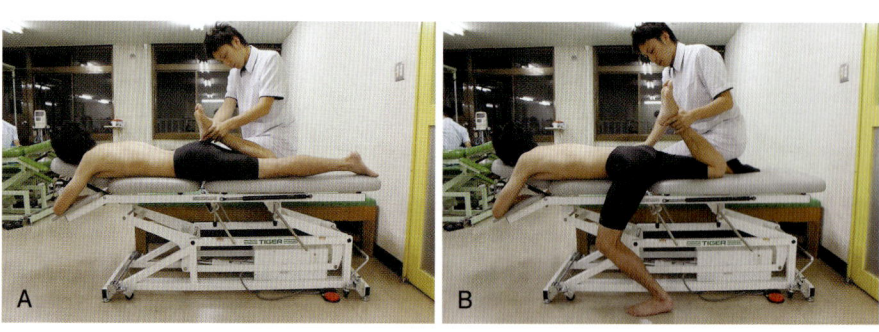

Ⅱ-6-3 大腿直筋に対するテスト
大腿直筋の拘縮テストとして，腹臥位で膝関節を他動的に屈曲させた際の"尻上がり現象"が有名である．しかし，このテストはよほどの拘縮例でない限り陽性となることはない（A）．
林[10]は，この感度を高めるために骨盤を最大後傾位として測定することを推奨している（B）．また，この方法は膝関節の屈曲角度を指標に短縮度を定量化することができる．

---

[9] 林　典雄．運動療法のための機能解剖学的触診技術　下肢・体幹．改訂第 2 版．メジカルビュー社；2012. p. 113-7.
[10] 林　典雄．運動療法のための機能解剖学的触診技術　下肢・体幹．改訂第 2 版．メジカルビュー社；2012. p. 180-6.

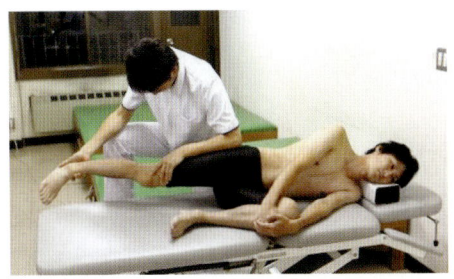

II-6-4 縫工筋に対するテスト

膝関節を伸展位とし，股関節を伸展・内転・内旋させる．縫工筋の伸張感の有無を確認する．大腿筋膜張筋，腸腰筋の拘縮テストを陰性化してからの評価が望ましい．

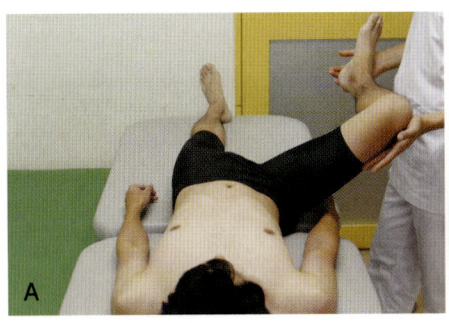
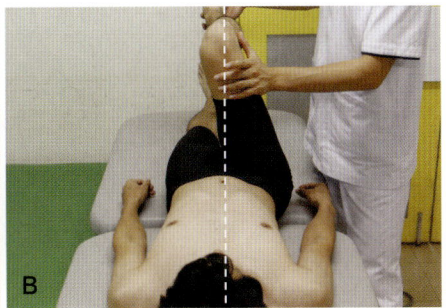

II-6-5 大殿筋に対するテスト

大殿筋は，腸骨翼外面の後殿筋線の後方，PSIS，仙骨から起始し，浅層は腸脛骨靱帯に，深層は大腿骨の殿筋粗面へ停止する．林[1]は，大殿筋の柔軟性を評価するに際し，開排位（A）から，深層外旋筋の影響を考慮し内旋を加えず内転させ，その可動域を評価すべきとしている．通常は，恥骨を通る床面からの垂線に対し，検査側の膝が基準線を越えて内転が可能であるが，拘縮例ではその基準線すら越えることができないとしている（B）．

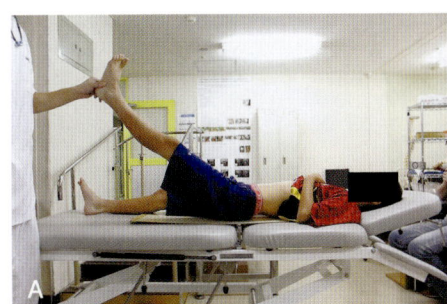
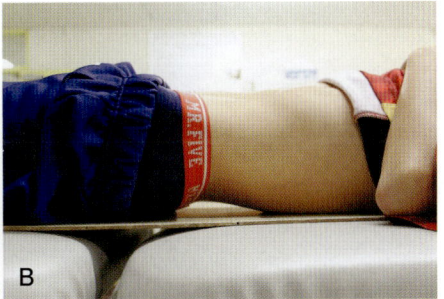
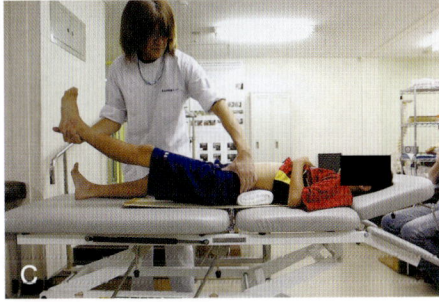

II-6-6 SLR (straight leg rising) test

主にハムストリングスの拘縮を検査するテストである．通常は，背臥位にて膝関節を伸展したままで股関節を屈曲させ測定する．この方法では，骨盤の回旋や腰椎の代償が加わる可能性が高く，股関節の屈曲角度は30°と測定された（A）．しかし，背臥位で腰椎は前彎しているため，ベッドとの間に隙間ができていることが多い（B）．よって，腰椎下にタオル等を挿入し腰椎の後彎を是正し，さらに徒手的に骨盤を固定することで前額面や水平面上の回旋と矢状面での後傾を抑制し行うと15°という結果になった（C）．本テストは，大殿筋拘縮テストの後に行うのが望ましい．また，挿入するタオルの厚さは，一定化しておくとよい．

Knowledge & Skill　筋の拘縮テストについて

　筋の拘縮テストは，大まかな筋群の拘縮を評価していると考えてください．
　Thomas test は，主に腸腰筋の拘縮を評価するとされていますが，恥骨筋，長内転筋，大腿筋膜張筋，小殿筋など，股関節の前方筋群 I-21 (p. 58) の影響を受ける可能性があります．
　Ober test も中殿筋や小殿筋の影響を受け，変法では相対的に股関節が伸展位となるため腸腰筋を含めた股関節の前方筋群の影響を受ける可能性があります．
　縫工筋に対するテストでは，股関節の前方筋群と内転筋群の影響を受け，SLR test においても大殿筋の影響を受ける可能性があります．我々が筋の拘縮テストを行う際は，これらの影響があることを理解して行う必要があります．
　また，内転筋の拘縮の評価には，股関節の外転可動域を両側同時に測定し I-19A (p. 56)，90°未満を拘縮傾向があると判断しています．中殿筋を主とした外転筋の拘縮は，股関節の内転可動域の測定 I-19B で片側が 20°未満のものを拘縮傾向にあると判断しています．

Knowledge　成長期の相対的な筋の短縮について

　スポーツ外来等にみえる小学生～高校生を評価していると，硬いな～と思うことはありませんか？　特に，股関節です．
　ここで成長期の相対的な筋短縮について考えてみたいと思います．一般的に成長期は身体の成長が活発な時期で，"成長スパート"ともよばれ思春期を迎えた頃の 3～4 年間を指し，女性は小学校高学年～中学生頃，男性は中学生～高校生頃を指すようです．この時期に，女性は 10～25 cm，男性は 20～30 cm の急激な身長増加が認められ，成長期の終了は骨端成長軟骨板が閉塞するまでとするものや，年間の身長増加が 1 cm 未満となるまでと考えられているようです．
　鳥居[12]によれば，骨長の成長が活発な時期には筋腱複合体が牽引されて安静時張力が高まり，その結果筋の柔軟性が低下し可動性が低下するとしています．
　適切な筋長は，筋線維内の筋の最小単位である筋節（サルコメア）の増加が必要であり，骨長と筋長の増加には，ある程度の時間的なズレが起こる可能性があります．これが，成長期の相対的な筋短縮と考えられます．　relation 筋の短縮へのアプローチと夜間装具の使い方（総論・上肢編 p. 32）
　骨組織に比べ骨端成長軟骨は力学的に弱く，繰り返す牽引力が作用した場合は，付着部炎やオスグッド・シュラッター（Osgood-Schlatter）病などの骨端症（骨端核の裂離損傷による阻血性壊死）となる可能性があり，強大な牽引力が作用すれば裂離骨折となるわけです．戸島[13]らは，平均年齢 13.1 歳の中学生を対象としてオスグッド・シュラッター病の発症と身長の増加量について報告し，未発症群の半年間の身長増加量は 3.6 cm に対し，発症群は 4.8 cm であったとしました．さらに大腿骨長と脛骨長の増加量についても調査し，大腿骨長は未発症群 0.8 cm に対し 1.3 cm と優位に大きく，脛骨長に関しては未発症群 0.8 cm に対し 0.9 cm と差がなかったとしています．これらの結果から推察致しますと，股関節の周囲筋は相対的な筋短縮となる可能性があります．
　このような筋の短縮は，ストレッチングで抑制することができるとの報告[14,15]もあり，我々セラピストは，効果的な競技前のウォーミングアップやストレッチングを種々選択し指導する必要があります．また，患者にはそれらを行う必要性に気づかせ，自発的に行うような習慣を身につけさせることが，スポーツ障害を減らし安全に競技を続けさせる一助となるのではないでしょうか．

---

[11]林　典雄. 運動療法のための機能解剖学的触診技術　下肢・体幹. 改訂第 2 版. メジカルビュー社; 2012. p. 165.
[12]鳥居　俊. 関節外科. 2013; 32（3）: 10-5.
[13]戸島美智生, 他. 発育発達研究. 2010; 第 50 号: 1-7.
[14]木下祐光, 他. 体育の科学. 2006; 56: 710-3.
[15]Nakazawa R. et al. Jpn J Phys Fitness Sports Med. 2007; 56: 191-202.

運動療法 therapeutic exercise

1 裂離骨折

　　上前腸骨棘，下前腸骨棘，坐骨結節の裂離骨折の保存療法では，安静期間に患側の股・膝関節以外の可動域と筋力 I-8 を維持する．腸骨稜の裂離骨折の場合は，両股関節を大きく動かさないよう両膝・足関節の可動域と筋力を維持する．

　　骨の癒合が確認された後に，再発予防のために裂離骨折の原因となった筋だけでなく拘縮を認めた筋に，筋収縮練習 I-24 (p.61) とストレッチング II-7 を行い，柔軟性を改善する．また，靱帯性に股関節の可動域が制限されていることも多いので，それも併せて改善する．さらに，再発予防として患者それぞれに適した自主練習も指導する II-8．

　　手術療法が選択され固定性が良い場合は，痛みが軽減する頃より再発予防として上記の運動療法を注意深く開始する．

2 骨盤輪単独骨折

　　ベッド上での安静期間は，痛みを指標とし骨折部に配慮しながら健側下肢の可動域と筋力の維持を行う．骨盤輪骨折は比較的骨癒合は得られやすいため，安静時は先を見越した予防的な運動療法の立案が必要である．その主体は，可動域の維持である．骨折や靱帯の損傷部位を考慮し，片側または両側の股関節を大きく動かさないよう，可能な範囲で膝関節や足関節の可動域と筋力の維持 I-8 を行う．

　　安静期間の経過ならびに修復過程を考慮し，整形外科医との協議の上で，患側股関節の可動域練習や筋力練習を追加する．可動域練習は，大腿骨頚部軸を考慮した可動域練習 I-29 (p.69) より開始した方が安全と考える．また筋力強化も開始に際しては個々の筋に対して個別的な筋収縮練習 I-24 (p.61) より開始することを推奨する．

　　離床に際しては骨癒合や靱帯の修復が考慮され，その時期が決定される．起立歩行練習は，平行棒や歩行器などを用いた部分荷重から開始されることが多い．

　　手術療法が選択された場合，荷重の開始時期は骨折部位と固定性に依存する．運動療法については，整形外科医と協議し下肢の可動域や筋力を症例に応じて種々選択し維持する．

3 骨盤輪複合骨折

　　キャンバス懸垂や創外固定が行われた場合，股関節の可動域が制限される．また，直達牽引が行われた場合は，患側の股関節に加え膝関節の可動域練習も困難となるので，可能な限り可動域制限を予防するために，足関節と膝蓋骨の可動域練習を行う．膝蓋骨の操作においては直達牽引のピン刺入部の皮膚の状態と感染に注意が必要である．

　　離床が許可された後は，股関節と膝関節の可動域や筋力練習を積極的に行い，歩行練習を適宜進める．

4 仙骨・尾骨骨折

　　骨盤輪単独骨折に準ずる．

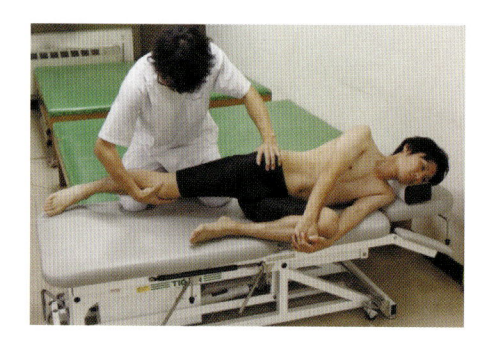

II-7-1 縫工筋のストレッチング

側臥位にて骨盤を固定し，膝関節を伸展した状態で股関節を伸展・内転・内旋させ上前腸骨棘と鵞足部を引き離すようにストレッチングを行う．骨盤を固定する側の手では，縫工筋への伸張力が上前腸骨棘に伝わりにくくするために，縫工筋の近位部を起始部へ引き寄せるように操作する．また，縫工筋は，停止部付近に筋腱移行部が存在するため，膝を持つ手は同部に伸張を加えIb抑制（総論・上肢編 p. 30 図26）を作用させストレッチングを行うことが大切である．

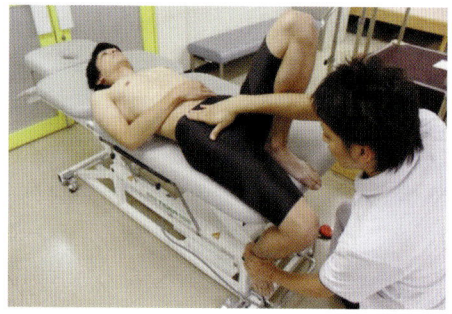

II-7-3 大腿直筋のストレッチング

背臥位にて反対側の股関節と膝関節を屈曲させ骨盤を固定する．対象とする下肢の膝下をベッドより出し膝関節を屈曲させる．同時にストレッチングに伴う大腿直筋の伸張力が下前腸骨棘に伝わりにくくするために，骨盤側の手で下前腸骨棘の遠位部を近位に引き寄せるように操作しながら，大腿直筋のストレッチングを行う．

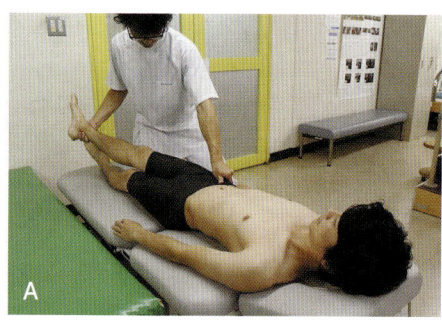

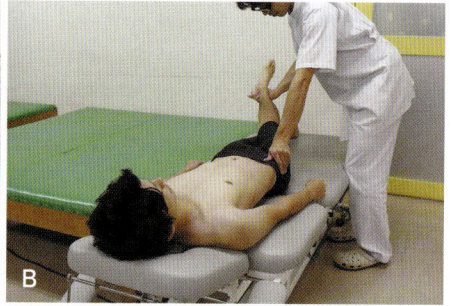

II-7-2 大腿筋膜張筋のストレッチング

背臥位にて骨盤を固定し，股関節を内転・外旋させる．大腿筋膜張筋へと加わる伸張力が上前腸骨棘に伝わりにくくするために，骨盤側の手で上前腸骨棘の遠位部を近位方向に引き寄せるように操作しつつ，腸脛靭帯・大腿筋膜との筋腱移行部に伸張を加えIb抑制を作用させながらストレッチングを行う．

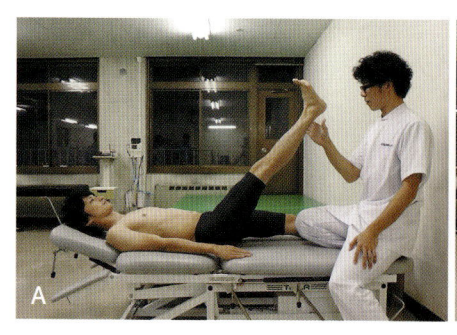

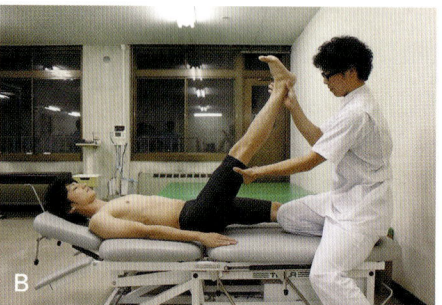

II-7-4 ハムストリングスのストレッチング

背臥位にて自動でSLRを行わせ拮抗筋であるハムストリングスに相反抑制（総論・上肢編 p. 30 図26）を期待する（A）．その後，半腱様筋と大腿二頭筋の筋腱移行部に伸張を加えIb抑制を作用させながらストレッチングを行う（B）．

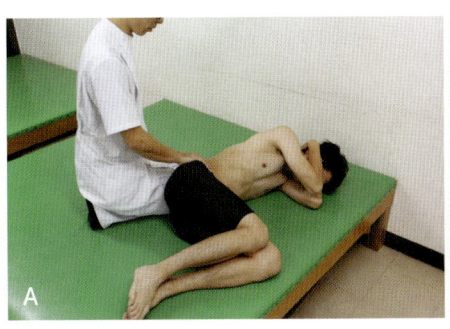

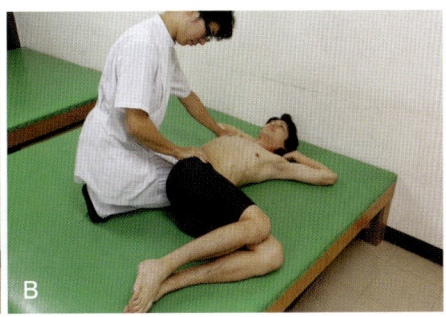

II-7-5 内・外腹斜筋のストレッチング

側臥位にて骨盤を固定し，上前腸骨棘と反対側の胸郭が離れるようにストレッチングを行う．腰椎は動かさず胸椎と胸郭の広がりでこの運動が行われるように誘導する．この方法をセルフストレッチングとして指導する．

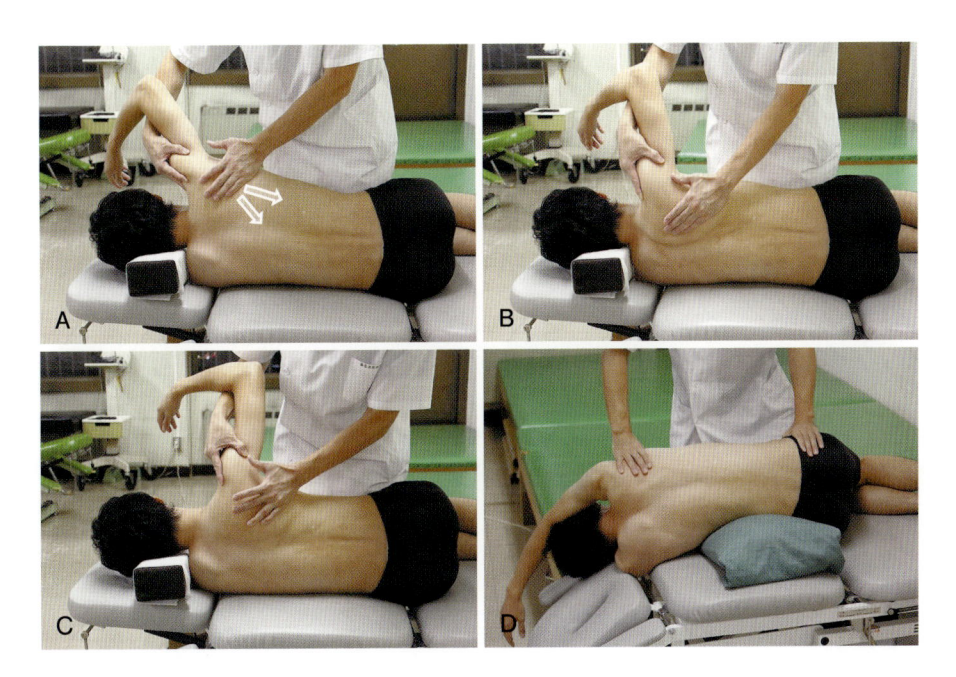

II-7-6 広背筋の筋収縮練習とストレッチング

広背筋は，Th7～12の棘突起，腰仙椎棘突起，腸骨稜，下部肋骨，肩甲骨下角より起始し，上腕骨の小結節稜に停止する．そのため，肩甲上腕関節をゼロポジションとして肩甲上腕関節を固定し，下角を中心に筋収縮を行うと容易である（A）．
下角を下部胸椎へ近づけるように筋収縮をさせれば上部線維が収縮し（B），腸骨稜方向へ近づくように行えば下部の線維が収縮する（C）．この際，体幹を伸展位として行うのがコツである．
腸骨稜付近に起始する線維のストレッチングは，枕などを脇腹下に挿入し体幹を側屈させ，下角と起始部を引き離すように行うと効果的である（D）．

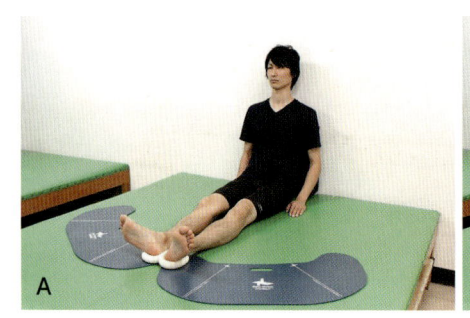

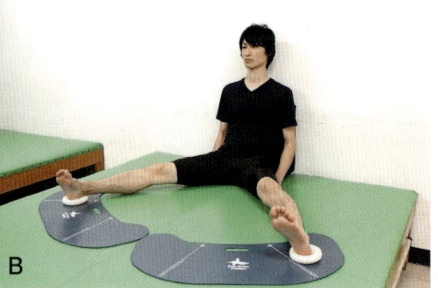

Ⅱ-8-1 大腿直筋，大・中・小殿筋群，大腿筋膜張筋，ハムストリングス，内転筋群の複合的な筋収縮練習

長坐位にて両踵部をつけた状態を開始肢位とする（A）股関節を外転・内旋させ最終域で等尺性収縮を行わせることで，外側広筋，大腿筋膜張筋，大・中・小殿筋群，外側ハムストリングスの筋収縮を期待する（B）．
開始肢位に戻し等尺性収縮を行わせ，内側広筋，内転筋群，内側ハムストリングスの筋収縮を期待する．

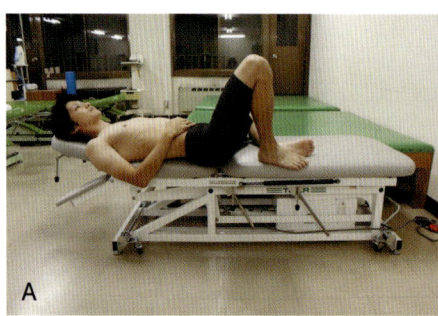

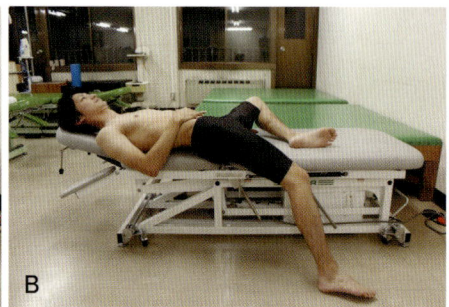

Ⅱ-8-2 腸腰筋，恥骨筋，縫工筋，前方内転筋群の複合的な筋収縮練習とセルフストレッチング

反対側の股関節を開排位とし骨盤を固定する（A）．対象側の股関節を，伸展・内旋させることで腸腰筋，恥骨筋，縫工筋，前方内転筋群の複合的なストレッチングを行う（B）．開始肢位に戻すことで，前述した筋の筋収縮練習となる（A）．

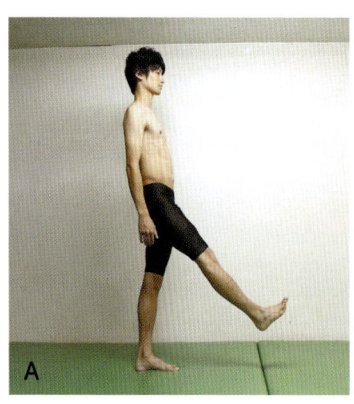

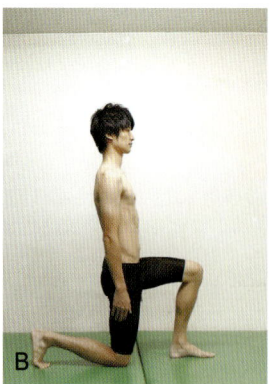

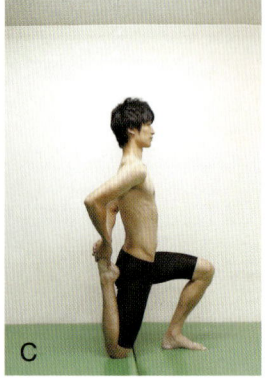

Ⅱ-8-3 大腿直筋のセルフストレッチング

ストレッチングの前に，膝関節を伸展させ大腿四頭筋を収縮させる（A）．その後，反対側で片膝立ち位となり（B），対象側の股関節を伸展として膝関節を屈曲させ，大腿直筋のストレッチングを行う（C）．

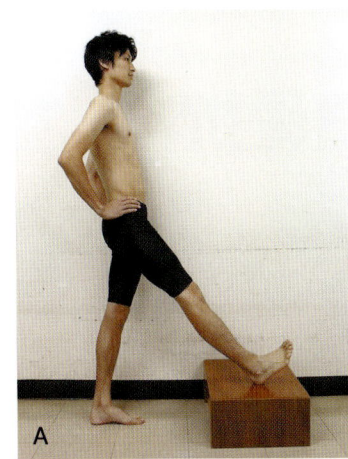

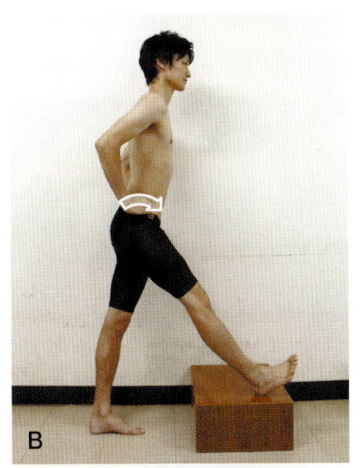

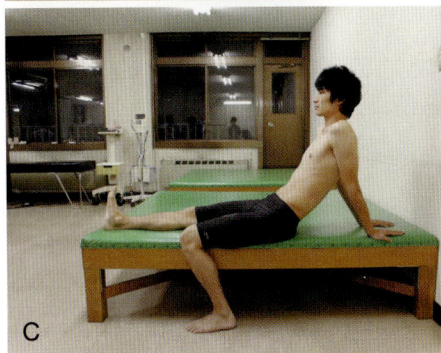

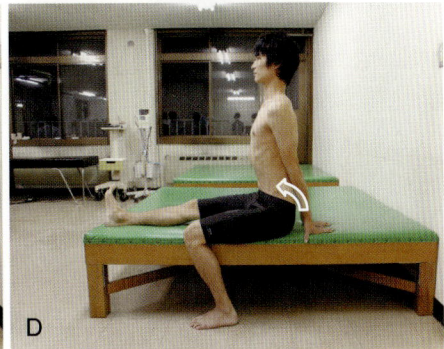

Ⅱ-8-4 ハムストリングスのセルフストレッチング

ＡＢ：立位でのストレッチング
　対象側の踵を何らかの台の上にのせ（A），骨盤を前傾させハムストリングスのストレッチングを行う．

ＣＤ：坐位でのストレッチング
　両腕を後方につき，反対側の下肢は床に降ろす．骨盤を前傾させストレッチングを行う．
　どちらの方法も，体幹を前屈させずに行うのがコツである．

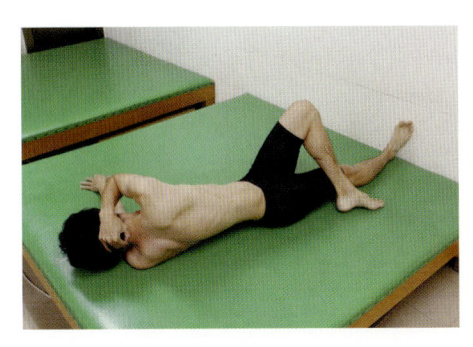

Ⅱ-8-5 広背筋のセルフストレッチング

反対側の下肢を対象側の下肢に引っかけ骨盤を固定する．対象側の手を頭の後ろに置くことで肩甲上腕関節をゼロポジションとし，下角を腸骨稜から引き離すように上部体幹を回旋させストレッチングを行う．

股関節の脱臼骨折，寛骨臼骨折

fracture-dislocation of the hip joint, fracture of the acetabulum

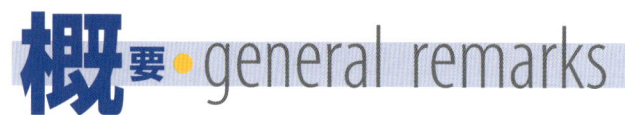

概要 ● general remarks

　本骨折は高エネルギー外傷にて受傷することが多く，大腿骨から寛骨臼への力の伝わり方で前方，中心，後方への脱臼または脱臼骨折（寛骨臼骨折）となる．

　前方脱臼は，高所からの転落の際に大腿部が何かに引っかかり，前方へ骨頭が押し出され脱臼するとされている Ⅲ-1A ．

　中心性脱臼も，高所からの転落などで股関節が外転位となり足を突き，大腿骨軸方向の力が加わった際の受傷が多い．また，転倒などで大転子を強打し頚部軸方向の力が加わったときに，その外力が強大であれば骨頭が寛骨臼底を突き破り骨盤内への中心性脱臼になる．

　後方脱臼は，自動車乗車中の衝突事故でダッシュボードに膝を強く打ちつけ受傷するケースが多い．これをダッシュボード損傷（dashboard injury）と呼び，膝蓋骨骨折，大腿骨顆上部骨折，頚部骨折，骨頭骨折，後十字靱帯損傷等を合併することがある Ⅲ-1B ．受傷の際に股関節が内外転の中間位の場合は，寛骨臼の後方を破損し脱臼骨折となりやすく，内転位の場合は骨折を伴わず脱臼となることが多い．

　合併症として坐骨神経の損傷や阻血性の骨頭壊死が挙げられる．整復が24時間以内に行われない場合に高率で骨頭壊死に陥るとされ，骨頭壊死による骨頭変形や遅発性分節圧潰（LSC：late segmental collapse）を起こすことがある． **Warp!!** 骨頭壊死と late

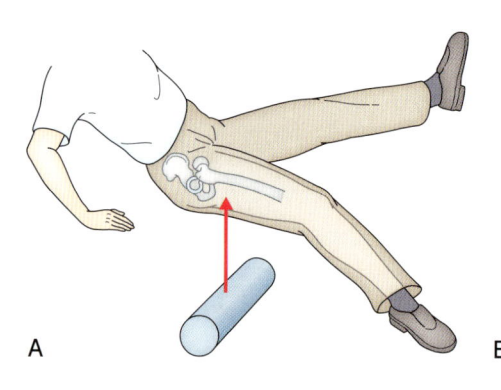

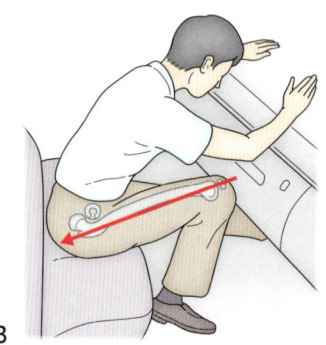

Ⅲ-1 股関節脱臼の受傷機転　文献❶より
A：前方脱臼の受傷機転
B：後方脱臼の受傷機転（ダッシュボード損傷）

❶室田景久, 他編. 第9巻 骨盤・股関節の外傷. メジカルビュー社; 1990. p. 137.

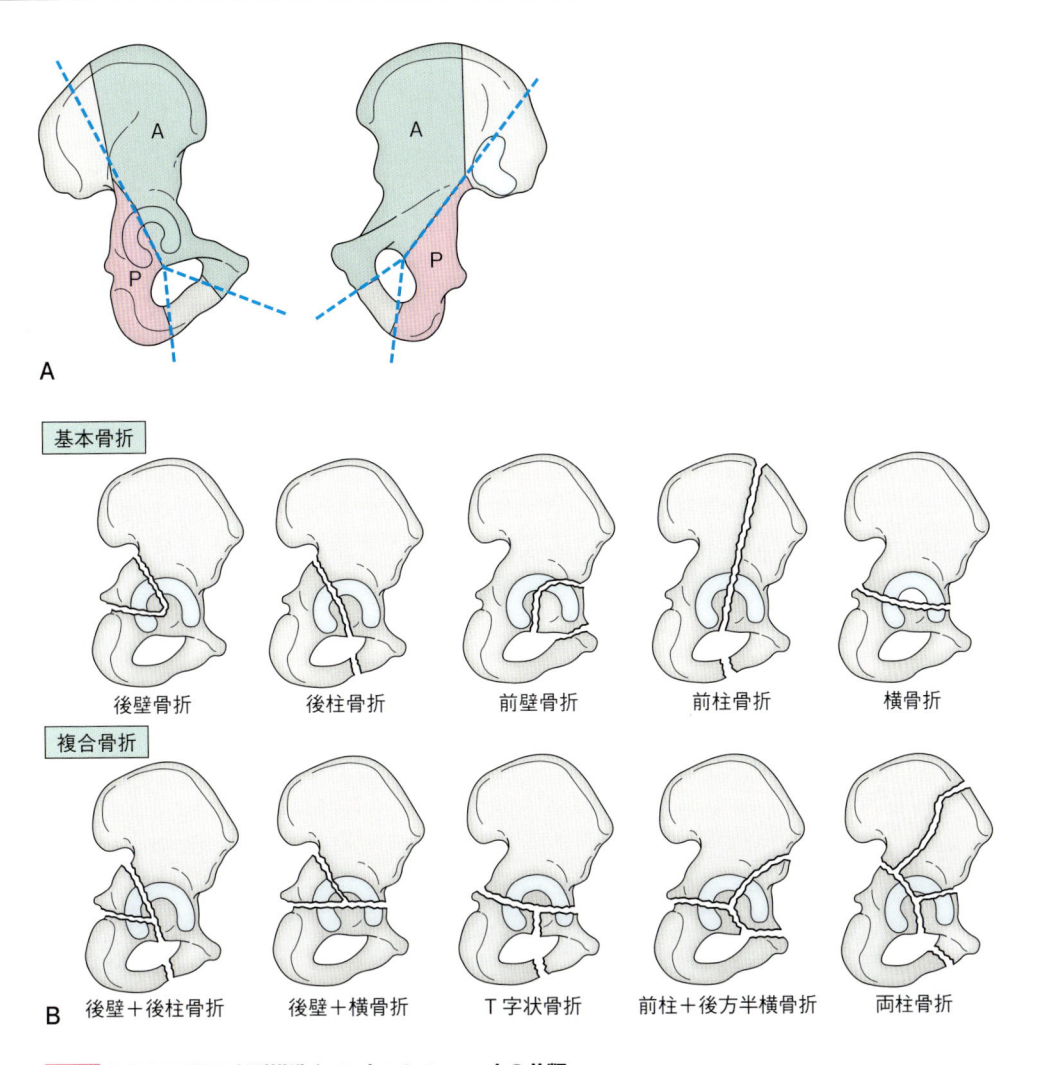

Ⅲ-2 寛骨臼の逆Y字型構造とJudet-Letournelの分類

A: 寛骨臼の逆Y字型構造　文献❹より改変
　　A．前柱（ilio-pubic column）　B．後柱（ilio-ischial column）
B: Judet-Letournelの分類　文献❺より
　　基本骨折（elementaly fracture）：臼蓋を構成する1つの柱の全て，または一部分が分離した骨折
　　複合骨折・合併骨折（associated fracture）：基本骨折2つ以上含まれる骨折

（基本骨折：後壁骨折，後柱骨折，前壁骨折，前柱骨折，横骨折）
（複合骨折：後壁＋後柱骨折，後壁＋横骨折，T字状骨折，前柱＋後方半横骨折，両柱骨折）

segmental collapse（p.38）

　Judet（ジュデ）とLetournel（レトーネ）❷は，寛骨臼を腸骨稜前部から恥骨までの前柱と，腸骨下部から坐骨までの後柱による逆Y字型構造と考え，それを基に本骨折を分類 Ⅲ-2 ❸している．手術療法の進入路選択に有用な分類とされ，AOの分類とともによく用いられている．

　本骨折の多くは，後方への脱臼や脱臼骨折（寛骨臼の後壁骨折）とされており，本章ではこれについて解説する．

---

❷ Judet R, et al. J Bone Joint Surg. 1964; 46-A: 1615-36.
❸ Letournel E. Clin Orthop. 1980; 151: 81-106.
❹ 松原　統．骨折脱臼　改訂第2版．冨士川恭輔，他編．南山堂; 2005. p.664.
❺ 濱　正博．関節外科．2012; 31（10）: 106-19.

整形外科的治療 ● orthopedic procedure

　後方脱臼のみであれば麻酔下で徒手的な整復が試みられ，外転位での牽引が 3〜6 週間程度行われる．その後，歩行練習が開始される．整復後 2 週程度経過してから，痛みのない範囲での下肢の自動運動が推奨されている[6]．

　寛骨臼骨折は，一般的に 2 mm 以上の転移があれば手術適応とされている[7]．したがって，後方への脱臼骨折においても転位が 2 mm 未満の場合 Ⅲ-3 は，保存療法が選択される．4〜6 週程度の安静期間が設けられ，その後，部分荷重が開始されることが多い．

　転位が 2 mm 以上の場合は，解剖学的な整復と固定を目的として，観血的なスクリューやプレートによる固定が行われる Ⅲ-4．関節面の整復目標は，2 mm 以内の段差（step off），3 mm 以内の開大（gap）とされており[8]，スクリューのみによる後壁の固定は力学的に弱く[9]，プレートによる buttress 固定を行うべきとする報告もある[7]．

　術後の安静期間は，股関節を軽度屈曲・外転位とし 4〜5 週程度の牽引が行われ，その後，部分荷重が開始される．

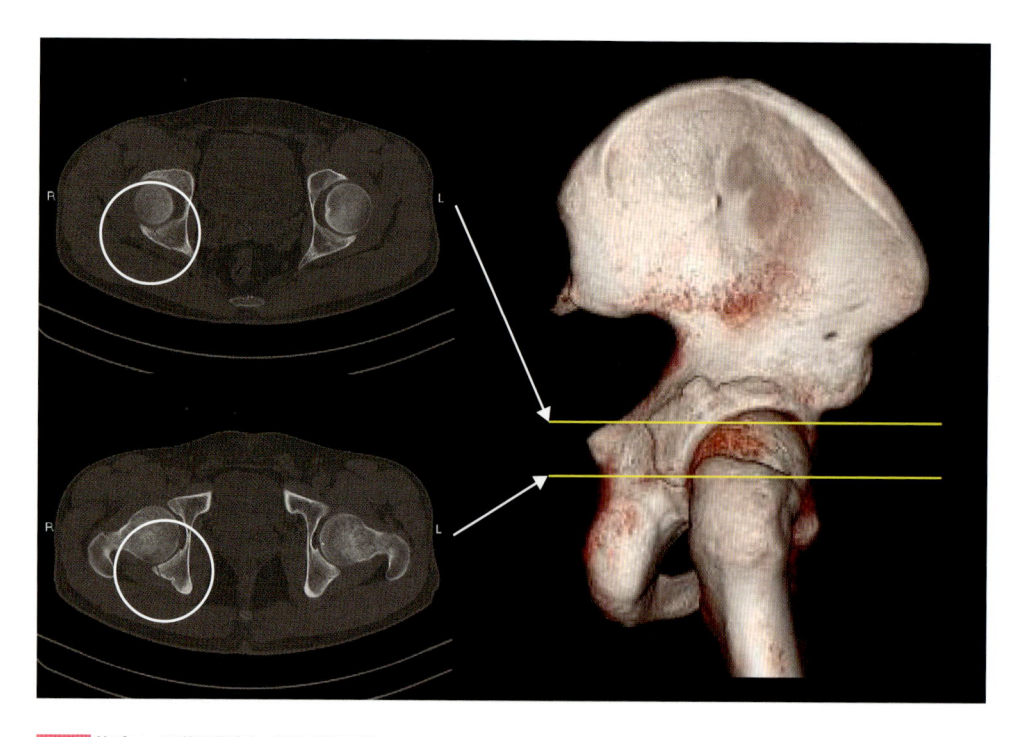

Ⅲ-3 後方への脱臼骨折　保存療法例

[6] 国文正一, 他監修. 標準整形外科 第 10 版. 医学書院; 2008. p. 684-6.
[7] 大泉 旭. MB Orthop. 2013; 26（11）: 29-38.
[8] 佐藤 徹. 第 40 回 日本股関節学会 学術集会抄録集. 2013; 201.
[9] Goult JA, et al. J Bone Joint Surg. 1994; 76-A: 1457-63.

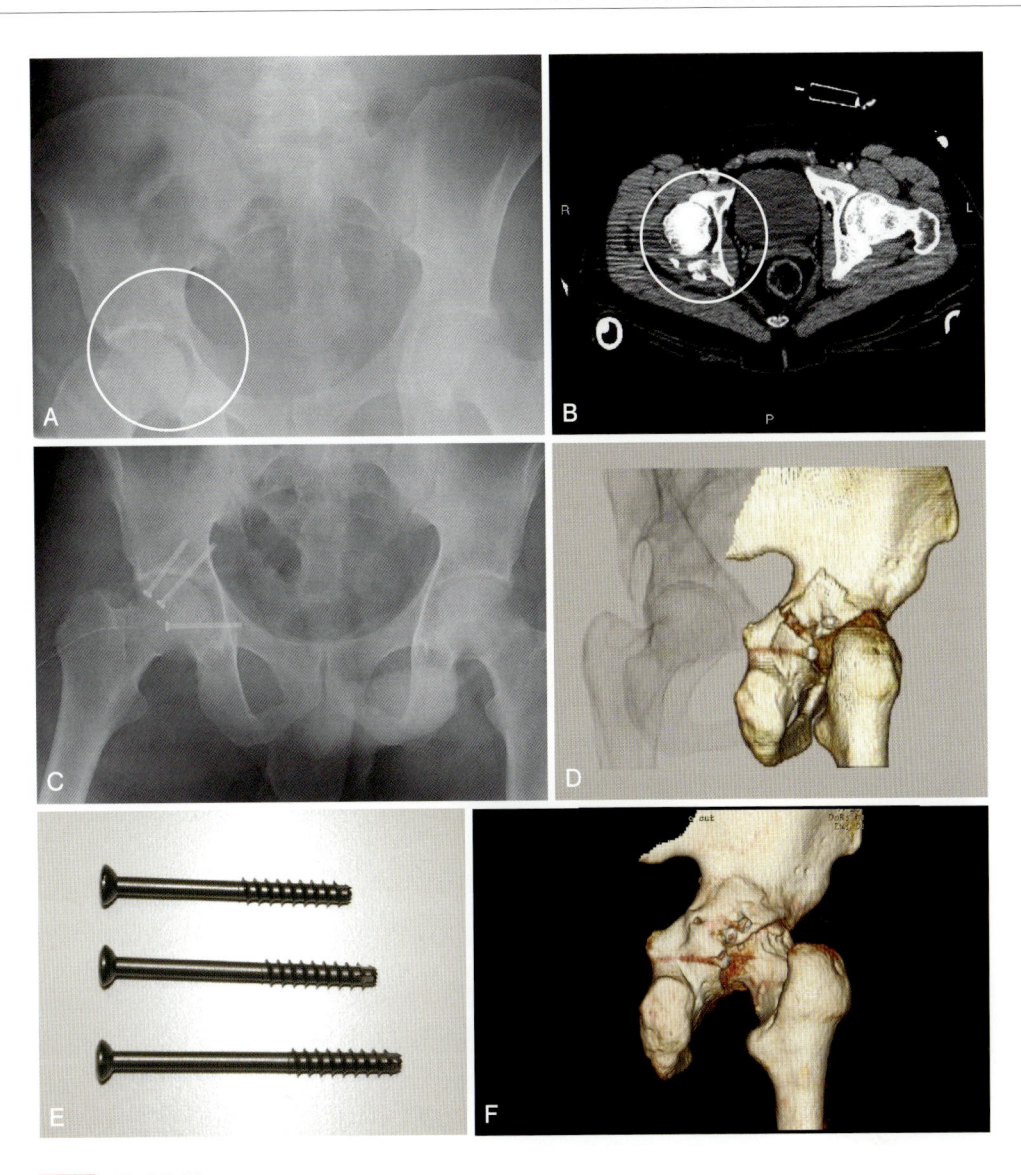

Post-Fracture Rehabilitation Master Book　33

Ⅲ-4　手術療法例

ＡＢ：受傷時のＸ線像とCT像
ＣＤ：術後のＸ線像と3D-CT像
Ｅ：使用された中空スクリュー（canulated screw）
Ｆ：術後1年　骨癒合が得られている．

Ⅲ　股関節の脱臼骨折、寛骨臼骨折

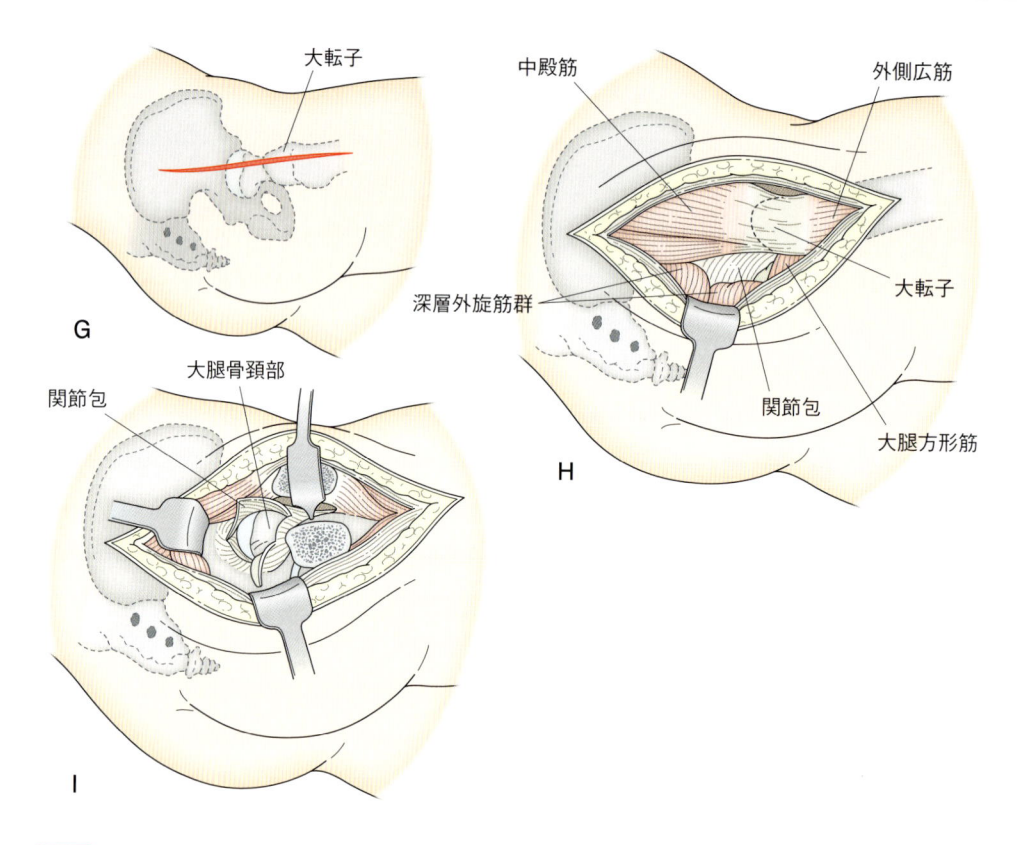

図中ラベル:
- G: 大転子
- H: 中殿筋、外側広筋、大転子、深層外旋筋群、関節包、大腿方形筋
- I: 関節包、大腿骨頚部

Ⅲ-4 つづき

GHI：寛骨臼への後方アプローチ（Kocher-Langenbeck approach）

側臥位にて，腸骨稜の下部より大転子を通る皮膚切開を加える（G）．
大殿筋の前縁から大腿筋膜を切開し，筋膜切開部を後方へよけることで梨状筋やその他の外旋筋群を展開する．そして，これらの筋を停止部付近で切離し後方関節包を展開する（H）．レトラクターで術野を広げた後に，関節包をT字状に切開し骨折部を確認する．
通常，この状態でスクリューやプレート固定が行われる．
後柱より広範な展開が必要な場合は，大転子の骨切りが行われる（I）．
股関節の後方アプローチ（southern approach）に似てはいるが，異なるアプローチである．

評価 evaluation of the fracture

1 保存療法

後方脱臼や転位が少ない後方脱臼骨折の初期評価は，ベッド上での安静期間に行われることとなる．まず，健側の可動域と筋力を評価する．患側の股関節は安静目的や牽引などで大きく動かすことができないため，可能な範囲で膝蓋骨を中心に膝関節と足関節の可動域を評価する．筋力検査も骨や靱帯の修復過程を妨げないように，問題となる筋力低下がないかを確認する程度で行い，感覚検査とともに坐骨神経の損傷の有無を確認する．

牽引が除去され股関節に制限がなくなった時点で，股関節を中心に基本項目を評価する． **Warp!!** 評価の基本項目（p. 20）

2 手術療法

初期評価としては，術後に X 線画像や CT 画像が撮影されているため，関節面の整復状態を確認する．また，整形外科医に整復状態と固定性を確認し，外旋筋と関節包の再縫合についても確認する．

その他は，保存療法に準ずる．

運動療法 therapeutic exercise

1 保存療法

ベッド上での安静期間は，骨盤輪骨折と同様に痛みを指標とし骨折部に配慮しながら，健側下肢の可動域と筋力の維持を行う．牽引が行われている場合は，患側の股関節に加え膝関節の可動域練習は困難となるため，足関節と膝蓋骨の可動域を維持する．牽引が行われていない場合でも，患側股関節の可動域練習にあたっては，骨折部の修復過程を考慮しつつ整形外科医と協議しながら，至適範囲を決定することが大切である．当然，膝関節と足関節の可動域筋力についても可及的に維持する．

経過に伴い整形外科医との協議の上で，患側股関節の可動域練習や筋力強化を追加する．可動域練習は，頸部軸を中心とした屈曲可動域練習 I-29 (p.69) より開始した方が安全である．また筋力強化も開始に際しては筋収縮練習 I-24 (p.61) より開始することを推奨する．骨癒合がある程度得られた後に，股関節と膝関節の可動域や筋力練習を積極的に行う．

離床に際しては骨癒合や靱帯の修復の程度が考慮され，その時期が決定される．整形外科医と協議の上で，免荷歩行，部分荷重での歩行，全荷重歩行を開始する．

2 手術療法

深層外旋筋や関節包が再縫合されている場合は，整形外科医と協議し股関節の至適可動域を定める．

通常は，術後 3 週より深層外旋筋の筋収縮練習 I-24 (p.61) を開始することが多い．

その他は，保存療法に準じる．

I 大腿骨近位部骨折

fracture of the proximal femur

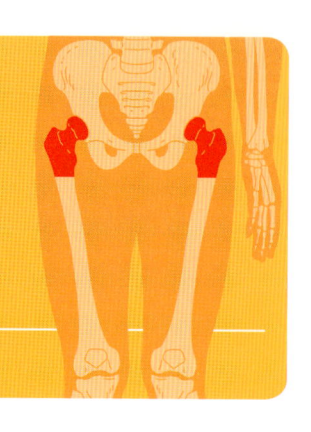

概要 • general remarks

　大腿骨近位部骨折は，その骨折部位から骨頭骨折，頚部骨折（頚部内側骨折），頚基部骨折，転子部骨折（頚部外側骨折），転子下骨折，大転子骨折，小転子骨折に分類される I-1．大転子や小転子の単独骨折は，まれな骨折である．

　骨頭骨折は，交通事故などの高エネルギー外傷で股関節の後方脱臼に伴い発生することが多い．しかし，骨頭が臼蓋内に収まり直達外力を受けにくいため，比較的まれな骨折とされている．二次性の変形性股関節症や大腿骨頭壊死となる可能性が高い．

　Warp!! 股関節の脱臼骨折，寛骨臼骨折（p. 30）

　頚部骨折と転子部骨折は，ともに高齢者に起こりやすい骨折の一つで，転倒など軽微な外力により起こることが多い．青壮年ではその発生頻度は少ないが，交通事故や転落などの高エネルギー外傷で受傷することがある．65歳以上での発生率は，女性は男性に比べ2倍高いとされている．75歳未満では頚部骨折が多く，それ以上では転子部骨折が多いとの報告もある[2]．これらの骨折が引き金となる死亡率は，術後3ヵ月では5.1〜26％，6ヵ月では12〜40％，1年では9.8〜35％とされており，術前に生活が自立していた場合は死亡率が低いとされている[3]．

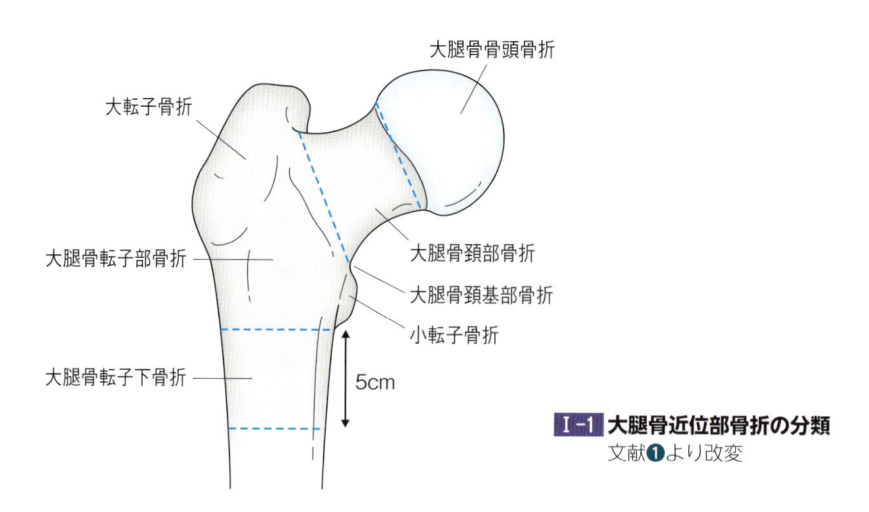

I-1 大腿骨近位部骨折の分類
文献[1]より改変

[1] 整形外科リハビリテーション学会．整形外科運動療法ナビゲーション　下肢・体幹．メジカルビュー社；2008．p. 38.
[2] 石井吉章．骨折脱臼　改訂第2版．冨士川恭輔，他編．南山堂；2005；p. 691-747．
[3] 日本整形外科学会，日本骨折治療学会，監修．大腿骨頚部/転子部骨折診療ガイドライン改訂第2版．南江堂；2011．p. 9-18．

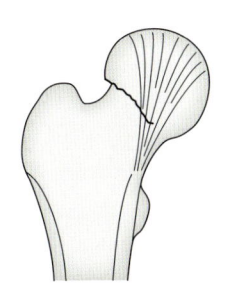

Stage Ⅰ：不全骨折 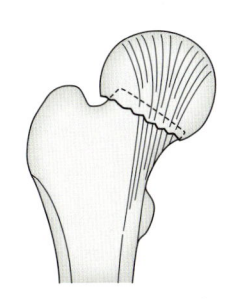　　　　　　　Stage Ⅱ：転位なし完全骨折

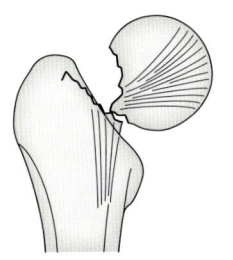

Stage Ⅲ：部分的な転位と完全骨折 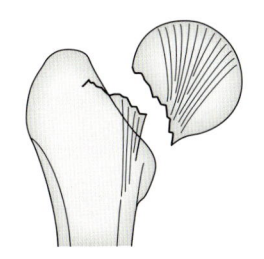　Stage Ⅳ：完全な転位と完全骨折

Ⅰ-2 Garden の分類と手術法の選択

stage Ⅰ：不全骨折
外転骨折または嵌入骨折で内側の骨性連続が残存しているもの．予防策を講じないと完全骨折へ至ることもある．
選択されることの多い手術法：ハンソンピン（Hansson pin），CCHS（cannulated cancellous hip screw），CHS（compression hip screw）などの SHS（sliding hip screw）を用いた骨接合術．

stage Ⅱ：転位なし完全骨折
完全骨折であるが，骨頭の傾斜はない．軟部組織の連続性は残存しているが，外反位となりうる．
選択されることの多い手術法：ハンソンピン，CCHS，SHS を用いた骨接合術．

stage Ⅲ：部分的な転位と完全骨折
頸部の被膜（Weitbrecht retinaculum）Ⅰ-3A の連続性はある．主圧縮骨梁群の向きで骨頭の傾斜がわかる．外固定や内固定が行われない場合，Stage Ⅳ へと至る．
選択されることの多い手術法：人工骨頭置換術（FHR: Femoral head replacement），人工股関節置換術（THA: total hip arthroplasty），ハンソンピンを用いた骨接合術．

Stage Ⅳ：完全な転位と完全骨折
頸部の被膜が断裂し，全ての軟部組織の連続性が断たれる．
主圧縮骨梁群の向きは，臼蓋の骨梁と同じ走行を示す．
選択されることの多い手術法：人工骨頭置換術，人工股関節置換術

これらの分類だけでなく，それぞれの中間の stage がしばしば存在する[4]．

Knowledge　山本らの分類

山本[5]らは，Garden の分類 stage Ⅲ のうち牽引や内旋などの操作により整復可能なものをⅢ-a（reducible type），整復できないものをⅢ-b（irreducible type）に分類しています．
Ⅲ-a に関しては，Weitbrecht retinaculum Ⅰ-3A の連続性が保たれている可能性があり，被膜下での血行が期待できるため，ハンソンピンなどで骨接合が行われることがあります Ⅰ-6．

---

[4] Garden RS. J Bone Joint Surg Br. 1961; 43-B: 647-63.
[5] 山本 真，他．日整会誌．1991; 65: 408-24.

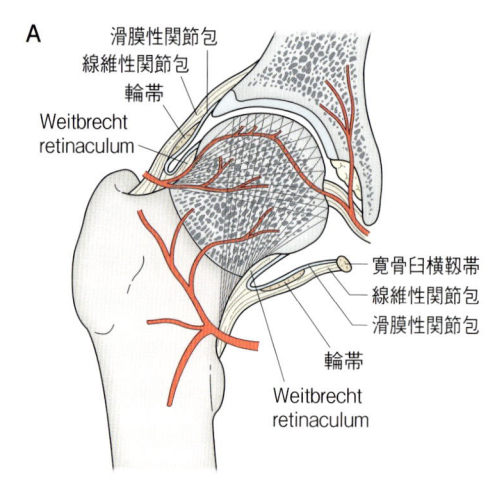

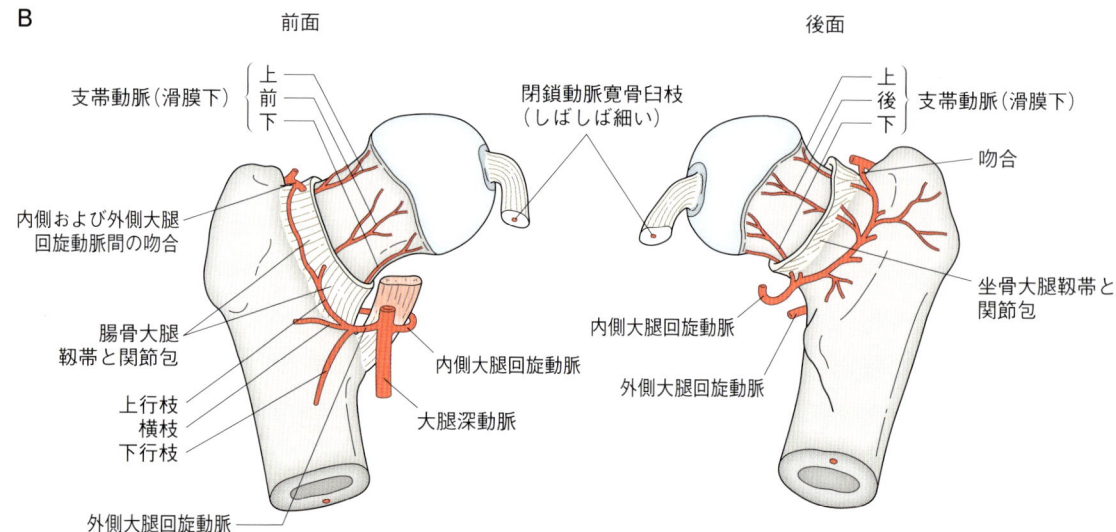

I-3 関節包の構造と大腿骨への血行

A：関節包の構造 文献❻より
関節包は，滑膜性の関節包と輪帯，腸骨大腿靱帯・恥骨大腿靱帯・坐骨大腿靱帯から構成される線維性関節包よりなり，頚部は被膜（Weitbrecht retinaculum）により覆われている．

B：大腿骨頭への血行 文献❼より改変
大腿骨頚部骨折は，関節内骨折であり骨折に伴い骨頭への栄養血管が損傷されている可能性がある．骨頭や頚部の栄養血管は，内側ならびに外側の大腿回旋動脈から分岐し滑膜下を走行する上・下・前・後の支帯動脈に依存する．特に，骨頭への血行は，外上方 2/3 領域の荷重部を栄養する上支帯動脈（SRA: superior retinacular artery）と内下方 1/3 を栄養する下支帯動脈（IRA: infrior retinacular artery），円靱帯付着部の小領域を栄養する円動脈（TA: teres artery）に限定され，SRA が損傷すると IRA や TA では代償できない．
転子部は豊富な海綿骨から構成されており血行は良いとされている．

> **ナレッジ Knowledge　骨頭壊死と遅発性分節圧潰（LSC: late segmental collapse）**
>
> 　骨頭壊死は，骨頭が阻血性に壊死（avascular necrosis）した状態をいい，MRI 等で確認することができます．また，LSC は壊死による骨頭の形態的な変化を指します．つまり，MRI で骨頭壊死が確認されているにもかかわらず LSC には至らない場合もあります．
> 　発生頻度は，Garden の分類 stage I と II では少なく，III と IV とで多いとされています．このことは，骨折型 I-2 と骨頭への血行 I-3B とから考えれば当然です．骨頭壊死の予測には，dynamic MRI が有効との報告[8]もあります．

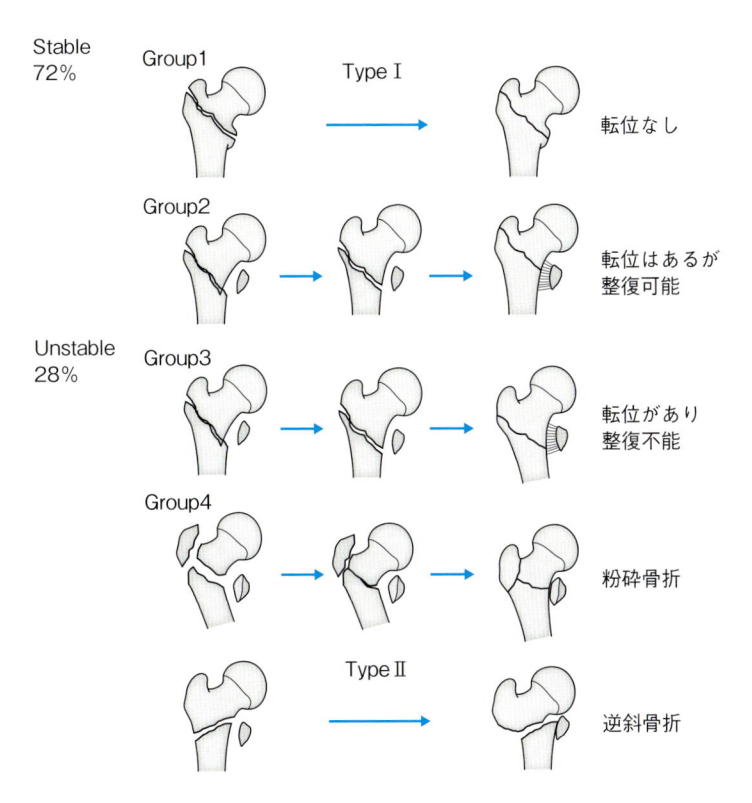

I-4 Evans の分類と手術法の選択[9]　文献[1]より

Type I：骨折線が小転子から上外側へ向かうもの．
　Group 1．内側の皮質骨に転位がなく，完全な整復位で骨癒合が得られるもの．65%
　Group 2．内側の皮質骨の単純な重なりが徒手整復で改善し，安定型の骨折となるもの．7%
　Group 3．内側の皮質骨の重なりが完全に改善せず，骨折部が不安定で内反股が予測されるもの．14%
　Group 4．内側の皮質骨の粉砕骨折があり，内反股が予測されるもの．6%
Type I で選択されることの多い手術法：SHS，γ-nail　HAI-nail 等の short femoral nail（SFN）を用いた骨接合術．Group 3〜4 で，SHS が用いられる場合は，つば付きのインプラントや CCHS を併用することもある．

Type II：骨折線が Type I の逆となるもので McMurray の骨切り線に一致する．
　　　　骨幹部が内側へ転位しやすい．8%
Type II で選択されることの多い手術法：long γ-nail 等の long femoral nail（LFN），髄内釘，long plate CHS などプレート部の長い sliding hip screw（SHS）を用いた骨接合術．

　頚部骨折には，一般的に Garden の分類 I-2 が用いられる．骨折部は関節包 I-3A に覆われ，かつ骨膜が存在しないため，一般の骨折でみられる骨膜性仮骨が形成されない．また，血行に乏しく I-3B 荷重時には常に剪断力を受ける I-10．特に，骨粗鬆症例では骨の再生能力が低下しているため骨癒合が得られにくく，偽関節や骨頭壊死，遅発性分節圧潰（LSC：late segmental collapse）を起こすことがある．**Warp!!** 骨頭壊死と late segmental collapse（p. 38）

[6]室田景久，他編．骨盤・股関節の外傷．メジカルビュー社；1990．p. 94-105．
[7]Netter FH．ネッター解剖学アトラス 原書第 4 版．相磯貞和，訳．南江堂；2007．
[8]Konishiike T, et al. J Bone Joint Surg. 1999; 81-B: 596-9.
[9]Evans EM. J Bone Joint Surg Br. 1949; 31: 190-203.

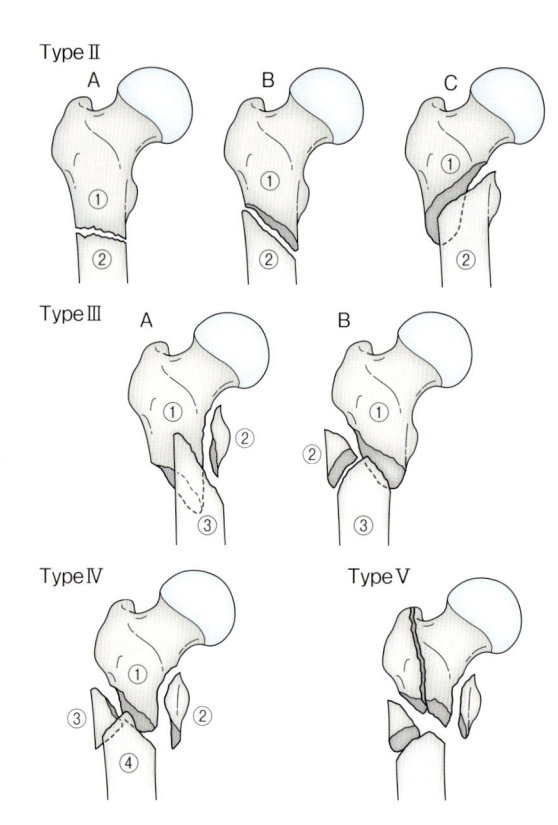

I-5 Seinsheimerの分類 文献⓫より

Type I：骨片の転位がないもの．または，2 mm未満の転位．
Type II：2骨片の骨折．
　A．2骨片の横骨折．
　B．2骨片の螺旋骨折，小転子が近位骨片についているもの．
　C．2骨片の螺旋骨折，小転子が遠位骨片についているもの．
Type III：3骨片の骨折．
　A．3骨片の螺旋骨折で，小転子が第3骨片として存在するもの．
　B．近位1/3の3骨片の螺旋骨折で，蝶形の第3骨片があるもの．
Type IV：4骨片以上の粉砕骨折．
Type V：転子下-転子間骨折　大転子を通る骨折線のあるすべての転子下骨折．

選択されることの多い手術法：long γ-nail 等の long femoral nail（LFN）や髄内釘を用いた骨接合術．

　これに対し転子部骨折は，海綿骨が多く血流も豊富な部位であり，骨癒合が得られやすい．転子部骨折にはEvansの分類 I-4 が用いられる．

　Gardenの分類とEvansの分類は，大腿骨近位部骨折における診断ならびに治療方針の決定において有用であり，十分な理解が必要である．**Warp!!** 整形外科的な治療や運動療法を，分類，血流，骨梁から考える（p. 47）

　頚基部骨折は，頚部骨折と転子部骨折の中間型であり，骨折線が関節包の内外にまたがっている骨折と定義されている❸．血行は保たれている可能性が高いが，靭帯成分が骨折部をまたいでいないため骨折部は不安定になりやすい．骨接合術や人工骨頭の適応とされている❿．

　転子下骨折 I-8AB は，Seinsheimer（ザインシェイマー）の定義⓫によれば，小転子から5 cm遠位までに骨折線の一部が含まれる骨折をさす．Seinsheimerの分類⓫ I-5 やZickelの分類が用いられることが多い．高齢者にも起こりやすい骨折ではあるが，青壮年においても高エネルギー外傷としてしばしばみられる骨折である．手術療法 I-8CD が選択されることが多く，その目的は内反変形の防止，回旋転位の整復，下肢長の正常化である．

　本章では，臨床で最も遭遇することの多い，手術後の大腿骨頚部骨折と転子部骨折について解説する．

❿中野哲雄．関節外科．2012; 31: 254-9.
⓫Seinsheimer Ⅲ F. J Bone Joint Surg. 1978; 60-A: 300-6.

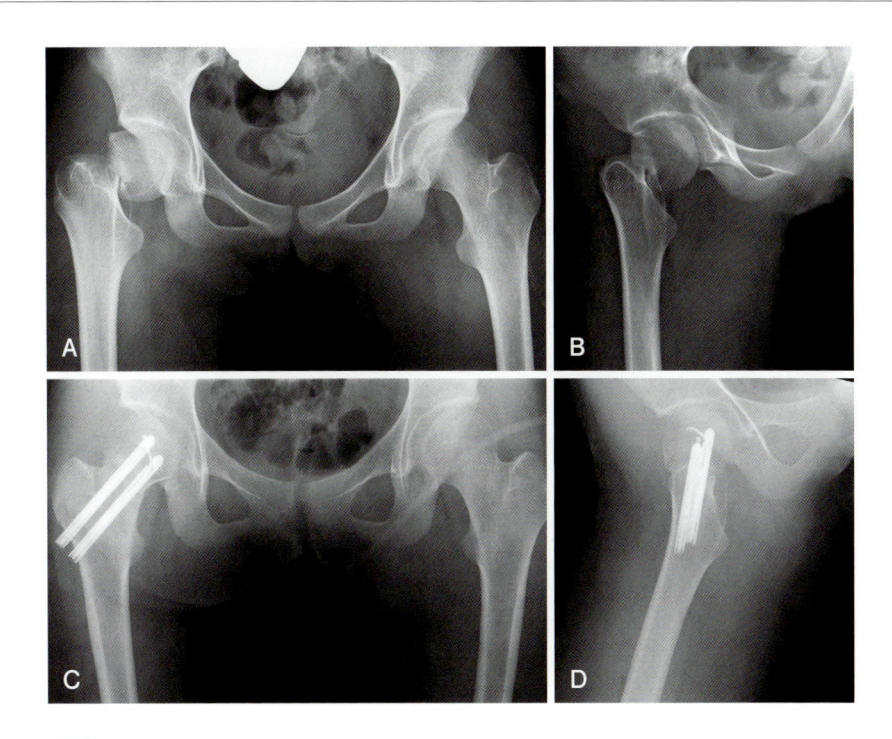

I-6 ハンソンピンによる骨接合術例

A： **大腿骨頚部骨折**
　　Gardenの分類 stage Ⅲ　正面像
B： **ラウエンシュタイン像**
　　主圧縮骨梁群が水平化し，骨頭が傾斜しているためGardenの分類 stage Ⅲと判断できる．十代後半の女性であったため骨接合術が選択された．
CD： **ハンソンピンによる固定**
　　術後半年を経過し，頚部の骨癒合は得られた．今後，骨頭壊死やLSCなどを懸念し経過観察が必要である．

整形外科的治療 ● orthopedic procedure

❶ 大腿骨頚部骨折

　治療法の選択は，若年者と高齢者では大きく異なり，年齢，性別，合併症の有無，痛みなどを指標に決定される．高齢者では骨癒合が得られにくい部位であり，全身的な合併症を有することが多い．そのため，長期臥床による合併症や認知症を防止するために，骨接合術 I-6 や人工骨頭置換術 I-7 ，人工股関節置換術などの手術療法が選択されることが多い．保存療法は偽関節となる危険性があり，重篤な心疾患，糖尿病，腎臓や肝臓の障害など，手術療法を選択することができない場合に限られる．

　若年齢層では，骨頭壊死や骨癒合が得られにくいなどのリスクはあっても，人工骨頭等の耐用年数を考慮して，十分なインフォームドコンセントの上に骨接合術が試みられる場合もある．

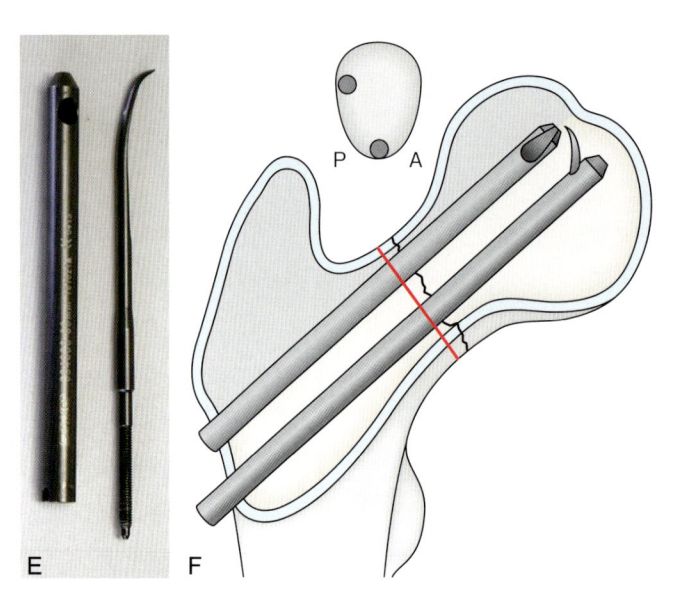

Ⅰ-6 つづき
E：使用された同型のハンソンピン
F：挿入イメージ図

アプローチは，大腿骨への外側アプローチ Ⅰ-8FGH，または経皮的にて行われる．近位ピンは後方の頸部内側皮質骨に近い位置に，遠位ピンは下方の内側皮質骨に沿わせて挿入することで，内反と回旋転位を防いでいる．また，フックは強固な骨頭支持を得るために，その中心に向けて挿入するとされている．

❷ 大腿骨転子部骨折

　転子部骨折は，保存療法でも骨癒合が得られる可能性は高い[12]．しかし，頸部骨折と同様に高齢者では早期離床を目的として，骨接合術が行われることが多い．以前は，Ender nail による固定も行われていたが，近年は SHS Ⅰ-8 や SFN Ⅰ-9 が多く行われている．　**Warp!!** 中実型髄内釘：Ender nail（総論・上肢編 p. 20）

[12] 浜西千秋. 整・災外科. 2004; 47: 825-34.

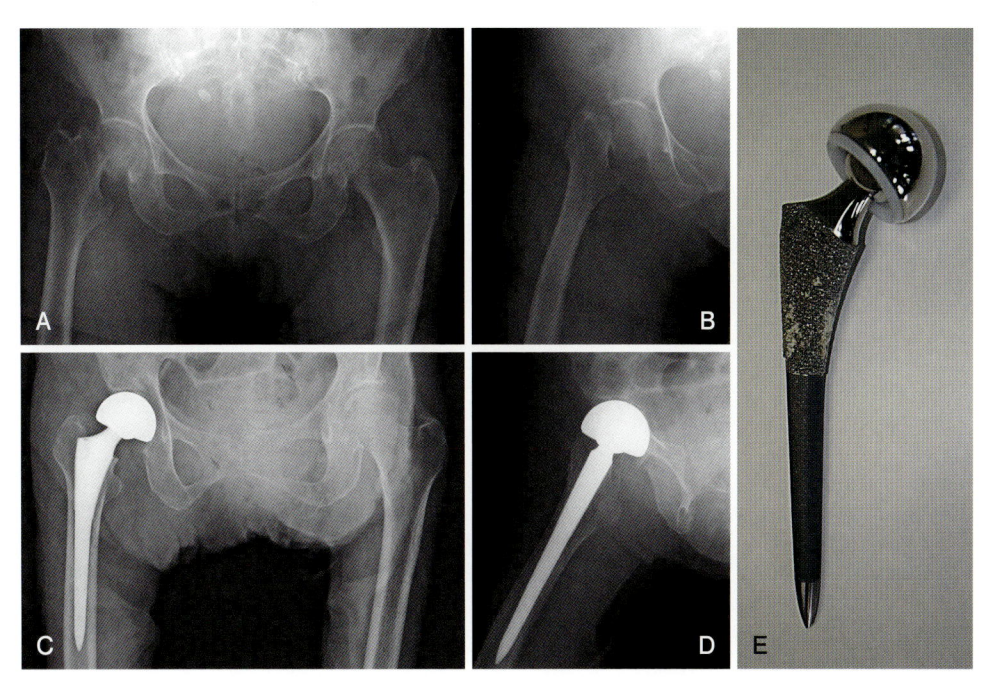

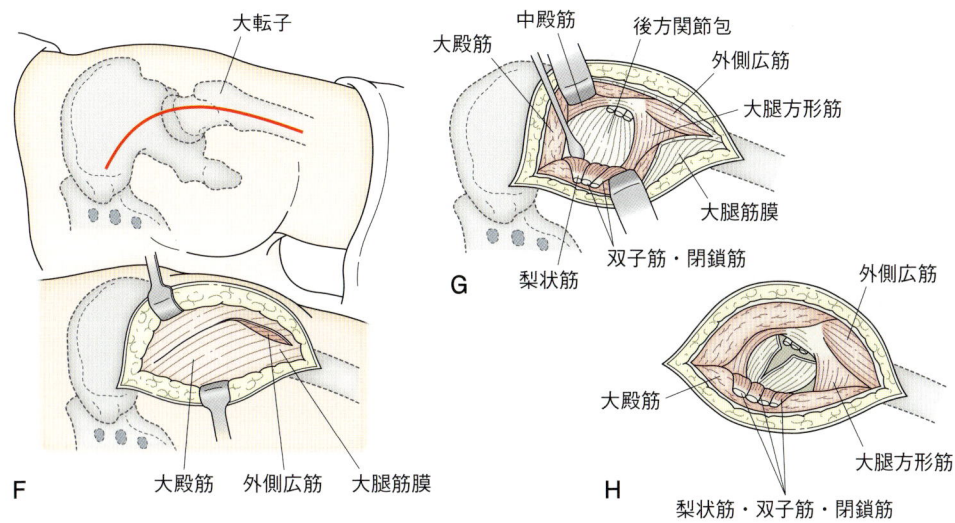

Ⅰ-7 大腿骨頭置換術例

A：**大腿骨頚部骨折**
　　Garden の分類 stage Ⅳ　正面像
B：**ラウエンシュタイン像**
CD：**セメントレスの人工骨頭置換術が施行された**
E：**使用された人工骨頭**
　　近年，人工骨頭置換術で使用される機種は Bipolar 型がほとんどである
FGH：**股関節への後方アプローチ**（Southern approach）
F．手術肢位は，側臥位とする．大転子の後縁を中心に皮膚切開を行い，大腿筋膜を切開する．文献❸より
G．大殿筋を鈍的に分け，深層の外旋筋を切離する．文献❸より
　　大腿方形筋が切離されることは少ないが，その他の外旋筋は切離される．
H．後方の関節包を切開し，ここから骨頭の除去や人工骨頭を挿入する．文献❹より
　　関節包は，T・L・I字状に切開される．

---

❸Hoppenfeld S, et al. 整形外科医のための手術解剖学図説. 原著第4版. 寺山和雄，他監訳. 南山堂; 2011.
❹生田拓也. 下肢の骨折・脱臼　手技のコツ&トラブルシューティング. 安田和則，編. メジカルビュー社: 2007. p. 14-28.

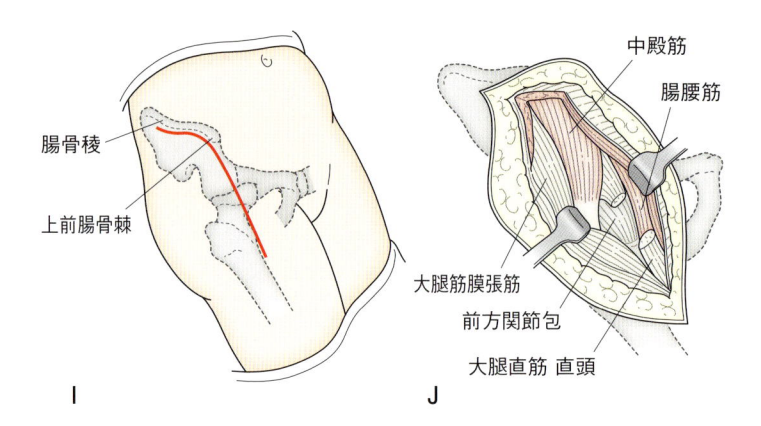

I-7 つづき

I J：股関節への前方アプローチ（Smith-Peterson approach）文献⓭より
I．前方の腸骨稜に沿って上前腸骨棘まで切開し，下方へ向きを変え膝蓋骨外縁に向けて 8〜10 cm 垂直に皮膚を切開する．
J．外側大腿皮神経をよけて縫工筋と大腿筋膜張筋の間を切開し，大腿直筋と中殿筋を露出させる．大腿直筋を切離し関節包へ至る．

最小侵襲手術（MIS：minimum invasive surgery）に用いられる direct anterior approach（DAA）では，大腿直筋の切離は行われず内側へよけて行われる．

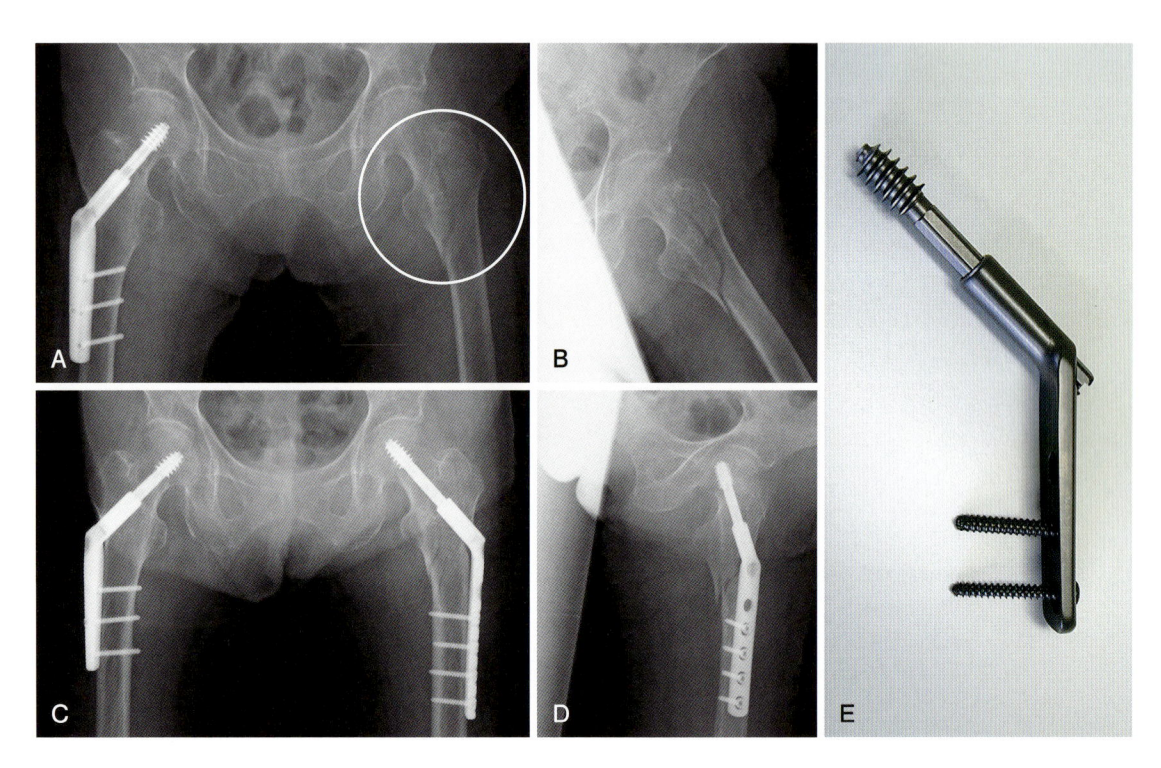

I-8 sliding hip screw（SHS）による骨接合術例

A：正面像　大腿骨転子下骨折：Seinsheimer の分類　type V．右側に頚部骨折の既往がある．
B：ラウエンシュタイン像　転子下から大転子にかけて骨折線が認められる．
C D：CHS（compression hip screw）により固定が行われた　E：使用された同型の CHS

術後画像の確認点：インプラントの種類により，推奨されるラグスクリューの設置位置は若干異なる．したがって，手術手技書を確認し，その位置を確認する．大腿骨頚部/転子部骨折診療ガイドライン⓯では，正面像でラグスクリューのネジ山の位置が骨頭中心またはそれより遠位（下方）に位置し，先端は軟骨下骨傍まで十分に刺入するとしている．ラウエンシュタイン像では，骨頭幅の中 1/3 に刺入することを推奨している．

⓯日本整形外科学会，日本骨折治療学会，監修．大腿骨頚部/転子部骨折診療ガイドライン改訂第 2 版．南江堂；2011．p. 146-8．

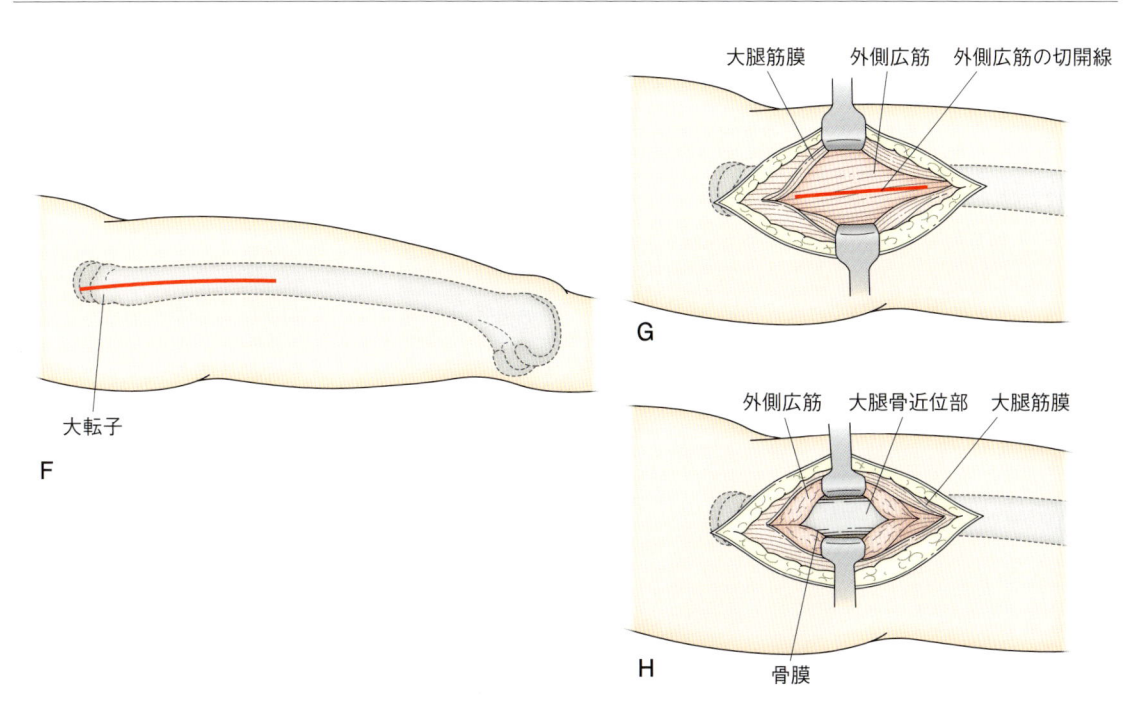

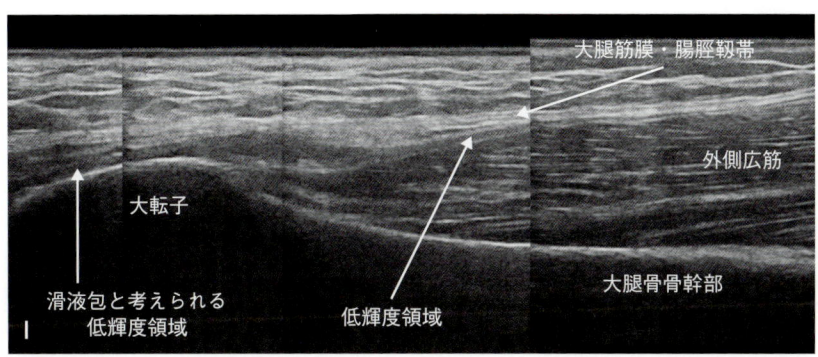

I-8 つづき

FGH：大腿骨への側方アプローチ　文献⓭より
F．大転子の中央付近より大腿骨に沿うように遠位方向へ切開を加える．
G．大腿筋膜・腸脛靱帯を切開し，外側広筋へ達する．
H．外側広筋の筋膜を切開し，外側広筋を鈍的に分けて大腿骨に達する．

I：大転子～大腿外側のエコー像
エコーを使用して大転子から大腿外側を観察する．皮膚，脂肪層，腸脛靱帯・大腿筋膜，滑液包，外側広筋などが，明確な層構造として観察することができる．各組織は結合組織で連結されてはいるが，股関節の屈曲-伸展，内転-外転，回旋運動を複合的に許容しなければならず組織間の滑走性は重要である．特に，大転子の外側部には滑液包と考えられる低エコー域や，外側広筋と腸脛靱帯・大腿筋膜との間には低エコー域が観察できる．股関節運動に伴う大転子部周囲の組織間滑走の重要性が伺われる．

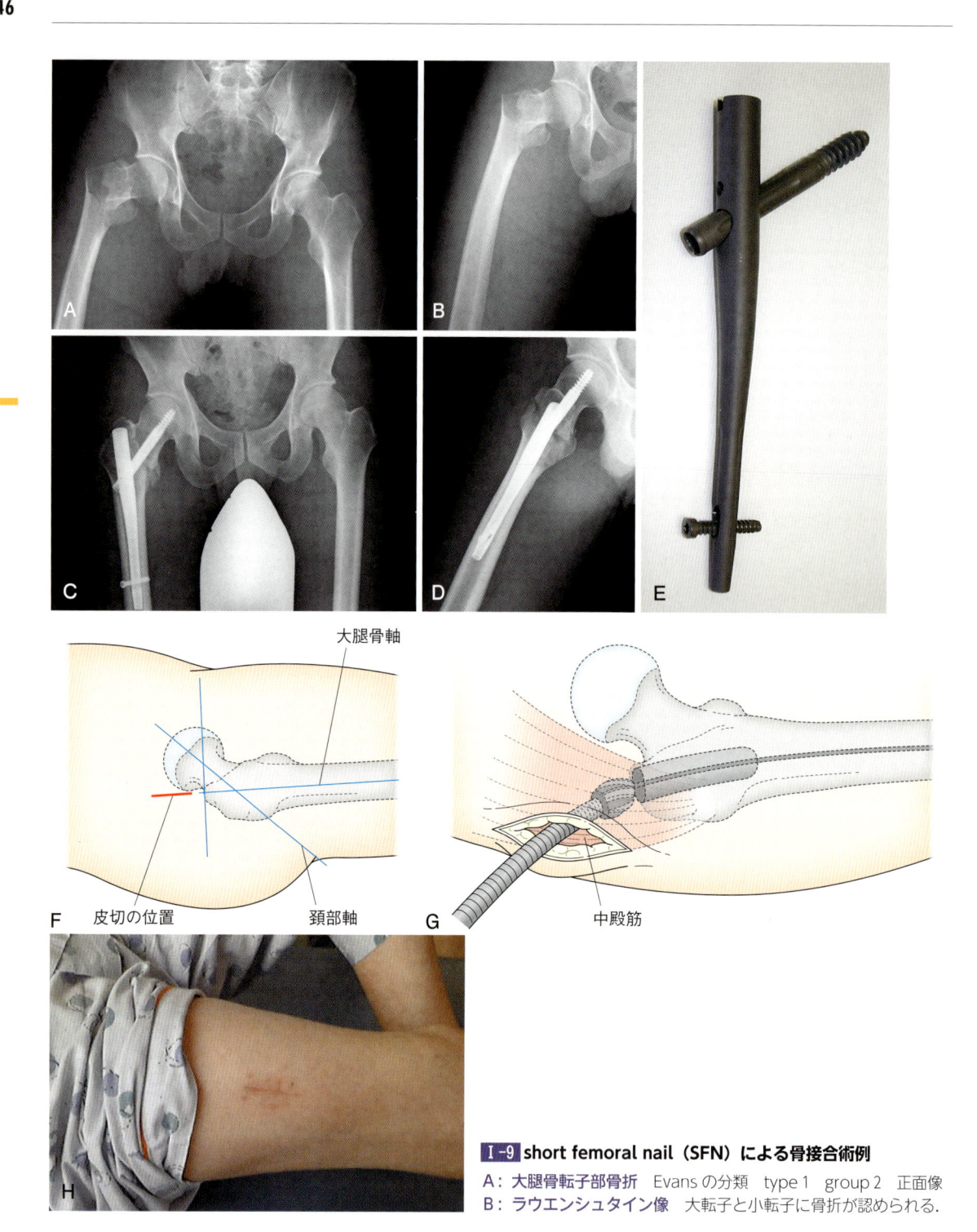

Ⅰ-9 short femoral nail（SFN）による骨接合術例

A：**大腿骨転子部骨折**　Evansの分類　type 1　group 2　正面像
B：**ラウエンシュタイン像**　大転子と小転子に骨折が認められる.
CD：HAI-nailにより固定が行われた　　E：使用された同型のHAI-nail
術後画像の確認点：SFNもインプラントごとに推奨される設置位置は若干異なるため，手術手技書を確認する．一般的に，正面像でネイルのエントリーポイントは大転子の頂点にあり，ラグスクリューの外側端は外側皮質骨に一致している．ラグスクリューの刺入位置はSHSと同様である．
FG：**髄内釘のための大腿骨近位部への最小切開アプローチ**　文献❶より
F．大腿骨の長軸で，大転子より近位方向へ皮膚切開を行う．
G．大腿筋膜を切開し中殿筋などを鈍的に分け大転子の先端へ達する．
H：**遠位スクリューの挿入箇所**　腸脛靱帯・大腿筋膜や外側広筋を介して，遠位スクリューは刺入される．

Knowledge　整形外科的治療と運動療法を，分類，血流，骨梁から考える

　大腿骨近位部には，頚体角と前捻角があります．荷重についてだけ考えるのであれば力学的には不利な形をしていますが，外方凸の形状は外転モーメントの発生に有利で，骨盤の側方安定性を高めます．

　大腿骨の近位部は荷重により内側には圧縮力が加わり，外側には引張応力が加わります Ⅰ-10．その力学的な弱点を補うために，骨頭の荷重面から頚部内側下方にかけて主圧縮骨梁群が存在し，それに続くように頚部の内側から厚い皮質骨が存在しています．この内側皮質骨は，大腿骨距（calcar femoral）や Adams 弓と呼ばれています．これに加え大転子から骨頭へ走行する主・副引張骨梁群，小転子から大転子へ向かう副圧縮骨梁群が存在することで，荷重に伴う圧縮力と引張応力に抗しているとされています．

　これらの骨梁と大腿骨頭への血行から Garden 分類を考えてみます．stage Ⅰ・Ⅱでは，血行が温存されている可能性が高く，主圧縮骨梁群も維持されているため骨接合術が選択されることが多くなります．また，保存療法でも骨癒合が得られる可能性はあります．

　しかし，それらが破綻している可能性の高い高齢者の stage Ⅲ・Ⅳでは，人工骨頭置換術が推奨されています[17]．一方で，stage Ⅲでは頚部の被膜（Weitbrecht retinaculum）の連続性が残されている可能性があることから，骨接合を推奨する報告[18]や，stage Ⅲ・Ⅳでもハンソンピンや SHS を用いた骨接合を第一選択とすべきとする報告もあります[19]．

　転子部骨折について Evans[9,20]は，内側皮質骨つまり大腿骨距の整復の重要性を述べ，それを分類の基準としています．同部が良好に整復され，強固に固定されていれば骨折の内反変形の進行は防止できるとしています．一方で，Group 3・4 で骨欠損がある場合は，整復が良好であっても術後の内反変形の進行に伴いインプラントの破損をまねく恐れがあります．したがって，内側皮質骨の連続性が破綻している場合では，曲げモーメントが大きくなるため SFN が推奨されているようです Ⅰ-11．

　大腿骨近位部骨折に対する整形外科的な治療やその後の運動療法を，分類，血流，骨梁に内側皮質骨を加えて考えますと，治療の方向性が明確化すると思います．

---

[16] 正田悦朗．下肢の骨折・脱臼　手技のコツ＆トラブルシューティング．安田和則, 編．メジカルビュー社; 2007. p. 39-55.
[17] 日本整形外科学会, 日本骨折治療学会, 監修．大腿骨頚部/転子部骨折診療ガイドライン改訂第 2 版．南江堂; 2011. p. 89-93.
[18] 土井口祐一．関節外科．2009; 28: 34-9.
[19] 野々宮廣章．関節外科．2009; 28: 30-3.
[20] 三木堯明．骨折と外傷　分類・診断基準・評価基準・定義．改訂 2 版．金芳堂; 2005. p. 365-6.

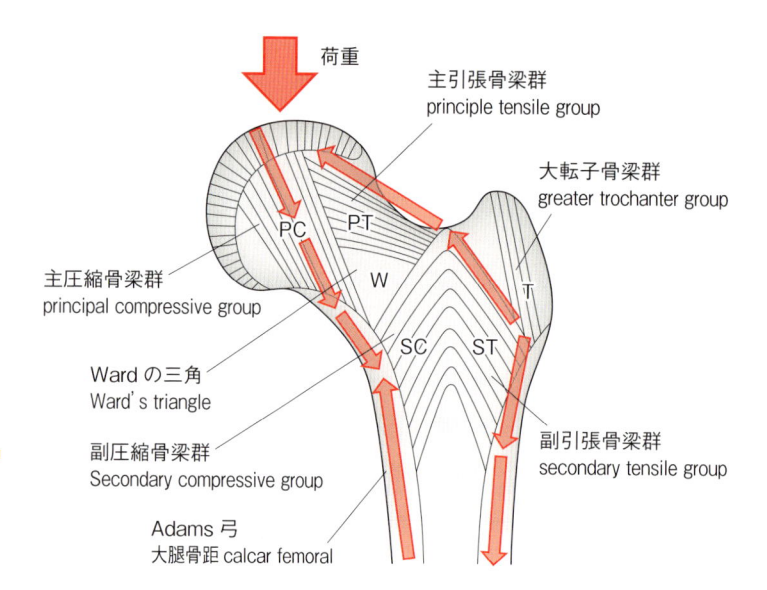

I-10 骨梁の走行と大腿骨距（calcar femoral） 文献㉑より改変

大腿骨の近位部は荷重により内側には圧縮力が加わり，外側には引張応力が加わる．
骨梁群は，荷重等の負荷に抗するために合目的に配置されている．

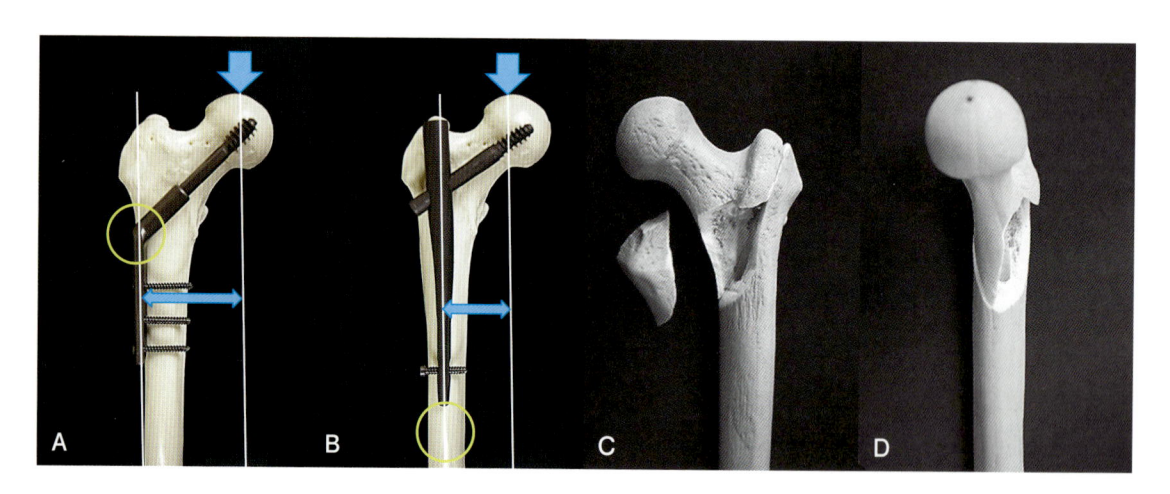

I-11 SHS と SFN の曲げモーメントの違い

SHS（A）は，SFN（B）に比べ荷重部とプレートの距離が長くなるため曲げモーメントが大きくなる．さらに，内側皮質骨の連続性が破綻している場合（C：右側後方より，D：右側内側より）は，プレートとラグスクリューの接続部（A の○印）に応力が集中し破損する恐れがあり，SFN が推奨される．
ただし，SFN では nail の遠位部（B の○印）での骨折例が報告されている．

㉑ 川嶋禎之，他. 関節外科. 1990; 9: 113-25.

Knowledge & Opinion　荷重について考えてみましょう

　骨接合術の術後に整形外科医から"整復状態は良いし，しっかり止まったから全荷重してください"と言われたことはないですか？．

　ちなみに，大腿骨頚部/転子部骨折診療ガイドライン[22]では，頚部骨折における骨接合術術後の早期荷重を非転位型では推奨し，転位型であっても試みても良いとしています．また，転子部骨折においても整復と内固定が良好であれば，早期荷重は可能であるとしています．

　セラピストとしては許可により全荷重を開始するだけでなく，これらの言葉の意味を1つずつ考え治療にあたりましょう．

　大腿骨転子部骨折を例として考えてみます．この場合の"整復状態が良い"は，もちろん解剖学的な整復ができたということで，特に内側皮質骨の適合性が良いということを示しています Ⅰ-12．

　"しっかり止まった"という言葉を理解するには，インプラントの機能を理解する必要があります．SHS，SFN には，テレスコーピング（telescoping）機能が備わっています．telescoping は"はまり込む"という意味で，荷重により骨片間を圧着させ，安定性と骨癒合の促進を期待する機能です Ⅰ-13．テレスコーピング現象の起こりやすさはインプラントにより異なり，SHS はラグスクリューとチューブプレートの連結が面で構成されているため起こりやすく Ⅰ-13C，SFN ではラグスクリューとネイルの接触面積が極端に小さいため起こりにくいとされています[23] Ⅰ-13D．

　また，ハンソンピンにもよく似た機能があります．手術手技書には，"ピンを平行挿入することにより持続的なダイナミゼーションを与える"という記載があります． **Warp!!** ダイナミゼーションとは（総論・上肢編 p.22 図22）

　つまり，"しっかり止まった"という言葉は，固定性がよい．骨折部に圧着力が働いている．または荷重により働くだろうということを意味するのでしょう．

　最後に，"全荷重をしてください"には，前述した機能が正常に働き，荷重に耐えうるだろうということを意味しているのでしょう．

　しかしながら臨床では，予期せぬことは起こるものです．過度なテレスコーピングは，頚部の短縮に伴う歩行障害が生じる可能性があります．また，良好な整復位が得られず，過度なテレスコーピングが懸念される場合は，荷重時期を遅らせたり部分荷重の時期を延長するなどの措置が必要となります．SFN では，テレスコーピングが起こらないようにラグスクリューとネイルの位置関係をロックできる機構も有しています．

　別の問題として，骨粗鬆症が進行した脆弱な骨頭，ラグスクリューの不適切な位置への挿入，内側皮質骨の粉砕が強いにもかかわらずテレスコーピング機能が働かなかった場合などでは，ラグスクリューのねじ山が骨頭を突き破る現象：穿孔（cut out）Ⅰ-14 を起こすことがあります．

　これらの現象を見逃さないために，X 線検査など継続した経過観察が極めて重要です．特に，Evans の分類の不安定型は，特に注意が必要とされています．また，セラピストも荷重練習を行う際には，荷重時痛の出現などに注意を払うべきです．

　今までお話ししたことはあくまで整形外科医の言葉を推測しただけにすぎません．したがって，術前・術後の X 線画像と骨折の分類を基に，整形外科医と手術の方向性とその結果についての確認作業を怠ってはなりません．

　人工股関節や人工骨頭置換術が行われた場合も同様です．セメントを使用した場合や，良好なプレスフィット固定ができたセメントレスタイプでは早期の全荷重が推奨されています[24]．症例ごとに，その挿入感や固定性は必ず整形外科医に確認するようにしてください．

---

[22] 日本整形外科学会，日本骨折治療学会，監修．大腿骨頚部/転子部骨折診療ガイドライン改訂第 2 版．南江堂；2011．p.98-9，142-3．
[23] 浅野昭裕．運動療法に役立つ単純 X 線像の読み方．メジカルビュー社；2011．p.186．
[24] 日本整形外科学会，日本骨折治療学会，監修．大腿骨頚部/転子部骨折診療ガイドライン改訂第 2 版．南江堂；2011．p.104．

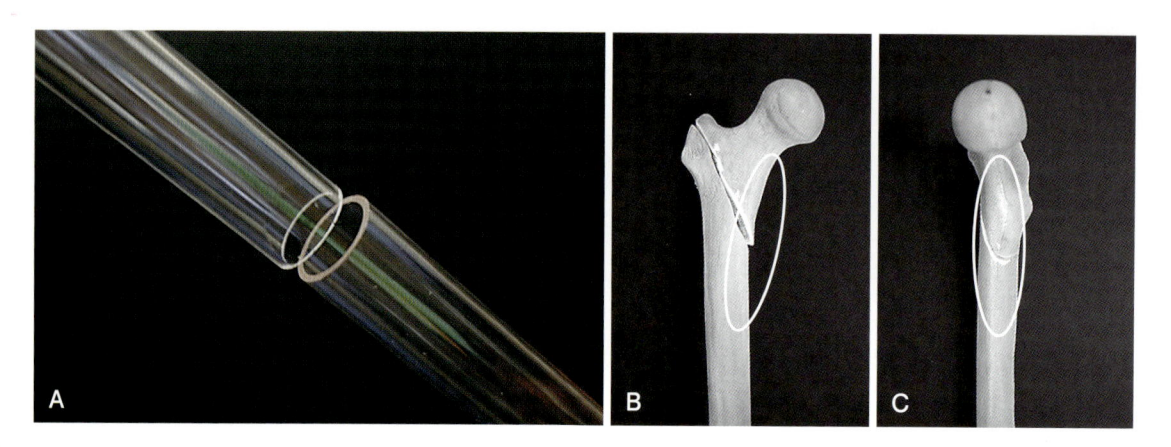

I-12 整復状態の良し悪し

A：アクリルパイプを使った骨折部の再現
　　整復状態が悪い場合，パイプの接触面積は非常に小さい．
BC：骨模型による大腿骨転子部骨折の再現
B．正面より　Evansの分類　Type 1　Group 1
C．内側より
内側皮質骨の連続性は重要で（○印），解剖学的な整復が行われた場合は，皮質骨同士の接触面積は大きくなる．

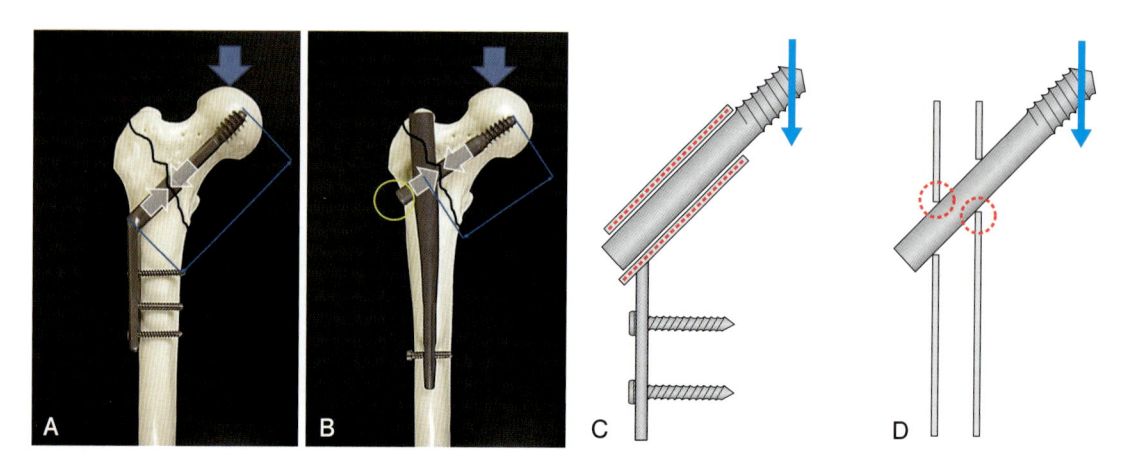

I-13 テレスコーピング（telescoping）機能

荷重により，骨片間を圧着させ安定性を得るためテレスコーピングが起こる（AB）．
SHS であれば，プレートとラグスクリューの先端の長さを計測する（A）．SFN では，ネイルの中心とラグスクリューの先端の長さを計測する（B）ことで，その推移を把握することができる．また，通常 SFN では，ラグスクリューの外側端は外側皮質骨に一致しているため過度なテレスコーピングが存在する場合，○に示す位置でラグスクリューの外側端が現れる．
（CD：文献❷より）

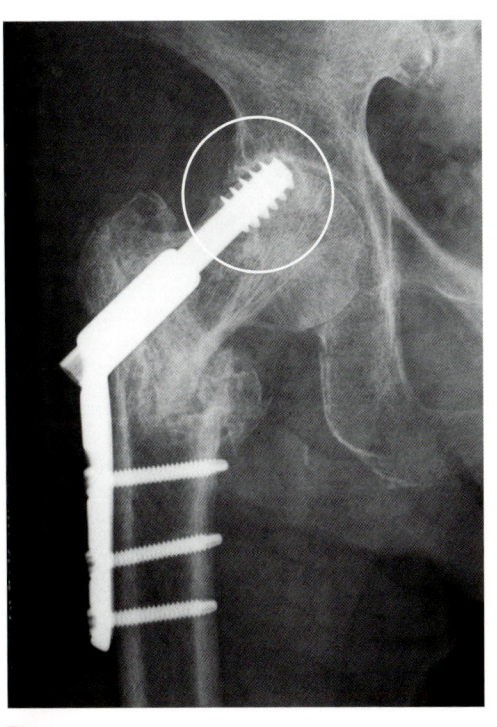

I-14 穿孔（cut out）例
ラグスクリューのねじ山部が，骨頭を突き破る様子が観察される．

評価 evaluation of the fracture

　股関節と膝関節に対し，基本項目を評価する．**Warp!!** 評価の基本項目（p.20）

　受傷時の画像からは，分類を参考に骨折型を確認する．頸部骨折では，骨折型より血管の損傷を推測し，骨頭壊死とLSCの可能性を予測する．また，転子部骨折では，小転子を含む内側皮質骨の状態を確認し徒手整復が可能であるかを予測する．さらに，骨折型によりどの手術が選択されるかを予測する．

　骨接合術の術後は，術者に整復状態と固定性を確認する．また，人工股関節や人工骨頭置換術が行われた場合は，その挿入感と固定性を確認する．さらに，アプローチを理解し，損傷を受けた組織の修復過程 I-15 とともに，術後の機能障害を予測する．
Warp!! 骨折および周辺組織の修復過程（総論・上肢編 p.25 図24）

　後方アプローチにて行われた場合は，脱臼肢位を確認するとともに，深層外旋筋 I-7G と関節包 I-7H の処置を確認し，術後の運動療法で考慮する必要がある．

　前方アプローチやDAAにて行われた場合も，同様に深層外旋筋と関節包の状態を確認する．本法では伸展制限が残存する傾向にあり，アプローチで損傷を受ける筋など軟部組織の確認が重要である．**Warp!!** 深層外旋筋や関節包の処置を確認する（p.52）

　ハンソンピンやSHSの挿入は，大腿骨側方アプローチにて行われるため，皮膚，腸脛靱帯・大腿筋膜，外側広筋などが損傷を受けている I-8FGHI．よって術後は，大腿外側の伸張痛とともに股関節と膝関節の可動域制限を起こしやすい．

　SFNの挿入は，中殿筋や小殿筋を鈍的に分けて大転子先端に達する I-9FG ため，それらの筋の機能低下の可能性がある．また，遠位スクリューはSHSと同様に腸脛靱帯・大腿筋膜，外側広筋，中間広筋を介して刺入されるため I-9H，膝関節の可動域制限を起こす原因となる．

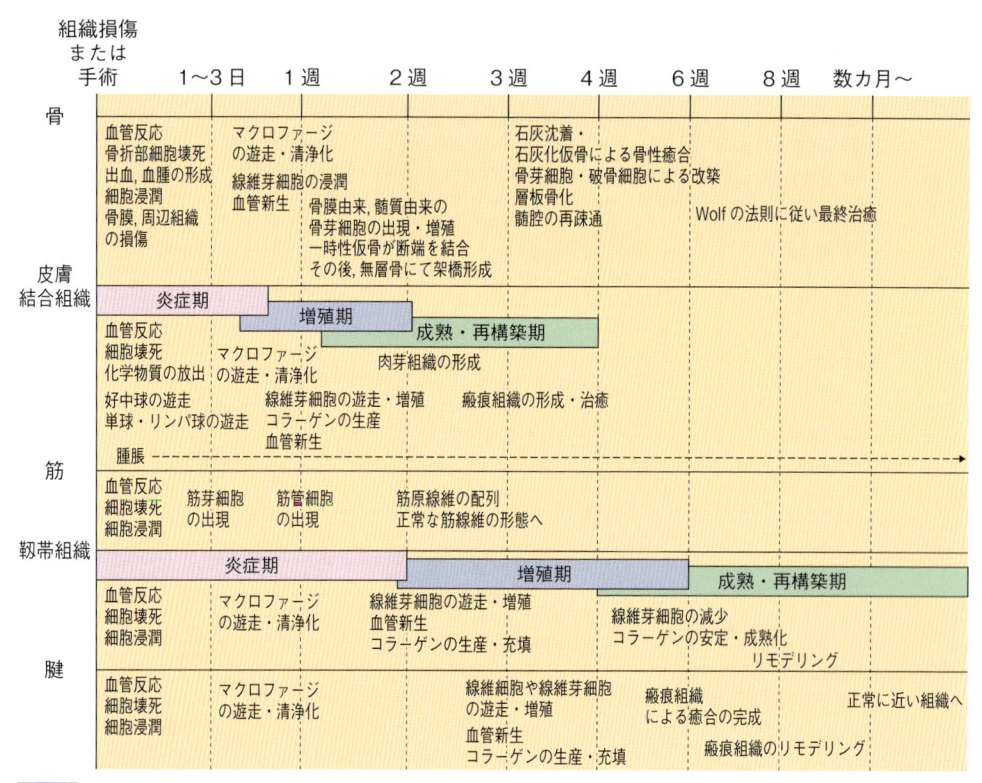

	組織損傷 または 手術	1～3日	1週	2週	3週	4週	6週	8週	数カ月～
骨	血管反応 骨折部細胞壊死 出血，血腫の形成 細胞浸潤 骨膜，周辺組織 の損傷	マクロファージ の遊走・清浄化 線維芽細胞の浸潤 血管新生	骨膜由来，髄質由来の 骨芽細胞の出現・増殖 一時性仮骨が断端を結合 その後，無層骨にて架橋形成		石灰沈着・ 石灰化仮骨による骨性癒合 骨芽細胞・破骨細胞による改築 層板骨化 髄腔の再疎通		Wolfの法則に従い最終治癒		
皮膚 結合組織		炎症期	増殖期		成熟・再構築期				
	血管反応 細胞壊死 化学物質の放出 好中球の遊走 単球・リンパ球の遊走 腫脹	マクロファージ の遊走・清浄化 線維芽細胞の遊走・増殖 コラーゲンの生産 血管新生		肉芽組織の形成 瘢痕組織の形成・治癒					
筋	血管反応 細胞壊死 細胞浸潤	筋芽細胞 の出現	筋管細胞 の出現	筋原線維の配列 正常な筋線維の形態へ					
靭帯組織		炎症期		増殖期			成熟・再構築期		
	血管反応 細胞壊死 細胞浸潤	マクロファージ の遊走・清浄化	線維芽細胞の遊走・増殖 血管新生 コラーゲンの生産・充填		線維芽細胞の減少 コラーゲンの安定・成熟化 リモデリング				
腱	血管反応 細胞壊死 細胞浸潤	マクロファージ の遊走・清浄化		線維芽細胞や線維芽細胞 の遊走・増殖 血管新生 コラーゲンの生産・充填		瘢痕組織 による癒合の完成 瘢痕組織のリモデリング		正常に近い組織へ	

I-15 各組織の修復過程

Knowledge 深層外旋筋や関節包の処置を確認する

　外旋筋や関節包がその機能を再獲得できるかどうかを予測するためには，整形外科医にそれらの処置について確認する必要があります．外旋筋の縫合される部位は腱であり，場合によっては再縫合されないこともあります．Kwonら[25]によれば，後方アプローチでも外旋筋群の修復を行えば前方アプローチと同様に，1％前後の脱臼率になることが報告されています．筋がどのように処置されたかについて必ず確認するようにしましょう．

　また，金子[26]は切開した関節包を再縫合することで骨頭の脱臼を防止することが可能であるとし，関節包の再縫合の重要性を指摘しています．ただし，術後早期は外旋筋や関節包が縫合されていたとしても，強度は高くないので組織の修復過程を参考 I-15 に，術後早期には過度な股関節の屈曲・内転・内旋方向の可動域練習を避ける配慮が必要です．

Knowledge 骨折部および周辺組織の修復過程

　骨折では，骨だけでなくその周辺組織も同時に損傷されている可能性が高く，それぞれの組織の修復もまた同時に進行します．損傷された組織の評価は，受傷機転や画像所見，圧痛や伸張痛などの理学所見から推察しなければなりません．手術が行われた場合は，術中所見や術後画像なども加味し推察します．骨折後の腫脹など何らかの要因で，受傷時と手術までの時間差ができてしまうことがあり，その場合は骨折時からと手術時からの2つの修復過程を推察する必要があります．

[25] Kwon MS, et al. Clin Orthop Relat Res. 2006; 447: 34-8.
[26] 金子和夫. MB Orthop. 2006; 19: 7-13.

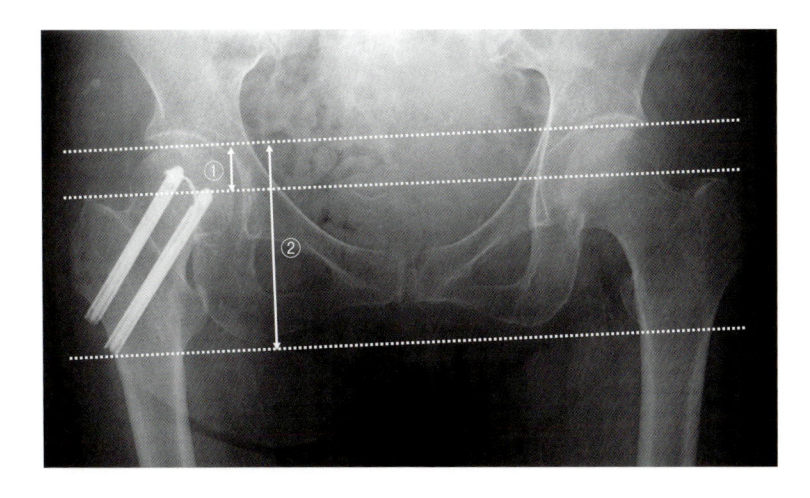

Ⅰ-16 近位部の整復状態の確認
骨頭の先端と大転子の先端間の距離（①），骨頭の先端と小転子の下端間（②）を計測し，左右差にて脚長差を確認する．小転子と大転子の見え方が左右対称な画像にて計測することが望ましい．

　術後のX線画像からは，インプラントの挿入位置（Ⅰ-6 ～ Ⅰ-9 参照）を確認するとともに，頚部の短縮など大腿骨近位部のアライメントを確認する Ⅰ-16 ．
　理学療法評価として，術後の股関節の可動域制限は，それ自体がADLの低下に結びつくため，動作分析やADL検査とともに正確な可動域の把握が大切である Ⅰ-17 ～ Ⅰ-19 ．特に，股関節の伸展制限は股関節屈曲位歩行 Ⅰ-33 の原因となり，内転制限はDuchenne様歩行 Ⅰ-34 の原因となるので注意を要する．高齢者が対象となることが多いが，可能な範囲でThomas test Ⅱ-6-1 （p. 21）とOber test変法 Ⅱ-6-2 （p. 22）を行い，腸腰筋や大腿筋膜張筋などの筋の伸張性も評価する．また，SHSやSFNが行われた際には，膝関節の可動域にも注意が必要である．
　筋力検査では，Trendelenburg歩行 Ⅰ-34 やDuchenne歩行の関連性が高い外転筋力の評価は極めて重要であり，SFNが行われた際には注意を要する． **Warp!!** 異常歩行に対する運動療法（p. 71）
　痛みの評価では，安静時痛と動作時痛に加え，筋攣縮を評価するために圧痛所見も確認しておく．屈曲制限をもたらす筋は，大殿筋，深層外旋筋 Ⅰ-20 ，長内転筋，大内転筋等が考えられ，伸展制限をもたらす筋 Ⅰ-21 は，腸腰筋，恥骨筋，長内転筋，短内転筋 Ⅰ-22 ，大腿筋膜張筋，中殿筋の前方線維，小殿筋などがあり，可動域検査とともに詳細に圧痛所見を確認する．屈曲制限と伸展制限の両方に長内転筋が挙げられているが，これは屈曲60°を境に屈曲・伸展作用が変換するためである．
　棘果長や転子果長などの形態測定を行い，術後画像 Ⅰ-16 との整合性を確認する．外転筋の拘縮，つまり内転制限による骨盤の代償で起こる脚長差を見逃してはならない．
　高齢者の場合は認知機能の評価が必要な場合もある．

Skill 股関節の可動域測定

　日本整形外科学会，日本リハビリテーション学会の制定する股関節の参考可動域は，屈曲を125°，伸展を15°と定めています．ご存じの通り股関節の可動域は，骨盤と腰椎の影響を受けやすく Ⅰ-17AB ，測定時の注意点として骨盤と脊柱を十分に固定するという記載がなされています．しかし，本当に骨盤が固定されているなら，屈伸角度はここまで大きくならないはずです．

　吉尾ら[27]は，新鮮遺体骨格標本を用い日本人の股関節の屈曲可動域を測定したところ，平均93°で骨性の制限がみられたとし，立位で骨盤を固定して測定した自動屈曲角度は，平均83.8°±10.5°と報告しています[28]．

　ADL動作や異常歩行の改善には，骨盤に対して大腿骨がどれだけ動くか，つまり骨盤と大腿骨との間の可動域評価が重要と考えます．そのために両下肢・骨盤・体幹を正中位とし，可能な限り左右対称に整えた後に可動域測定を行うようにします．

　股関節の屈曲可動域の測定に際し，腰椎は後彎や側屈による代償が予測され，骨盤では矢状面上で後傾し，前額面上では挙上が予測されます．それらを防ぐための一つとして，腰椎後方にタオルなどを挿入し一定の腰椎前彎を保ち，加えて徒手的に骨盤の代償運動を防ぎます Ⅰ-17C ．そして，基本軸を上前腸骨棘と恥骨結合を結んだ線とし，移動軸を大腿骨として測定します Ⅰ-17CD ．

　伸展可動域の測定に際し，床面などの硬い場所で腹臥位をとると，上前腸骨棘が接することは少なく Ⅰ-18A ，伸展可動域の測定時には水平面上での回旋を起こしやすくなります．よって，左右の上前腸骨棘下に同程度の高さのタオルを挟むことで，この骨盤の回旋を是正します．適度なタオルがない場合は，被験者の両手を挟んでいただいても構いません．そして，仙骨遠位部をベッド方向へ押しつけ，恥骨結合と両上前腸骨棘の3点で骨盤を固定します．基本軸と移動軸は屈曲可動域の測定と同様に伸展角度を測定します Ⅰ-18B ．また円背を呈する症例では，非検査側の屈曲可動域を先に測定し，股関節をその角度に固定します．検査側の骨盤は，伸展に伴い矢状面上で前傾し水平面上では後方回旋で代償するため，それを予測し固定した上で股関節の伸展角度を測定します Ⅰ-18C ．

　外転と内転の測定では，通常の可動域測定と同様です．基本軸は左右の上前腸骨棘を結んだ線に対する垂線とし，移動軸は上前腸骨棘と膝蓋骨中心を結んだ線となります．

　左右の上前腸骨棘と恥骨結合によって形成される三角形を骨盤の指標とし，前額面上で骨盤が動かないように両下肢を左右に開き外転角度を測定すると，片側ずつ測定するより骨盤による代償を少なくすることができます．また，内転についても非検査側の股関節を軽度屈曲位とし，検査側はその下方を通すようにします．外転と同様に骨盤が動かないように左右同時に内転させ可動域を測定します．

[27] 吉尾雅春，他．理学療法学．2005; 32（2）: 363.
[28] 吉尾雅春，他．理学療法ジャーナル．2003; 37（4）: 351-3.

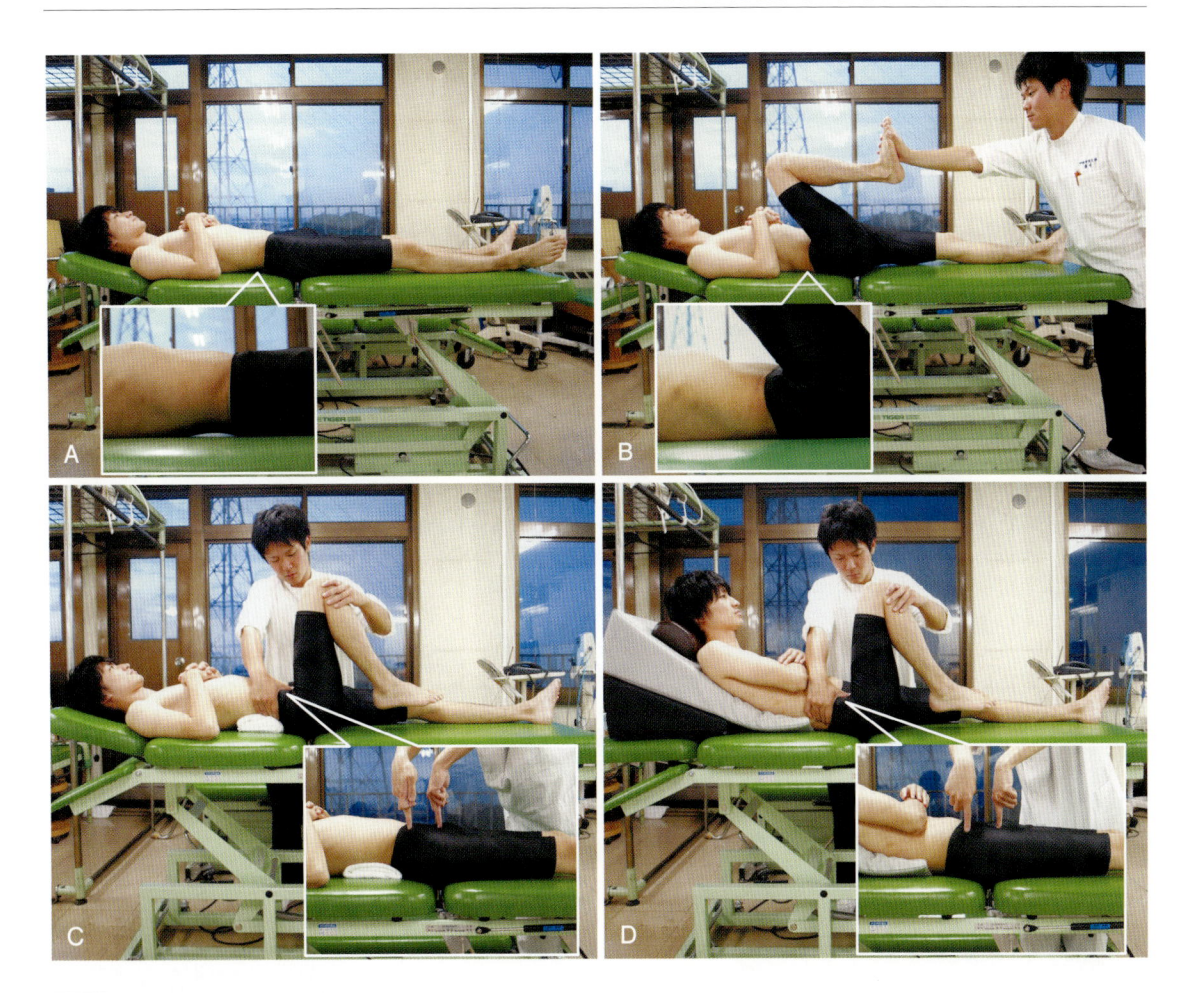

I-17 股関節屈曲可動域の測定

A：背臥位での腰椎
背臥位では腰部後方に隙間（白枠）ができることも少なくない．

B：骨盤を固定しない股関節の屈曲可動域
骨盤を固定せずに股関節を屈曲させると腰椎は平坦化（白枠）し，股関節の屈曲角度は130°程度となる．

C：腰椎と骨盤を固定した股関節の可動域測定
腰背部にタオルを挿入し腰椎の後彎を防止しつつ，徒手的に骨盤を固定する．上前腸骨棘と恥骨結合を基本軸（白枠）とし，大腿骨を移動軸とすることで股関節の可動域を測定する．挿入したタオルの厚さなども覚えておくと良い．

D：円背を呈した症例での屈曲可動域測定
上前腸骨棘と恥骨結合を基本軸とすることで，股関節の可動域を一定に測定することができる．

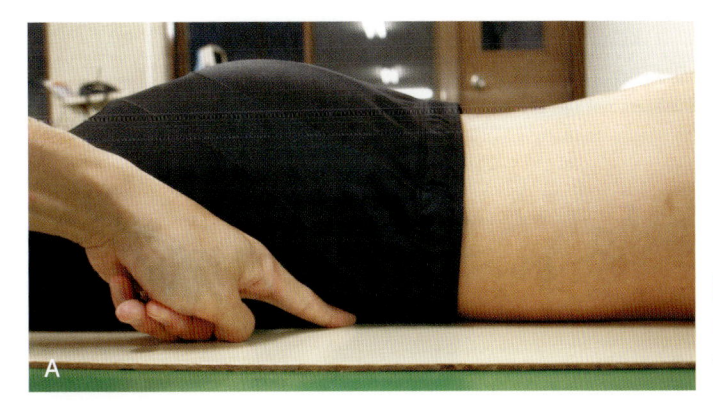

I-18 股関節伸展可動域の測定

A：腹臥位での上前腸骨棘の状態
床面が硬い場所で腹臥位をとると，上前腸骨棘と床面との間には間隙がある．

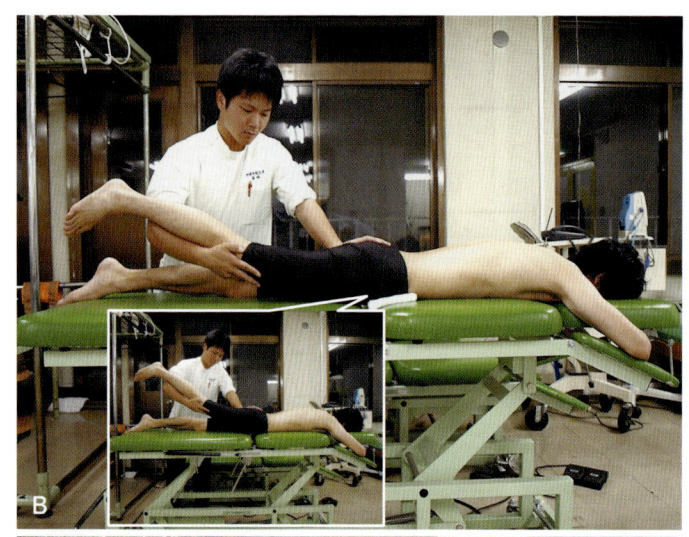

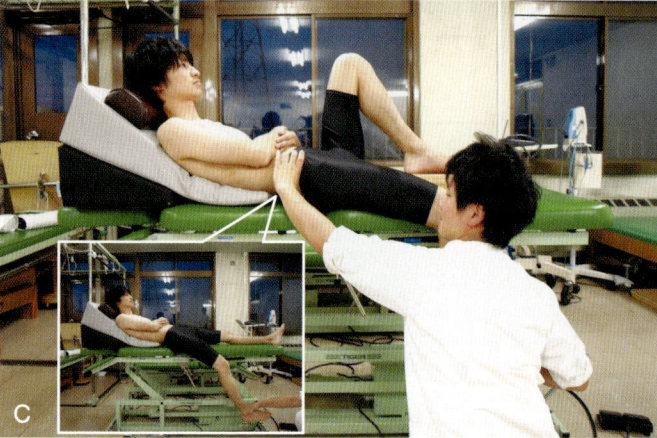

I-18 つづき

B：股関節の伸展可動域の測定時に骨盤の回旋の影響を受けやすく，左右の上前腸骨棘下に同程度の厚さのタオルを挟み水平面での骨盤の回旋を防止し測定する．
固定されていない場合は，代償により伸展可動域が増加する．（白枠）

C：円背を呈した症例での伸展可動域測定
屈曲可動域の測定と同様に，骨盤を固定し上前腸骨棘と恥骨結合を基本軸とすることで，股関節の可動域を一定に測定することができる．骨盤を固定せずに測定すると，代償により伸展可動域が増加する．（白枠）

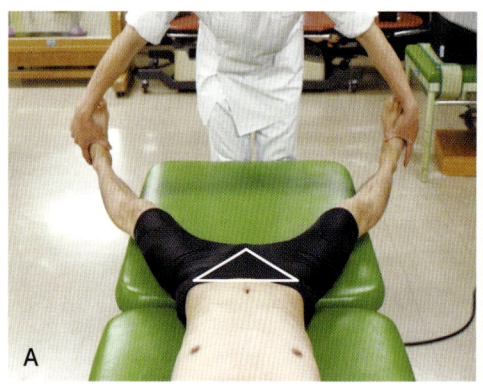

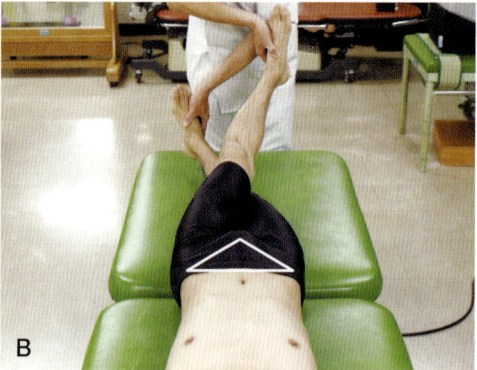

I-19 股関節の外転と内転可動域の測定

A：外転可動域の測定　B：内転可動域の測定
左右の上前腸骨棘と恥骨結合によって形成される三角形を骨盤の指標とし，前額面上で骨盤が動かないように両下肢を同時に操作し可動域を測定する．

Skill 深層外旋筋，特に外閉鎖筋の触診と圧痛所見の取り方

　深層外旋筋は，骨折部の最も近位を走行し，圧痛を認めることの多い筋です．梨状筋，上・下双子筋，内閉鎖筋，大腿方形筋の触診は，林[29]の方法に従い触診と圧痛の確認を行っています．外閉鎖筋は，脊椎圧迫骨折に対する運動療法[30]を書かれた赤羽根先生に教えていただいた方法 I-20 で行っていますので，ご紹介させていただきます．

　外閉鎖筋は恥骨筋の深部に位置し，閉鎖膜の外側面と閉鎖孔の内側骨縁より起始し，転子窩へ停止します I-20AB ．股関節を軽度伸展・外転・内旋とし，恥骨筋の深部で外閉鎖筋を触診することができます I-20CD ．

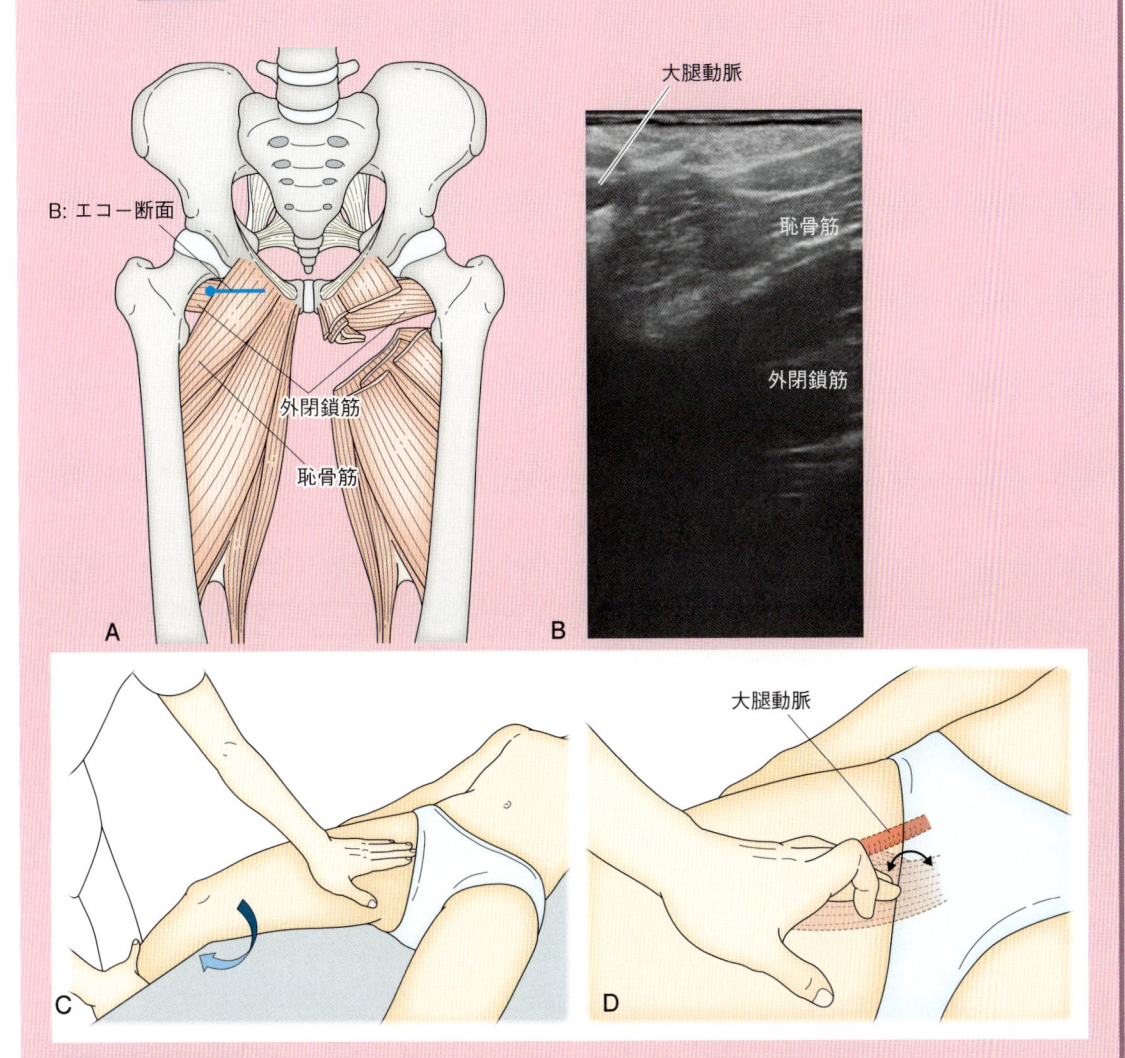

I-20 外閉鎖筋の触診

A：**外閉鎖筋の解剖**（文献[31]より）　外閉鎖筋は閉鎖膜の外側面と閉鎖孔の内側骨縁より起始し，転子窩へ停止する．
B：**外閉鎖筋のエコーによる観察**　恥骨筋の深部に外閉鎖筋が存在する．
CD：**外閉鎖筋の触診法**　股関節を軽度伸展・外転・内旋とし大腿動脈の内側で恥骨筋を触知し，その深部で外閉鎖筋を触診する．

---

[29] 林　典雄．運動療法のための機能解剖学的触診技術　下肢・体幹　改訂第2版．メジカルビュー社；2012．p. 166-71.
[30] 赤羽根良和．理学療法ジャーナル．2010；44(6)：527-33.
[31] 坂井健雄，監訳．プロメテウス解剖学アトラス．医学書院；2007.

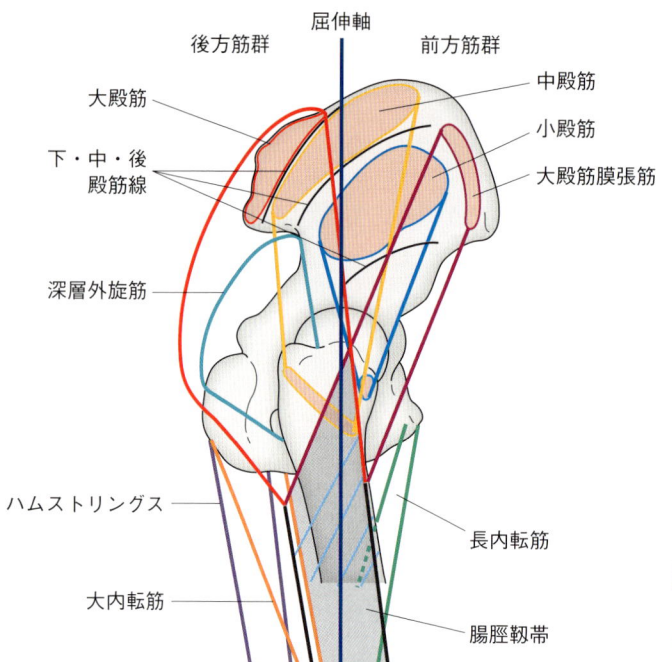

I -21 股関節軸からみた屈筋と伸筋
側方より股関節周囲筋の位置関係を観察する．股関節の屈伸軸より前方の組織は伸展制限となる．

Skill 短内転筋の触診と圧痛所見の取り方

　短内転筋は恥骨下枝に起始し，粗線内側唇の上部1/3に停止します．また大腿の近位1/3では長内転筋の深部を走行します I -22AB ．この筋は，内転作用の他に補助的に股関節の屈曲と外旋にも作用します．

　股関節を軽度屈曲位とし，長内転筋を近位側と遠位側より持ち上げるようにストレッチングを行うことで，その深部にある短内転筋を触診することができ圧痛を確認します I -22C ．

　同部に圧痛を認める症例は少なくありません．

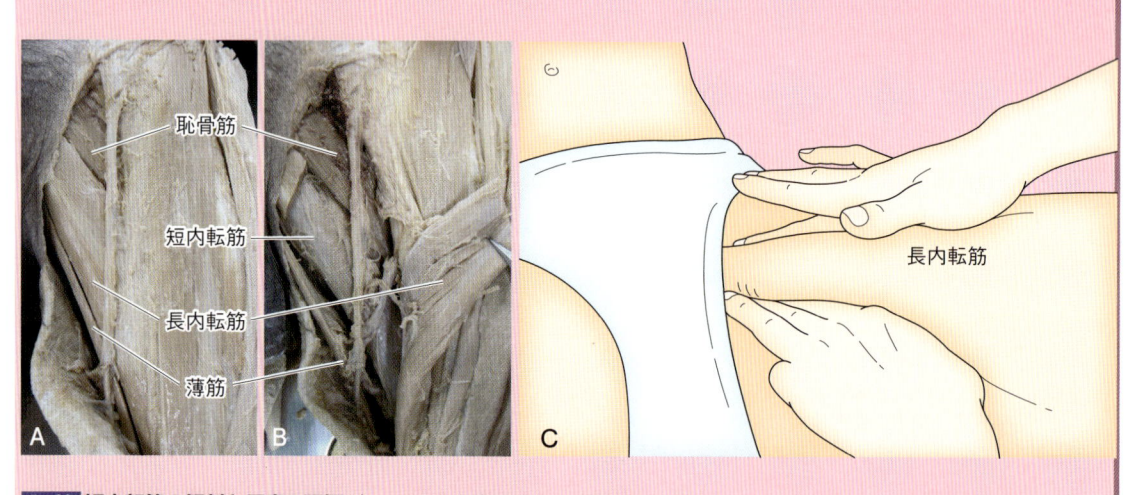

I -22 短内転筋の解剖と圧痛の評価（A, B：青木隆明博士のご厚意による）

運動療法 therapeutic exercise

1 骨接合術後（ハンソンピン，SHS，SFN）の運動療法

　　手術後の股関節周囲は，受傷時と手術侵襲による軟部組織の損傷 I-23 により寝返り，起き上がりなどの基本的な諸動作が障害されていることが多く，疼痛に配慮した対応が重要である．**Warp!!** 初めての起き上がり（p.60）

　　筋のリラクセーションと組織間の滑走性の維持を期待し，圧痛を認める筋と手術により侵襲を受けた筋とに対し，筋収縮練習 I-24 とストレッチングを可能な範囲で行う．**Warp!!** 筋収縮練習とストレッチングのコツ（p.67）

　　術創部の皮下組織の滑走練習とともに，腸脛靱帯・大腿筋膜と外側広筋との組織間の滑走練習を行う I-26 ．

　　ただし，転子部骨折で小転子を中心とした内側皮質骨に骨折を認め，それがスクリューなどで固定されていない場合は I-27 ，腸腰筋や恥骨筋の筋収縮練習は行わず，骨癒合に伴う安定化を待つ．加えて，起き上がり動作や車いす移乗などで，これらの筋が作用しない方法での日常生活指導が大切である．

　　可動域練習 I-28 は，前述した練習後に行うと苦痛を少なく行えることが多い．股関節屈曲位での内転可動域の改善は，寝返り動作の改善に有効であり，伸展と内転可動域の改善は正常歩行の再獲得に重要である．

　　ベッド上での基本動作練習は，これら一連の運動療法後に行った方が患者の負担も少なく，筋力強化練習などその後の運動療法も進めやすい．

　　部分荷重や全荷重が許可されたら，患側への荷重練習として正常なバランス反応の誘導を反復させ，安定した立脚中期の獲得を目指す I-29 ．**Warp!!** "SLR ができたら荷重を許可するって" ことが昔ありました（p.61）

　　十分な荷重練習後に，重心移動練習 I-30 を行ったのちに歩行練習へと進める．また，可能であればバランス機能や ADL 動作の向上を目的に応用動作練習も行う I-31 ．

2 人工骨頭置換術・人工股関節置換術後の運動療法

　　骨接合術の術後と同様に基本動作が障害されていることが多いため，筋収縮練習 I-24 やストレッチング，創部の滑走練習を行い，股関節の可動域練習を開始する．

　　後方アプローチにて深層外旋筋や関節包が再縫合されている場合は，整形外科医と協議し股関節の可動域をどの時期にどの程度改善させるかを決めておく．これらが縫合されている場合，術後3週間程度は"頚部軸を中心とした回旋可動域練習"を行う．矢状面での屈曲，ならびに内転，内旋方向の可動域の改善は，寝返りや起き上がり動作の遂行に必要な程度を改善するようにしている．また，術後早期は脱臼肢位をとらせないための指導が必要である．**Warp!!** 人工骨頭置換術・人工股関節置換術後の脱臼肢位と日常生活動作について（p.70）

　　前方アプローチにて手術が行われた場合は，股関節の前方に位置 I-21 する大腿筋膜張筋，中殿筋，小殿筋，腸腰筋，恥骨筋，長・短内転筋に対し，筋収縮練習やストレッチングを可能な範囲で行い伸展可動域の維持に努める．また，片麻痺などを合併し股関

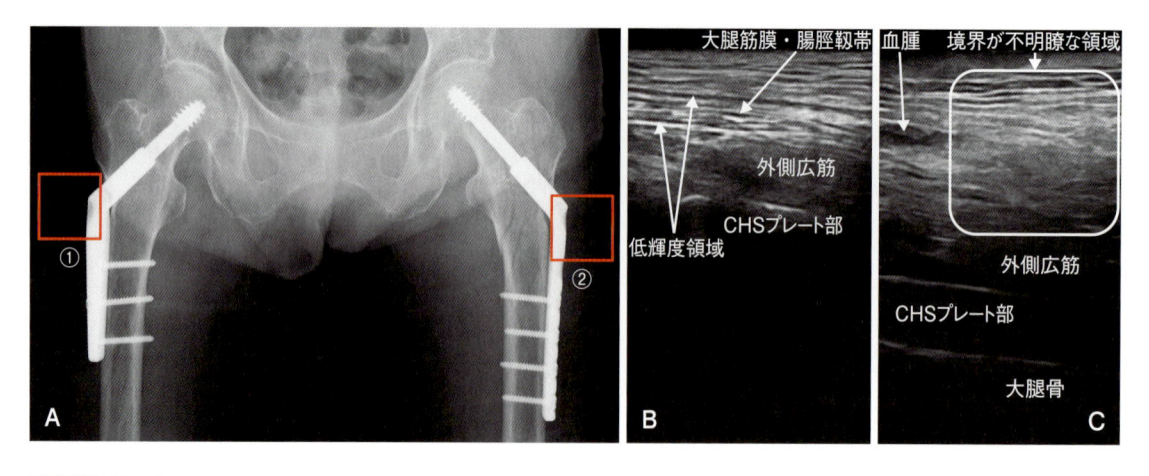

Ⅰ-23 術後早期の大転子付近のエコー像

Ⅰ-8 の症例である．抜糸が行われた術後 10 日に大腿外側部のエコー検査を行った（A）．右側は，術後 7 年を経過しており，皮膚，脂肪層，大腿筋膜・腸脛靱帯，外側広筋などが，Ⅰ-81 と同様に明確な層構造として観察することができた（B）．術後早期の侵襲部は，脂肪層の下に血腫を認める．また，脂肪層から外側広筋にわたる広範な腫脹を認め，組織間の境界が不明瞭となっていた（C）．

節が常に外旋位にある症例では，脱臼することがまれにあるため，安静時の股関節の状態にも注意が必要である．

荷重練習と歩行練習は，骨接合術後と同様である．　Warp!! 異常歩行に対する運動療法（p. 71）

Skill 初めての起き上がり

SHS にて骨接合術が行われた症例です．今日から運動療法が始まります．車いすを準備して患者さんを病室に迎えに行きます．患者さんはベッド上で横になっています．そんな状況を想像してみてください．

"リハビリが始まりますよ，起きましょうか？" 車いすに移るためにベッドサイドに腰掛けて頂かなければなりません．しかし，問題なく端坐位がとれる人はまれで，苦痛を伴うことの方が多いでしょう．患側を上にして寝返れば，創部がつっぱって痛い Ⅰ-23．下にすれば，圧が加わり当然痛いです．術後早期の起き上がりは，患部に刺激が加わり痛いに決まっています．

そんなときこそ，ベッド上で筋収縮練習やストレッチング，創部の滑走練習を可能な範囲で優しく行ってみてください．その後，ギャッジアップ機能があるベッドであれば，ある程度上体を起こした上で "寝返り" や "起き上がり" を練習してみてください．痛みが少なく一連の動作が上手にできれば，感謝されることうけあいです．

後方アプローチにて行われた人工股関節や人工骨頭置換術の術後早期は，内転・内旋に伴う脱臼予防のために，クッションが用いられていることもあります．この場合は，脱臼肢位をとらせない，脱臼させないという配慮が必要となります．

また，記銘力と記憶力が障害されるのが認知症です．しかし，なぜか痛いことは覚えていることが多く，起き上がると痛いという記憶を作らせない，ひいてはリハビリを嫌がらせないというのも，その後の運動療法を円滑に進める上で重要な要因となります．

「リハビリは痛くない」と思わせることが大切です．

Knowledge & Opinion　"SLRができたら荷重を許可するって"ことが昔ありました

　最近はなくなりましたが整形外科医より，仰臥位で"下肢伸展位挙上（SLR：straight leg rising）ができるようになったら，全荷重を許可するのでSLRを練習させてください．"という指示がありました．

　確かに，SLRができることは骨折部の安定性を計る指標となるようです．中島ら[32]は，SLRを行った際に，ほぼ体重と同等の負荷が股関節に加わると報告しています．

　歩行に関した報告では，遊脚終期の非荷重時ですでに体重に近い負荷がかかっているようで[33]，踵接地に先立ち股関節の周囲筋が緊張し股関節への緩衝作用として働いているようです．

　我々は，脚を持ち上げる動作にはこのような力が働いていることを理解し，術後の荷重管理と日常生活の指導に当たるべきと考えます．

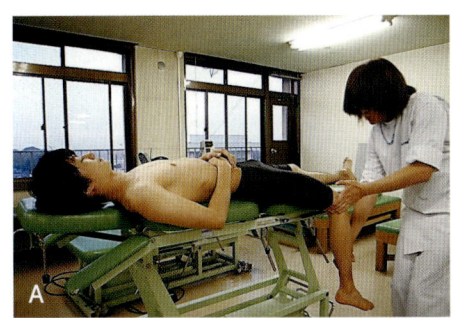

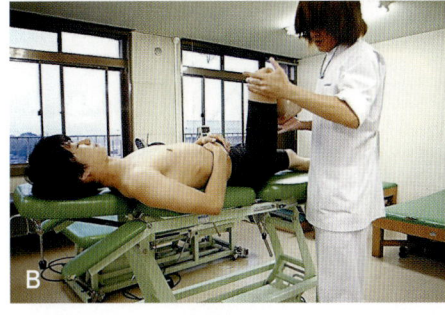

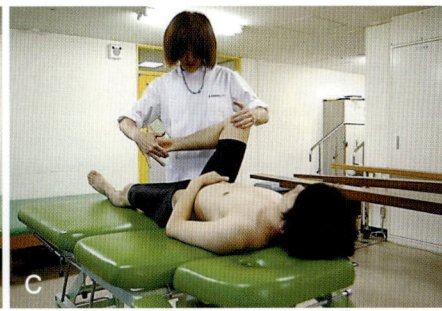

Ⅰ-24-1　腸腰筋の筋収縮練習とストレッチング
腸骨窩と小転子を引き離し（A），それらを近づけるように腸腰筋を収縮させ，可能であれば収縮の終末域で軽い抵抗に対し等尺性収縮を行わせる（B：外側より，C：内側より）．その後，起始と停止を引き離すようにストレッチングを行う．

[32] 中島良義, 他. バイオメカニズム. 2000; 15 (20): 235-42.
[33] Bergman G, et al. J Biomech. 2001; 34: 859-71.

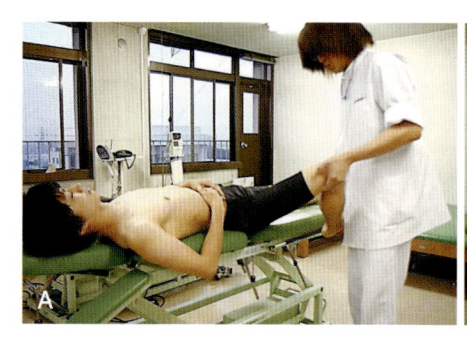

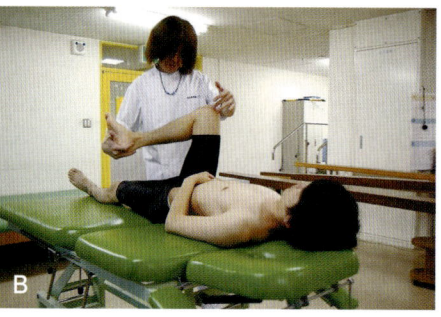

Ⅰ-24-2 恥骨筋の筋収縮練習とストレッチング

恥骨櫛と恥骨筋線を引き離し（A），それらを近づけるように恥骨筋を収縮させ可能であれば等尺性収縮を行わせる（B）．その後，ストレッチングを行う．

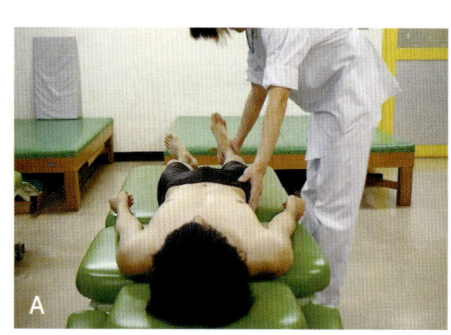

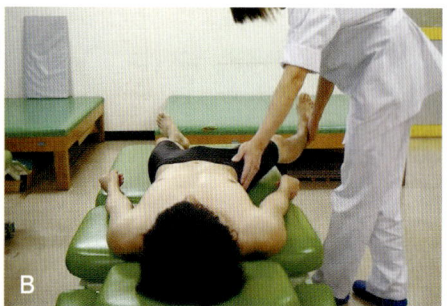

Ⅰ-24-3 中殿筋の筋収縮練習とストレッチング

腸骨外面と大転子外側面を引き離し（A），それらを近づけるように収縮させ可能であれば等尺性収縮を行わせる（B）．その後，ストレッチングを行う．

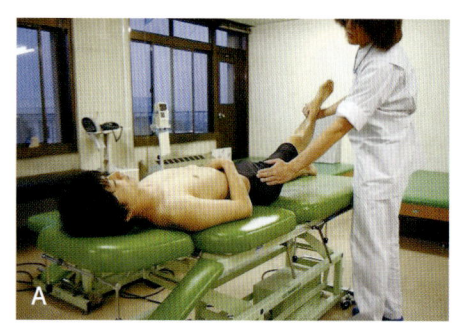

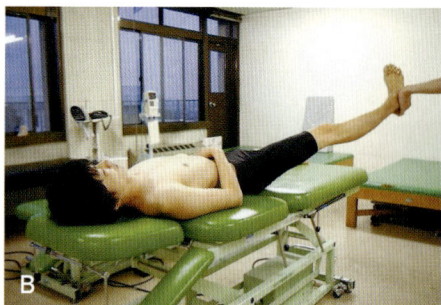

Ⅰ-24-4 大腿筋膜張筋の筋収縮練習とストレッチング

大腿筋膜張筋は上前腸骨棘より起始し，大転子の遠位部で腸脛靱帯・大腿筋膜に合流する．
股関節を30°程度屈曲とした肢位より，起始と停止を引き離すように内転・外旋させ静止張力を加える（A）．そこから外転・内旋を行わせ筋収縮を誘発し，可能であれば等尺性収縮を行わせる（B）．「踵を外へ出すように脚を開いてください」と指示を与えるとわかりやすい．
その後，ストレッチングを行う．

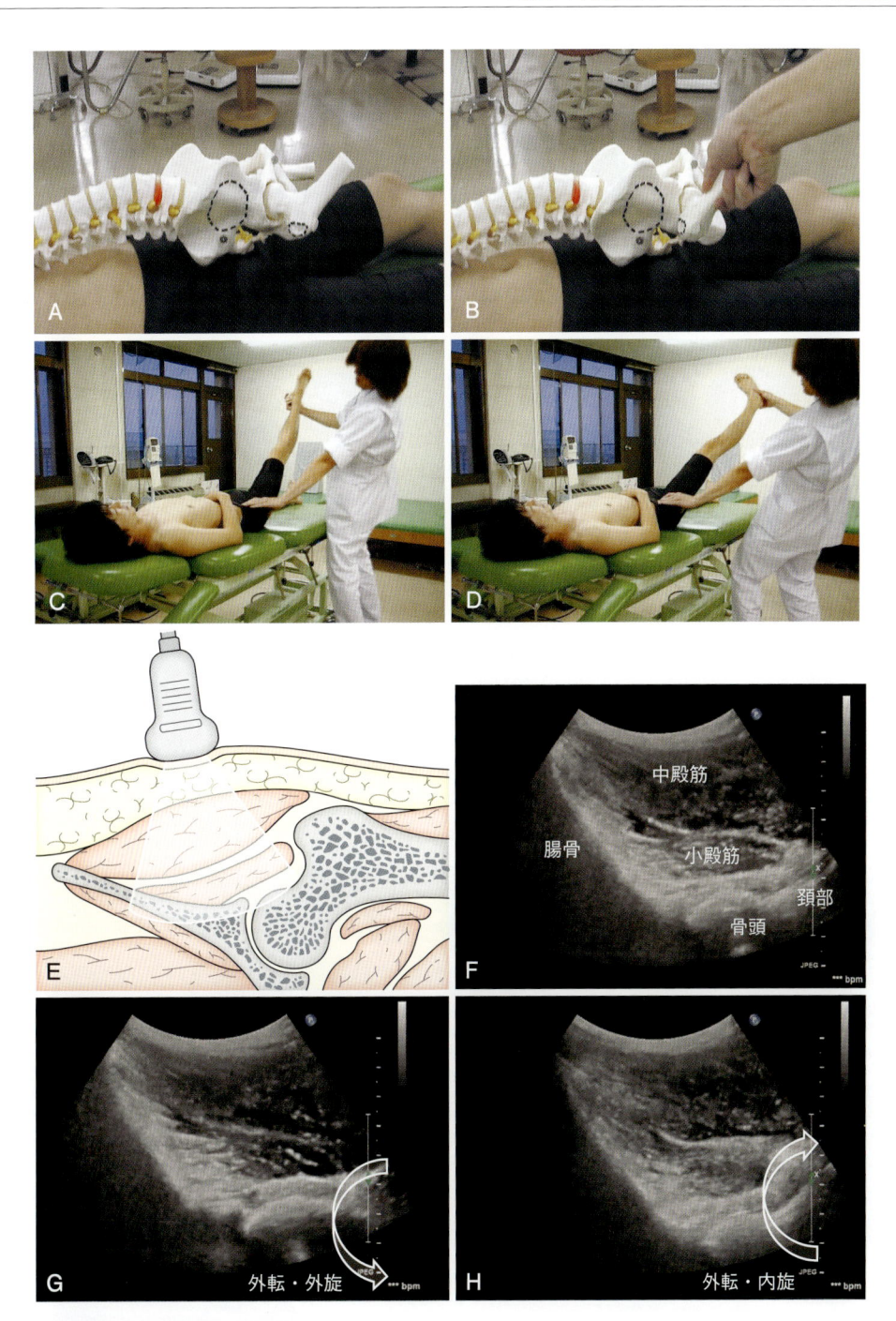

I-24-5 小殿筋の筋収縮練習とストレッチング

小殿筋は，腸骨外面の前殿筋線の前方から起始し，大転子の前面に停止する．(A) 股関節を45°程度屈曲位とした肢位より，内転・外旋させ静止張力を加え (A, C)，そこから外転と内旋を行わせる．可能であれば等尺性収縮を行わせる (B, D)．その後，ストレッチングを行う．
コンベックスのプローブを使用して小殿筋を観察する (E：撮影位置，F：筋収縮前の状態)．外旋を伴い外転させると小殿筋の筋収縮を観察することができないが (G)，内旋を伴い外転させると筋収縮に伴う膨隆を確認することができる (H)．小殿筋の収縮には外転に伴う内旋が必要である．

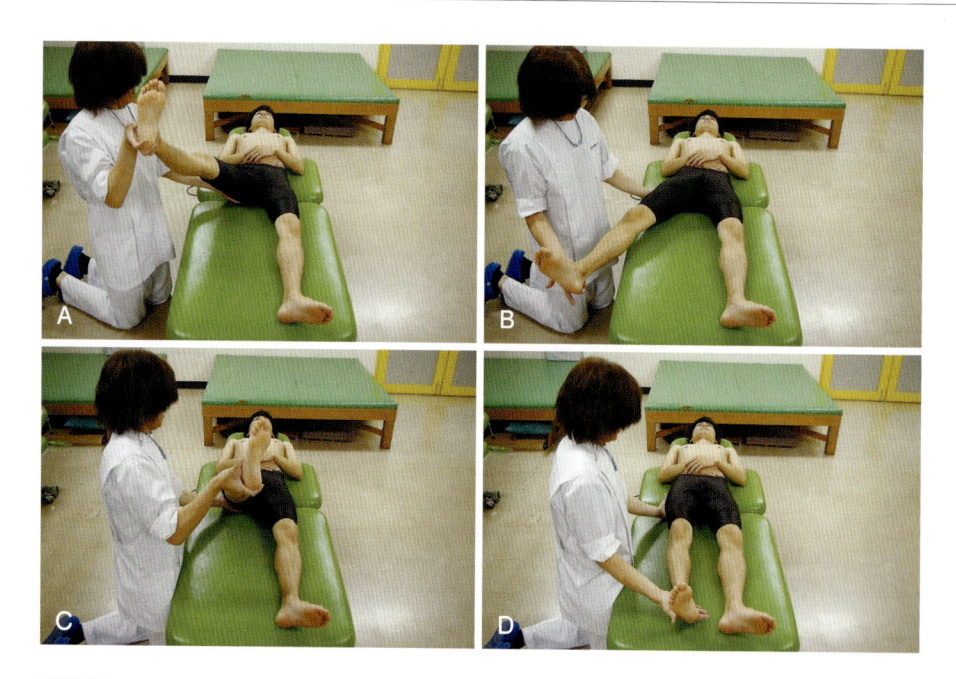

Ⅰ-24-6 大殿筋の筋収縮練習とストレッチング

大殿筋は，股関節の伸展筋として働く際に，大腿骨頭を中心として外転作用を有する上部線維と内転作用を有する下部線維に分けることができる[34]．よって，股関節を外転・屈曲位（A）から伸展させ（B）上部線維を収縮させる．また，軽度内転・屈曲位（C）から伸展（D）させ下部線維を収縮させる．腹臥位を取ることができない症例が多いため，背臥位で行うことが多い．
ストレッチングは，膝関節を屈曲位として行う．

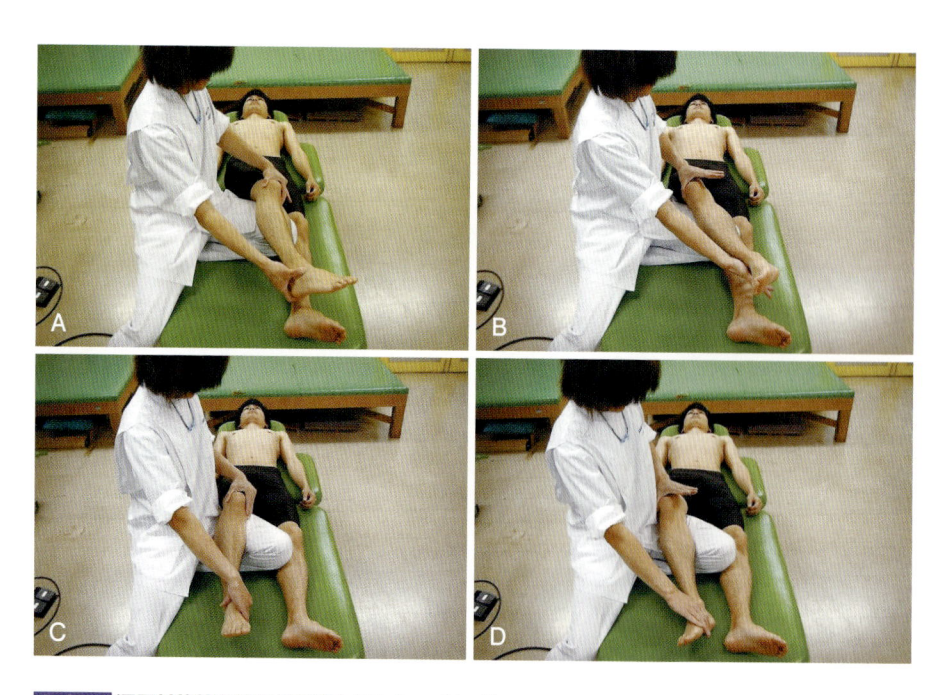

Ⅰ-24-7 深層外旋筋の筋収縮練習とストレッチング

A B：**梨状筋の筋収縮練習** 梨状筋は，仙骨前面に起始し大転子の先端後縁に停止するため，股関節を軽度内転位とし静止張力を加え，内旋位より外旋させることで選択的に筋収縮を誘発する．
C D：**上・下双子筋，内・外閉鎖筋の筋収縮練習** これら4つの筋は，梨状筋と大腿方形筋に挟まれるため股関節を中間位として，外旋を行わせ筋収縮を誘発する．

[34] 林 典雄．運動療法のための機能解剖学的触診技術 下肢・体幹 改訂第2版．メジカルビュー社；2012. p. 160-5.

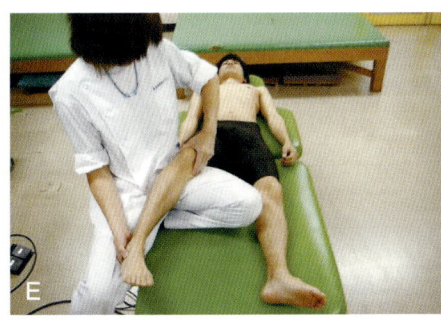

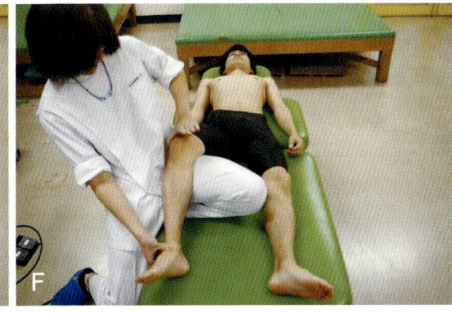

I-24-7 つづき
ＥＦ：大腿方形筋の筋収縮練習 大腿方形筋は，坐骨結節の外面から起始し転子間稜の下部に停止するため，股関節を軽度外転位とし静止張力を加え，外旋させることで選択的に収縮を誘発する．ストレッチングは，それぞれの肢位にて内旋方向へ大腿を誘導し行う．

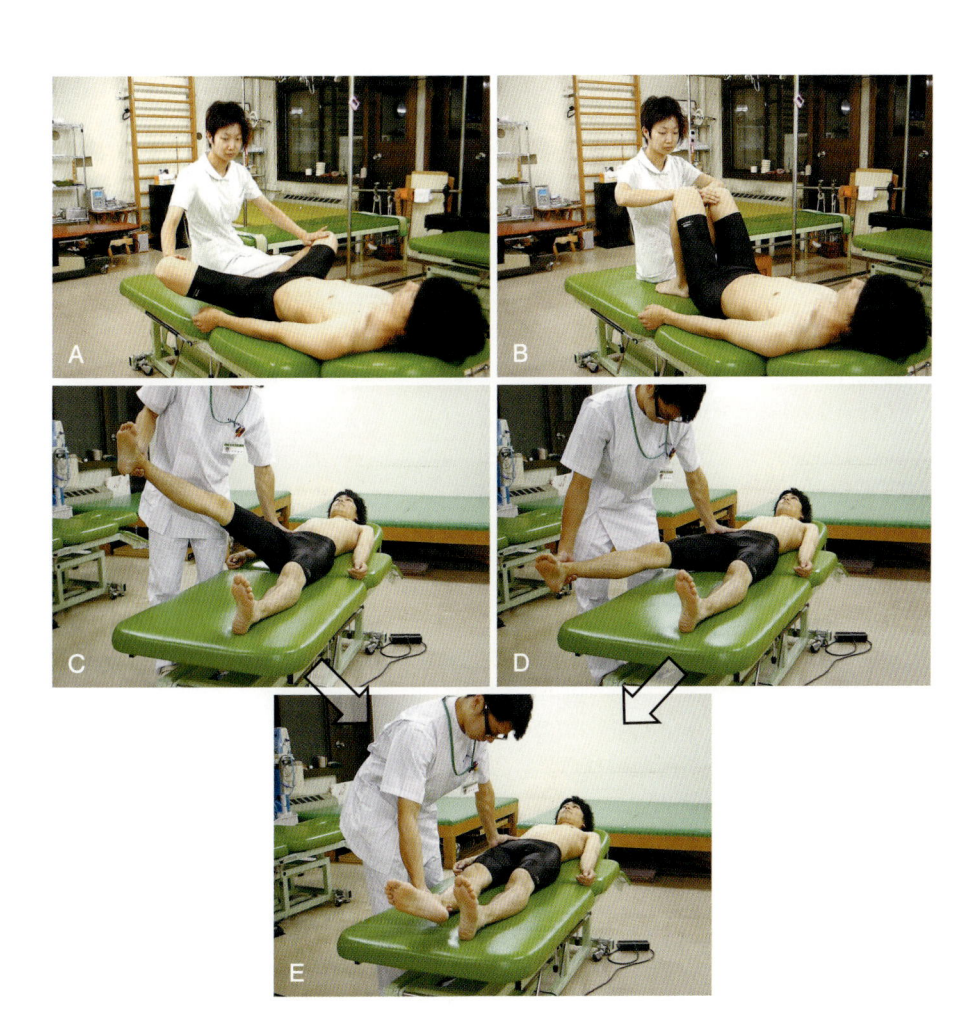

I-24-8 内転筋の筋収縮練習とストレッチング
ＡＢ：長・短内転筋の筋収縮練習 長内転筋は，股関節屈曲60°で内転作用のみの働きとなるため，この角度で外転位（A）より内転（B）させ筋収縮練習を行わせる．

ＣＤＥ：大内転筋・薄筋の筋収縮練習 大内転筋の筋性部は恥骨下枝より起始し，粗線内側唇に幅広く停止する．また腱性部は，坐骨枝と坐骨結節に起始し内転筋結節に停止する．股関節の屈曲にも伸展にも作用するため，背臥位で行う場合は股関節の屈曲角度を調節し外転・内旋位より伸展・内転・外旋を行わせる．股関節が屈曲位（C→E）より行う場合は大内転筋の腱性部が働きやすく，股関節0°（D→E）から内転・外旋を行わせる場合は，筋性部と薄筋が働きやすい．

ストレッチングは，それぞれ起始と停止を引き離すように外転する．

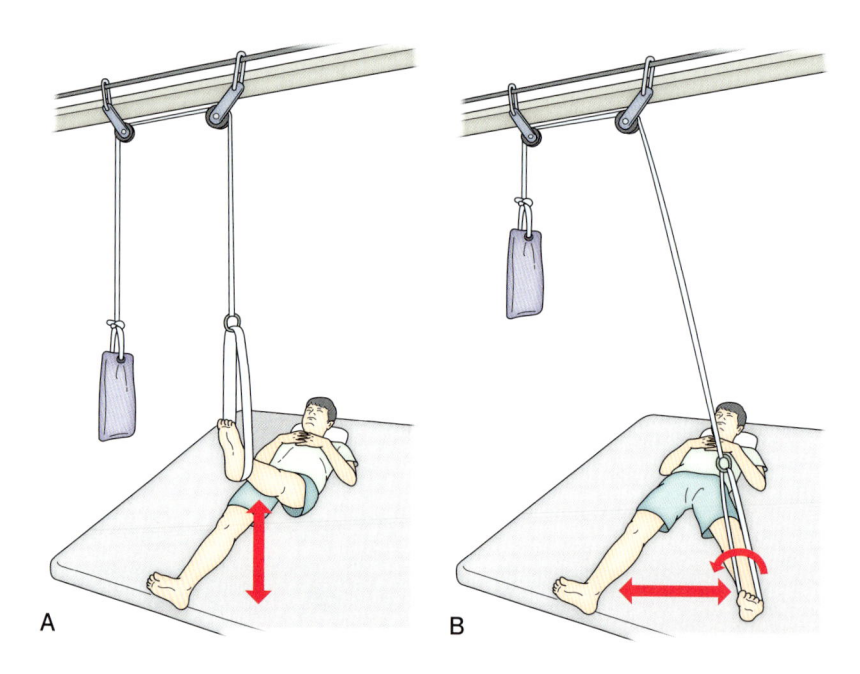

I-24-9 滑車を用いた低負荷での筋収縮練習

A：屈曲-伸展方向の自主練習
　徒手的な筋収縮練習が行えない場合など，低負荷での自動運動による筋収縮練習を行う．滑車とオーバーヘッドフレームを使用し，下肢の重みを感じない程度の重さとして2〜3kg程度の重りを負荷し，屈曲-伸展運動を行わせる．

B：内転-外転方向の自主練習
　外転時は股関節の内旋を伴わせ中殿筋，小殿筋，大腿筋膜張筋の筋収縮を期待する．内転時には外旋を伴わせ内転筋群の筋収縮を誘発している．

Skill 術後早期の股関節周囲筋に対する筋収縮練習とストレッチングの配慮

　I-24 に筋収縮練習の例を記載しました．運動方向を理解しやすくするために，大きく運動させた写真を添付しました．しかし，術後早期にこのように動かすことはできません．各筋の運動方向を，屈曲・外転・外旋などの言葉で覚えるのではなく，起始と停止を近づける，ストレッチングはその逆で引き離すというように常に起始と停止の位置関係を意識して行ってみてください．
　また，症例に合わせてどの筋収縮練習が必要なのか，また行ってはいけないのか，その動かす範囲や力の程度など，種々選択し疼痛に合わせて行う必要があります．

Skill 筋収縮練習とストレッチングのコツ

　今後，たびたび筋収縮練習というのが登場します．これは，何らかの注釈がない限り MMT 2〜3 レベルで等張性収縮後に，終末域で軽い抵抗に対し等尺性収縮を 5 秒程度行わせるものです．これらの練習は，筋収縮距離 I-25 の再獲得を目的としています．

　その後，可能であれば筋伸張距離を再獲得するためにストレッチングを行います．これらにより筋伸縮距離 I-25 を再獲得し，筋の柔軟性や伸張性，滑走性の再獲得を期待します．また，生理学的な抑制や弛緩，筋膜と皮下組織との滑走性維持，筋攣縮の改善，筋ポンプ作用による筋内発痛物質の排泄，収縮に伴う発熱作用による結合組織の粘性低下，筋腱移行部への伸張刺激による筋節の合成や再生など，多くの効果も期待しています．

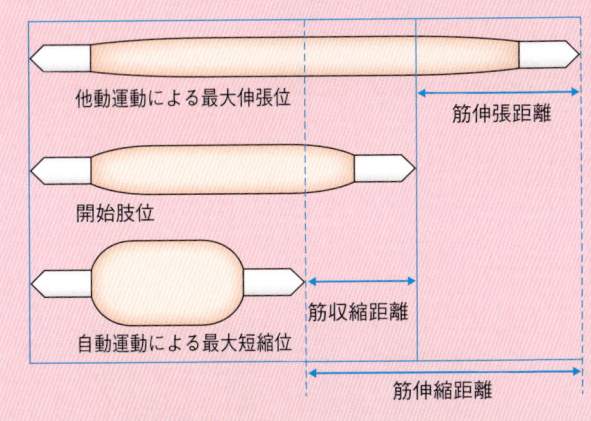

I-25 筋収縮距離と筋伸張距離
臨床的には開始肢位は一定の位置に定め，健側との比較が重要である．
開始肢位より，自動運動による筋の最大短縮位を筋収縮距離，他動運動による筋の最大伸張位を筋伸張距離という．これら 2 つを合わせた距離を筋伸縮距離という．

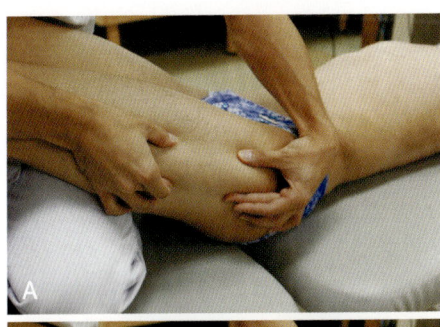

I-26 腸脛靱帯・大腿筋膜の滑走練習
A：腸脛靱帯・大腿筋膜を滑走させるための肢位
股関節と膝関節を軽度屈曲位とし，そこから股関節を軽度内転させ大腿外側に存在する腸脛靱帯・大腿筋膜を触診する．
BC：滑走練習
上方（B）と下方（C）へ腸脛靱帯・大腿筋膜を滑走させ，外側広筋との癒着を予防する．

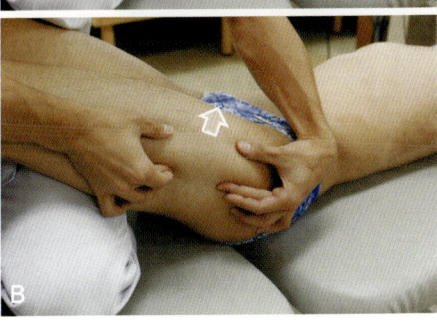

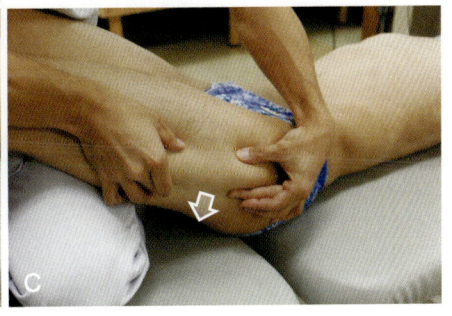

受傷時　術後　術後1週

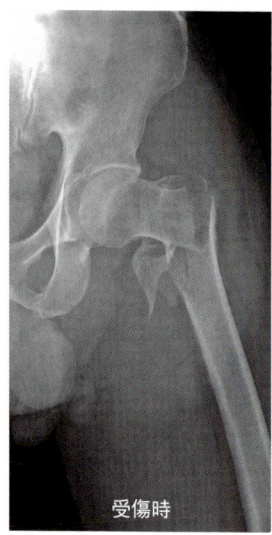

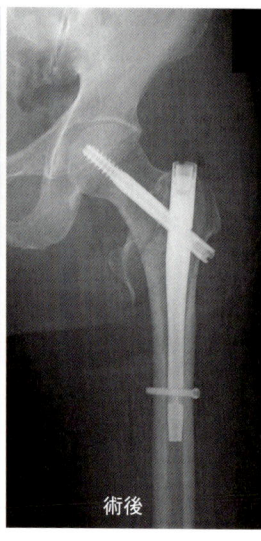

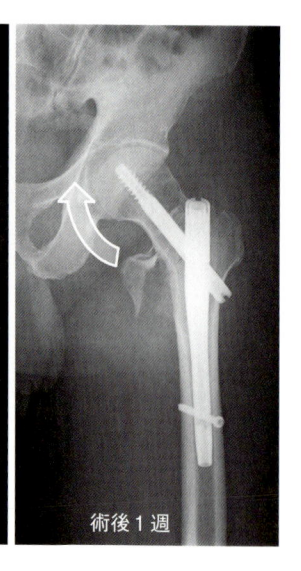

Ⅰ-27 小転子部の骨折例
Ⅰ-9 と同様に Evans の分類 Type 1 Group 2 と考えられる骨折である．HAI-nail による骨接合術が行われた．小転子骨折は固定されていなかったため，日常生活や運動療法の際に股関節の屈曲運動を行わないように注意していた．しかし，術後1週間経過後のX線ではさらに転位が認められた．骨膜の連続性が絶たれているために腸腰筋の張力で牽引されたと考えられた．

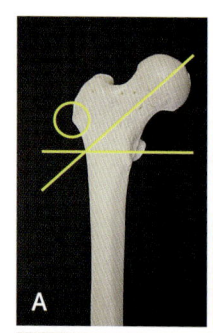

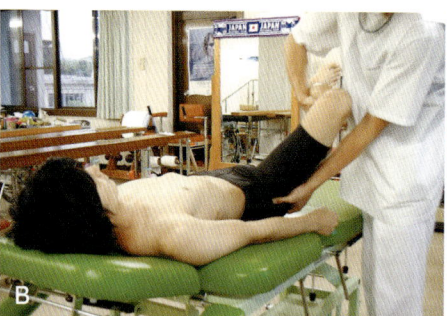

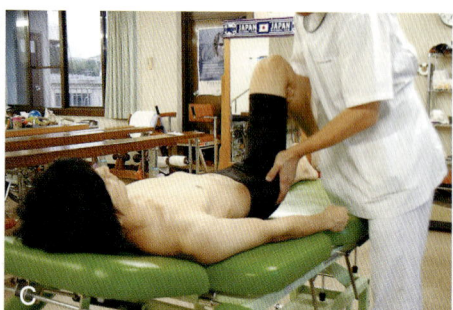

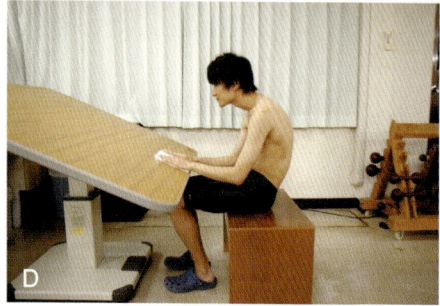

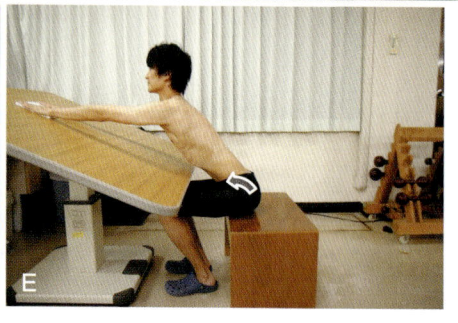

Ⅰ-28 股関節の可動域練習
ABC：頚部軸回旋を利用した可動域練習　大腿骨頭と大転子を触診し[35]，大転子の外側凸部（○部）より2横指ほど遠位へ指を進める．同部は小転子の高さとほぼ一致し骨頭中心と結ぶと，前額面上では頚部軸に近似（A）する．大転子の位置より前捻角を考慮し大腿骨頚部軸をイメージする．
頚部軸を中心に，股関節を屈曲・外転・外旋（B）させると，靱帯組織 Ⅰ-35AB は弛緩するため，制限因子は筋や皮膚などの靱帯以外の組織となる．まずこの頚部軸回旋方向の可動域を改善し，その肢位より内転の可動域練習（C）を追加していくと段階的に股関節の屈曲可動域練習が行える．
DE：股関節の屈曲可動域改善のための自主練習例　腰椎での代償を防ぐために，可能な限り体幹を伸展させ骨盤の前傾を強調し，股関節の屈曲可動域改善を行う[36]．斜面テーブルがない場合は，平面テーブルを使用してもよい．

[35] 林 典雄. 運動療法のための機能解剖学的触診技術　下肢・体幹　改訂第2版. メジカルビュー社；2012. p. 18-22.
[36] 整形外科リハビリテーション学会. 整形外科運動療法ナビゲーション　下肢・体幹. メジカルビュー社；2008. p. 6-9.

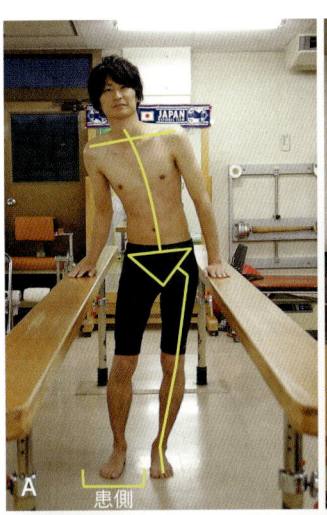

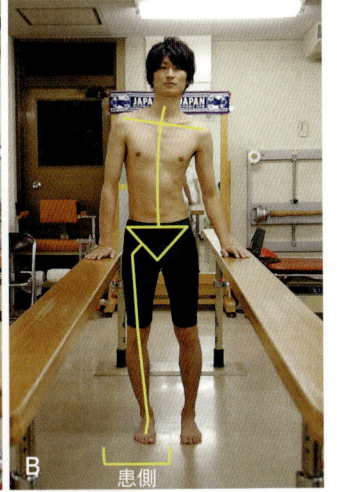

Post-Fracture Rehabilitation Master Book 69

I-29 患側への荷重練習

A：患側（右側）へ荷重を行っているように見えるが，実際には荷重を避けている．
B：骨盤を患側へ水平移動するように指示し，患側へ十分に荷重させる．股関節だけでなく膝や足関節の位置覚，足底の接地感，筋活動も学習させる．
C：健側の踵部を浮かし，患側への荷重量を増加させる．
D：患側上肢を平行棒から離す．
E：健側下肢を浮かすことで，片脚起立による荷重練習を行う．正常なバランス反応の中で反復練習させる．

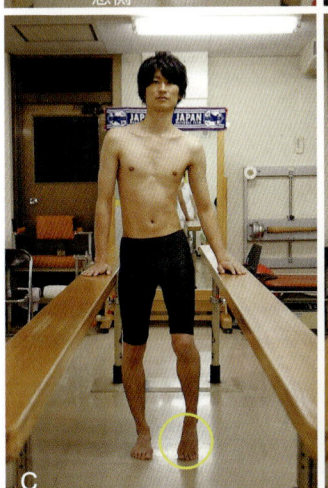

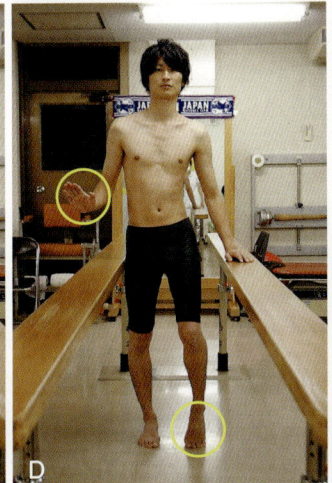

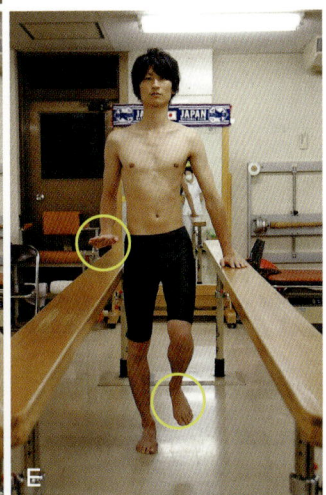

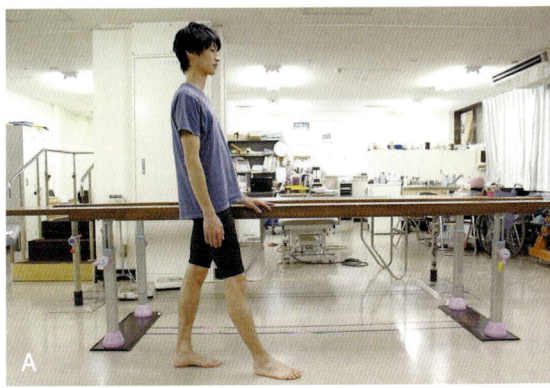

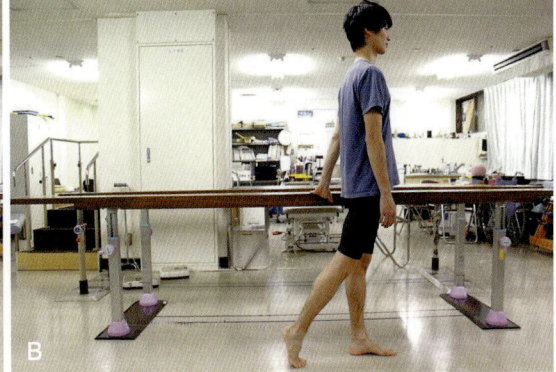

Ⅰ 大腿骨近位部骨折

I-30 重心移動練習

安定した片脚立位 I-29 が可能となってから患側を軸足とした前後の重心移動練習を行う．股関節の内転と伸展が十分に行われているかがポイントである．また，不安定な片脚立位しかできない状態で無理して練習すると，異常歩行の原因となりかねない．

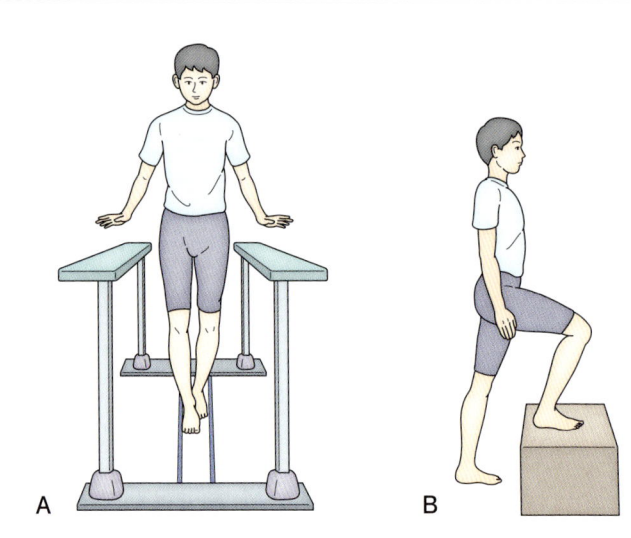

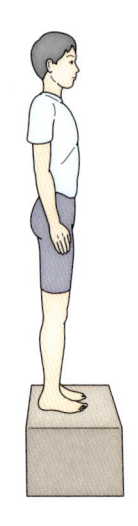

Ⅰ-31 応用動作練習
A：一本橋バランス歩行練習
　股関節の十分な内転と伸展が要求される．
B：高い段差の踏み台昇降練習
　人工骨頭や人工股関節が挿入されている場合は，その設置位置により脱臼の可能性もあるため，踏み台の高さの設定は整形外科医と協議し定める．

Opinion & Skill　人工骨頭置換術・人工股関節置換術後の脱臼肢位と日常生活動作について

　後方アプローチにて人工骨頭置換術や人工股関節置換術が行われた場合，術後早期に脱臼肢位をとらせないことは非常に重要です．しかし，いつまでこの脱臼肢位を禁止しなければいけないのでしょうか？　また，危険動作として正座，和式トイレ動作，しゃがみ込み，入浴動作，靴下の着脱などが制限されます．しかし，これらの多くは股関節が屈曲・外転・外旋する動作で，脱臼肢位ではないのです．整形外科医によっては，これらの動作について「術後半年程度したら気にしなくて良いよ」と話す先生もいれば，「ずっと守ってください」と言われることもあります．また，患者さんによっては日常的に正座をしてしまっていたり，和式トイレを問題なく使用している方もみえます．

　人工股関節における脱臼は，インプラント同士，インプラントと骨，骨と骨のインピンジメントにより生じると考えられています．インプラント単体での可動範囲を，生体内でスムーズにインピンジメントさせることなく稼働させるには，サイズの選択や設置位置など厳密に行われなければならないようです．Suganoら[37]は，設置精度を高めるために赤外線発光ダイオードマーカーと光学カメラを用いたCTベースのナビゲーションシステムによる置換術を行い，ナビゲーションなしで行われた従来の手術と比較し脱臼率が低かったことを報告しました．

　三木ら[38]は，術後のCTとTHAのCADモデルから三次元骨格モデルを作成し，赤外線反射マーカーでキャプチャーした動作と連動させる四次元動作解析システムを構築しました．このシステムは，リアルタイムでインピンジメントを観察することができ，インプラントの設置に問題がない場合は，正座や和式トイレ動作などがインピンジメントの危険性もなく安全に行えていたと報告しました．

　また先に述べましたが，切開した関節包を再縫合することや，外旋筋群の修復を行うことで脱臼率が下がるとの報告もあります．　**Warp!!**　深層の外旋筋や関節包の処置を確認する（p. 52）

[37] Sugano N, et al. J Bone Joint Surg. 2007; 89-B: 455-60.
[38] 三木秀宜. 関節外科. 2008; 27（9）: 105-10.

いろいろ述べさせていただきましたが，ナビゲーションによる手術の報告は人工股関節によるものですし，人工骨頭にその考えをそのまま適応させて良いかどうかは不明です．また，リアルタイムの脱臼防止システムを万人に使用することは不可能であるため，正直なところいつまで脱臼肢位をとらせてはいけないのか，どこまで危険動作を制限しなければならないのか，画一的に答えることは難しいと考えます．

　現実的には，手術法はマニュアルで行われたのかナビゲーションシステムが用いられたのか，関節包や外旋筋の縫合の有無とその縫合方法を確認し，整形外科医の意見と患者さんの意向などから総合的に判断することが妥当ではないでしょうか．

Knowledge & Skill　異常歩行に対する運動療法

　ここでは，股関節屈曲位歩行，トレンデレンブルグ歩行（Trendelenburg gait）とデュシェンヌ歩行（Duchenne gait）について考えてみたいと思います．

　異常歩行を観察するためには，上前腸骨棘・恥骨結合・上後腸骨棘の位置を想像して観察するのがコツとなります I-32．

　まず，股関節屈曲位歩行 I-33 についてですが，これは立脚中期から遊脚前期にかけて観察されます．骨折後に起こる本現象の原因として，①骨折時の靱帯や筋など軟部組織の損傷，②前方アプローチなどの手術侵襲後の癒着や炎症の波及，③攣縮など筋の疼痛，④恐怖感，⑤筋力低下，⑥筋の収縮タイミングの不良，などが考えられます．多くは，股関節の屈伸軸の前方に存在する筋 I-21 の拘縮や疼痛が原因で，股関節が十分に伸展できないために起こります．治療としては，筋と腸骨大腿靱帯，恥骨大腿靱帯のストレッチング I-35 を行うことで伸展可動域の改善を行い，重心移動練習 I-30 や後ろ歩き練習などを用いて立脚中期以降に股関節の伸展を伴った歩行練習を反復します．

　次に，トレンデレンブルグ歩行とデュシェンヌ歩行 I-34 についてですが，Pauwelの理論[39]に従えば，歩行の立脚期に骨盤を水平化するために，骨頭を支点とし，頭部・両上肢・体幹・反対側下肢の合計：Wに対し，外転筋では約3倍の力が必要となり骨頭には体重の4倍の合力が加わることになります I-34A．外転筋に機能不全がある場合は，それに耐えきれず骨盤が反対側に沈下してしまいます．それをトレンデレンブルグ徴候といい，この徴候が見られた歩行をトレンデレンブルグ歩行（Trendelenburg gait）といいます I-34B．

　これに対し，デュシェンヌ徴候（Duchenne sign）は体幹を立脚側へ傾けることで，重心を骨頭へ近づけ"第一のてこ"を成立させようとするものです I-34C．その徴候が見られた歩行をデュシェンヌ歩行といいます．また，熊谷らは第47回日本理学療法学術大会にて，股関節の内転制限と外転筋力が跛行に及ぼす影響（0839）について報告し，股関節の内転制限が5°以下の症例では100％，デュシェンヌ歩行を呈していたと報告しています．よって，内転制限がある場合はそれを除去し，外転筋に筋力低下がある場合は，その筋力強化を試み，歩行練習を行います I-36．

　歩行練習としては，鏡を用いて歩容を確認させながら前歩きと後ろ歩きを行わせるのが効果的です．明確に理由を説明することはできませんが，後ろ歩きが綺麗に歩けるようになりますと異常歩行が出現しないことを数多く経験しました．転倒に注意してお試しください．

[39] Pauwels F. Biomechanics of the Locomotor Apparatus. Springer-Verlag; 1980. p. 76-105.

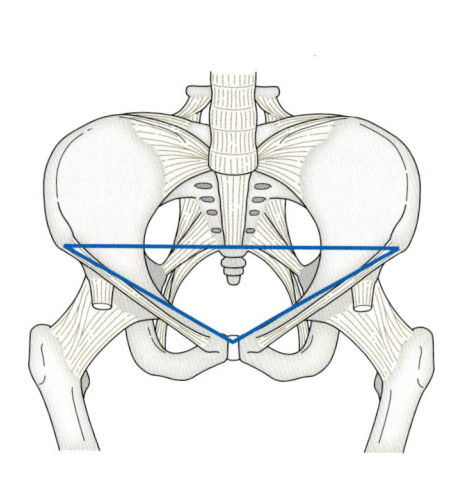

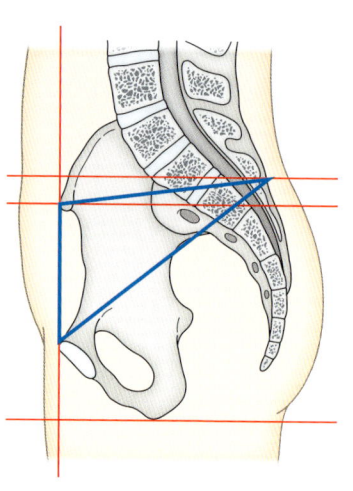

I-32 骨盤傾斜を判断する基準

骨盤の傾斜を確認するために，前額面では左右の上前腸骨棘と恥骨結合からなる三角形を基準として位置関係を把握する．矢状面では，上前腸骨棘，恥骨結合，上後腸骨棘の位置関係から骨盤の前後傾を把握する．立位時の骨盤は，上前腸骨棘と恥骨結合を結んだ線が床面に対し垂直となり[40]，上後腸骨棘は上前腸骨棘より上方に位置する．これら2つの三角形を利用し歩行時の骨盤傾斜を判断すると良い．

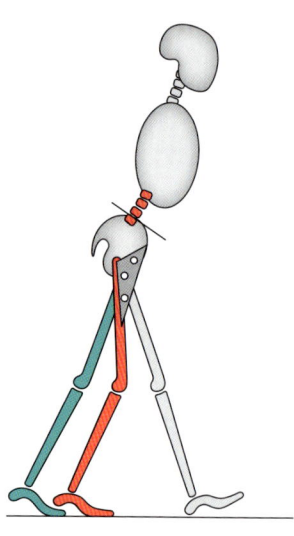

I-33 股関節屈曲位歩行
文献[41]より

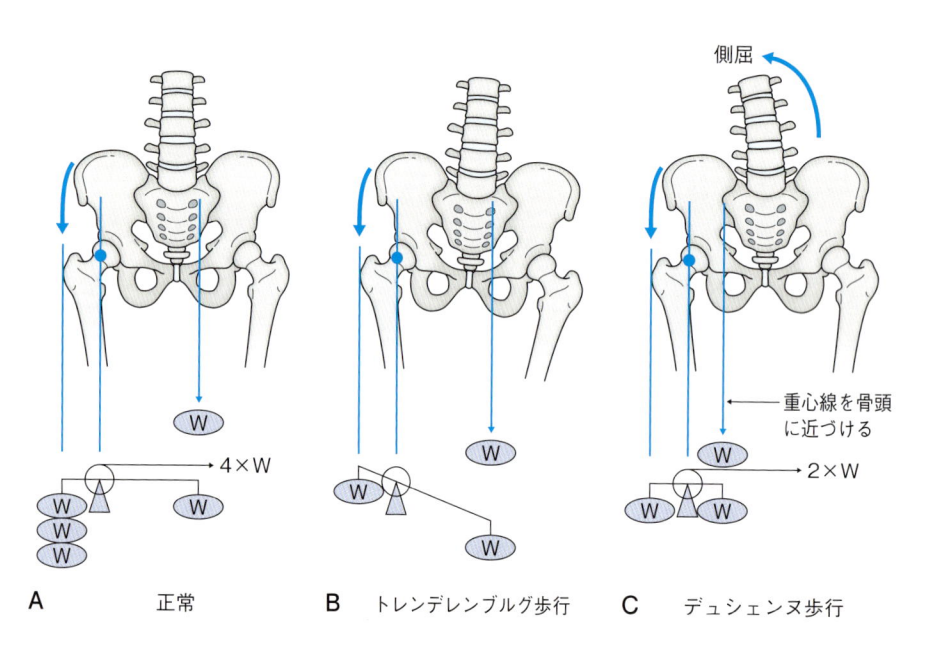

A　正常　　　B　トレンデレンブルグ歩行　　　C　デュシェンヌ歩行

I-34 トレンデレンブルク歩行とデュシェンヌ歩行の成因

[40] Kahle VW, et al. 解剖学カラーアトラス 第3版. 文光堂; 1990. p. 95.
[41] Perry J, et al. ペリー歩行分析―正常歩行と異常歩行―. 医歯薬出版; 2007.

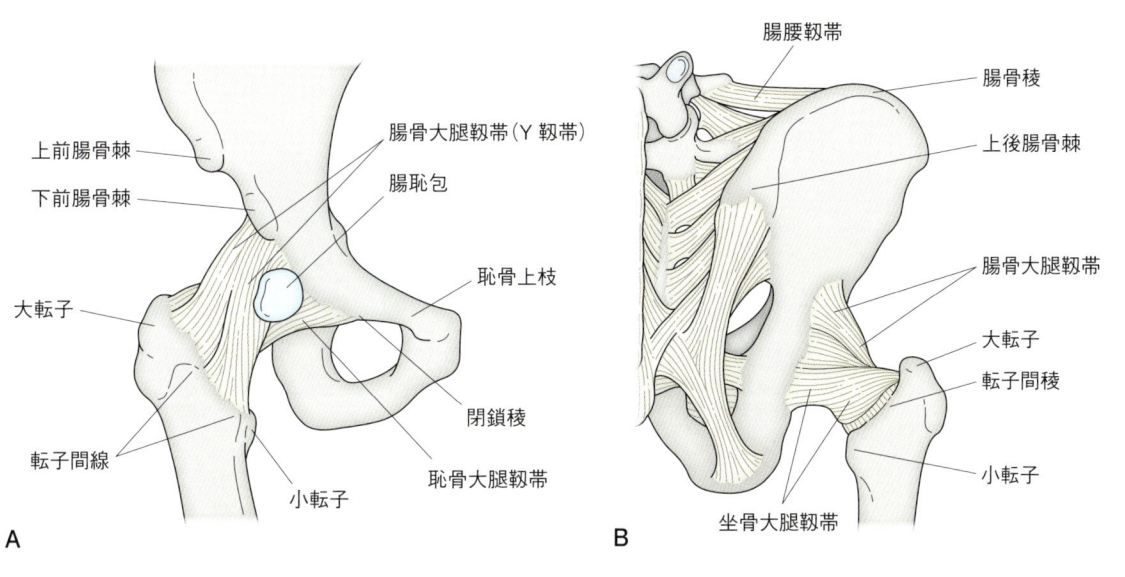

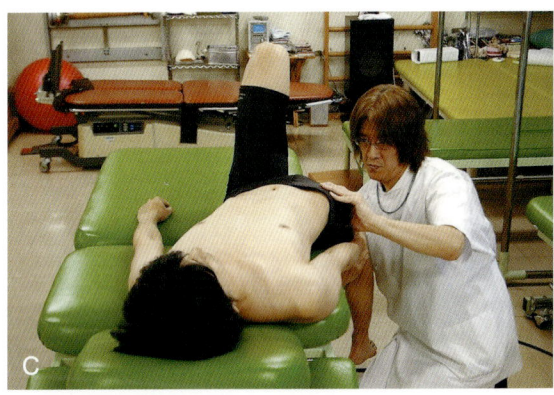

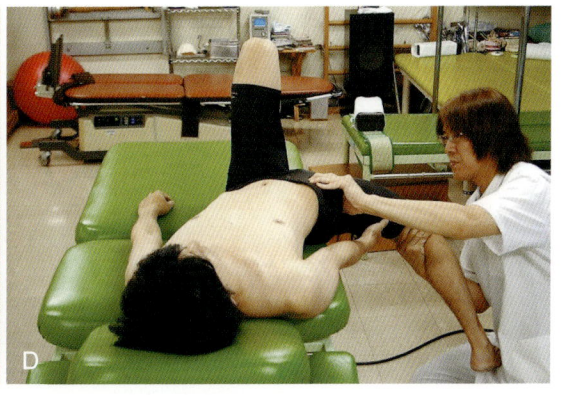

Post-Fracture Rehabilitation Master Book

I-35 股関節靱帯のストレッチング（A：文献㊷より，B：文献㊸より）

腸骨大腿靱帯は，大転子へ向かう線維と小転子へ向かう線維に分けられY靱帯とも呼ばれている（A）．また，恥骨大腿靱帯は恥骨より頚基部後方へ走行している（A, B）．
これらの走行を考慮し，それぞれの起始と停止を引き離すようにストレッチングを行う．
上前腸骨棘と大転子後方に指をかけて行うと操作しやすい．

㊷ Netter FH. ネッター解剖学アトラス 原書第4版. 相磯貞和, 訳. 南江堂; 2007.
㊸ 坂井健雄, 監訳. プロメテウス解剖学アトラス. 医学書院; 2007.

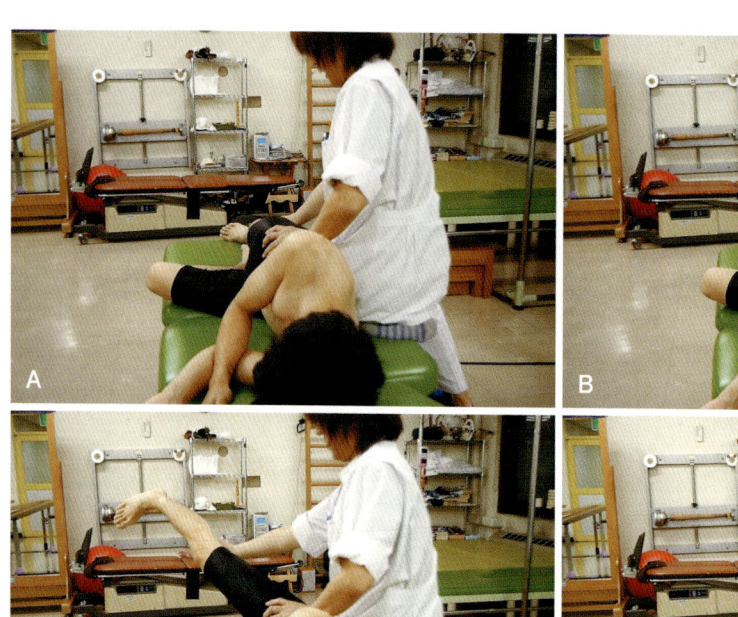

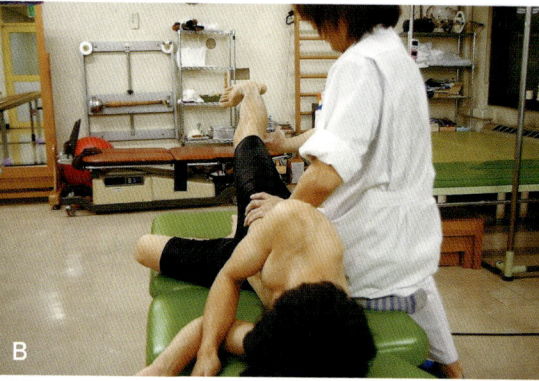

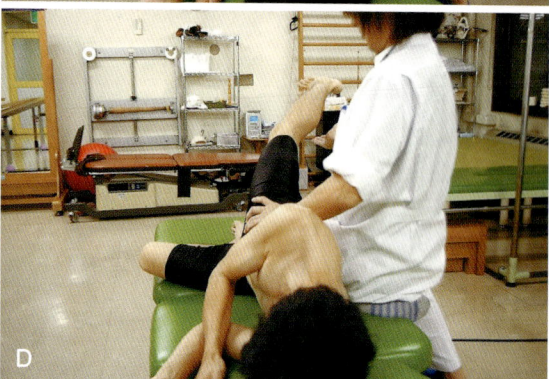

Ⅰ-36 股関節外転筋の筋力強化練習

股関節を内旋位で外転させ5秒程度保持させる（A，B）．少し休憩をとり，股関節を屈曲・外転・内旋（C）させ5秒程度保持させる．また，伸展・外転・内旋（D）させ5秒程度保持する．外転筋として働く筋群を前方線維と後方線維に分けて筋力強化を行っている．股関節を外旋位にすると，大腿直筋によって代償されることがあるので避けた方がよい．

Opinion & Skill　SHSやFNSで正座をさせるためのコツ

　SHSやFNSが施行され，膝関節の可動域制限が消失したにもかかわらず，正座ではなぜか体幹が健側へ傾き，患側へ体重がかけられない現象を経験されたことはありませんか？　最後に，これを解消するためのコツをお話させていただきます．

　まず，正座を観察してみますと正座直前 Ⅰ-37A の踵は坐骨結節下に位置し，体重が加わるにつれ，坐骨結節の外側に位置するようになります．それと同時に大殿筋，ハムストリングス，外側広筋などが上方へ移動し同時に横方向へ広がる様子が観察されます Ⅰ-37B ．

　これらを，エコーを用い大転子より2cm程度遠位で観察しますと，正座の直前 Ⅰ-37C と正座位 Ⅰ-37D では，外側広筋の厚さの変化が横方向へ3mm程度広がる様子が観察されました．

　SHSやFNSでは挿入の際に，腸脛靱帯・大腿筋膜と外側広筋に表層から深部へ向かう侵襲がありますから，これにより上方ならびに横方向へ移動障害が生じている可能性があります．したがって，外側広筋 Ⅰ-38 のストレッチングが必要となります．さらに，腸脛靱帯・大腿筋膜は大殿筋の浅部と連結しているため，大殿筋の収縮を利用した滑走練習 Ⅰ-26 に加え，大殿筋のストレッチングが大腿筋膜の余裕を作り，外側広筋の広がりを許容します．

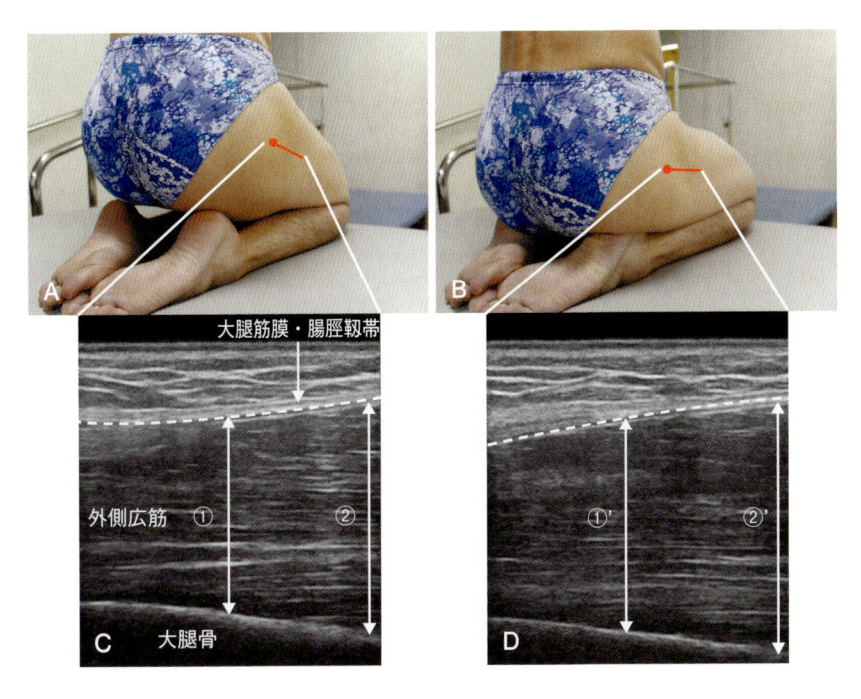

Post-Fracture Rehabilitation Master Book 75

I-37 正座を行った際の大腿部の変化

正座を行う直前（A）と正座位（B）での大腿部を観察する．CとDは，大転子より2cm程度遠位で撮影した．①'―① ②'―②とも，外側広筋に3mm程度横方向への広がりが観察された．

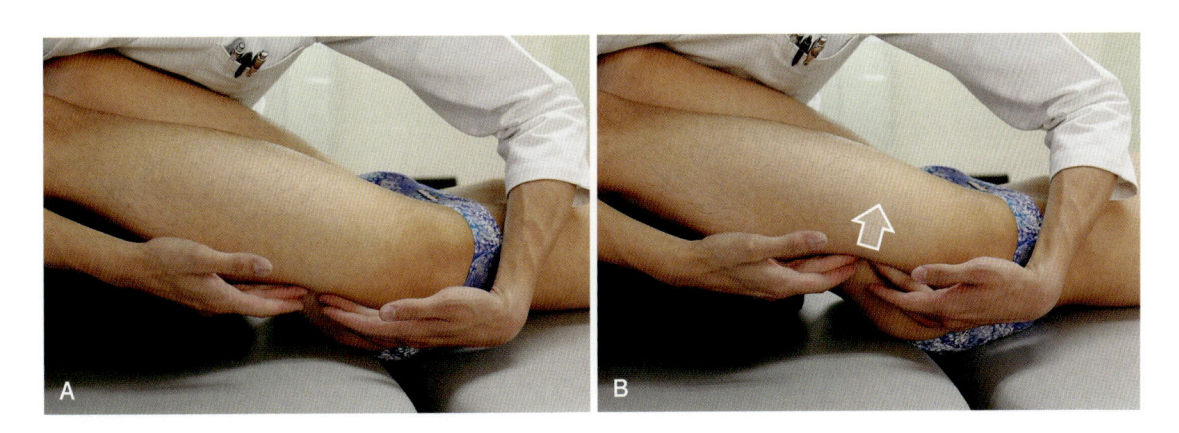

I-38 大転子〜大腿外側部の外側広筋のストレッチング

大腿二頭筋と外側広筋の間から大腿骨粗線外側唇に向かい指を入れる（A）．外側広筋の後縁を触診し上方へ持ち上げるようにストレッチングを行う（B）．

I 大腿骨近位部骨折

大腿骨骨幹部骨折
fracture of the femoral shaft

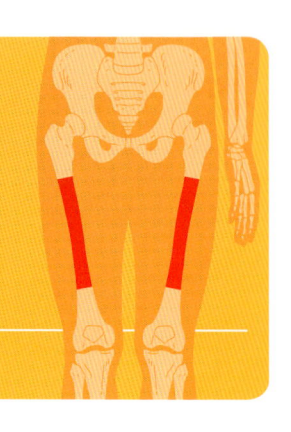

概要 ● general remarks

　交通事故などの高エネルギー外傷として受傷する骨折で青壮年に多いが，若年者でも転落などで起こりうる骨折である．好発部位は，大腿骨中央部が最も多く，次いで近位1/3，遠位1/3の順となる．骨折直後より歩行不能となり筋の牽引作用で一定の肢位をとりやすい Ⅱ-1 ．最大の長管骨であるため血圧低下やショック，脂肪塞栓症候群を伴うことがある．

　分類としては，AO の分類 Ⅱ-2 や Kuntscher の分類[1]，OTA の分類[2]などが用いられている．

　骨粗鬆症を有する高齢者では，転倒など軽微な外力で受傷することもある．

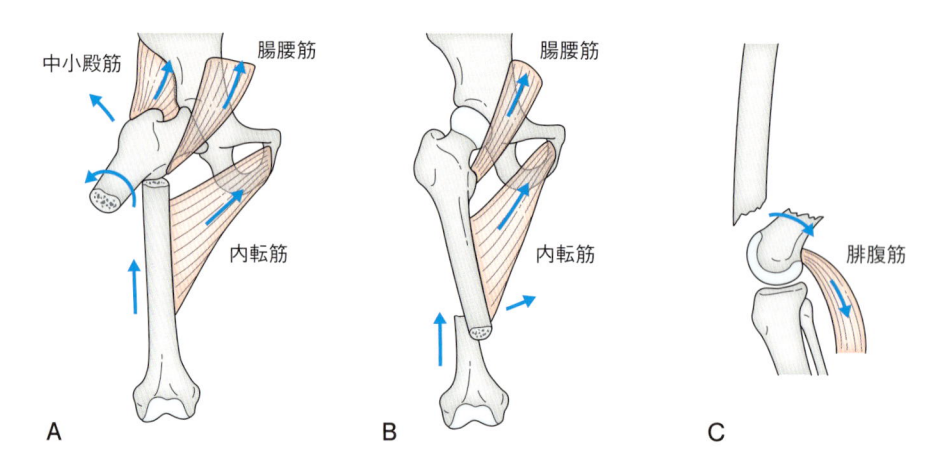

Ⅱ-1 大腿骨骨幹部骨折の特徴的な転位　文献[3]より

A： 近位1/3～1/2レベルでの骨折
　　近位骨片は，外転筋の作用により外転し，腸腰筋の作用により屈曲・外旋する．遠位骨片は内転筋の作用で，近位骨片に対し内側へ転位し短縮位となる．

B： 大内転筋の筋性部より遠位の骨折では，近位骨片は腸腰筋や内転筋群の作用により内転し軽度屈曲位となる．遠位骨片は近位骨片に対し後方に位置し短縮する．図で遠位骨片は外側方向で短縮しているが，大内転筋の腱性部の影響により内側で短縮することもある．

C： 顆上部の骨折では，遠位骨片は腓腹筋に引かれて後方に回転し短縮する．

---

[1] Kuntscher G. 髄内釘の実際. 天児民和, 訳. 永井書店; 1974. p. 50-6.
[2] Fracture and dislocation compendium. J Orthop Trauma. 1996; 10（supple 1）: 36-40.
[3] 内田淳正, 監修. 標準整形外科 第11版. 医学書院; 2011. p. 759.

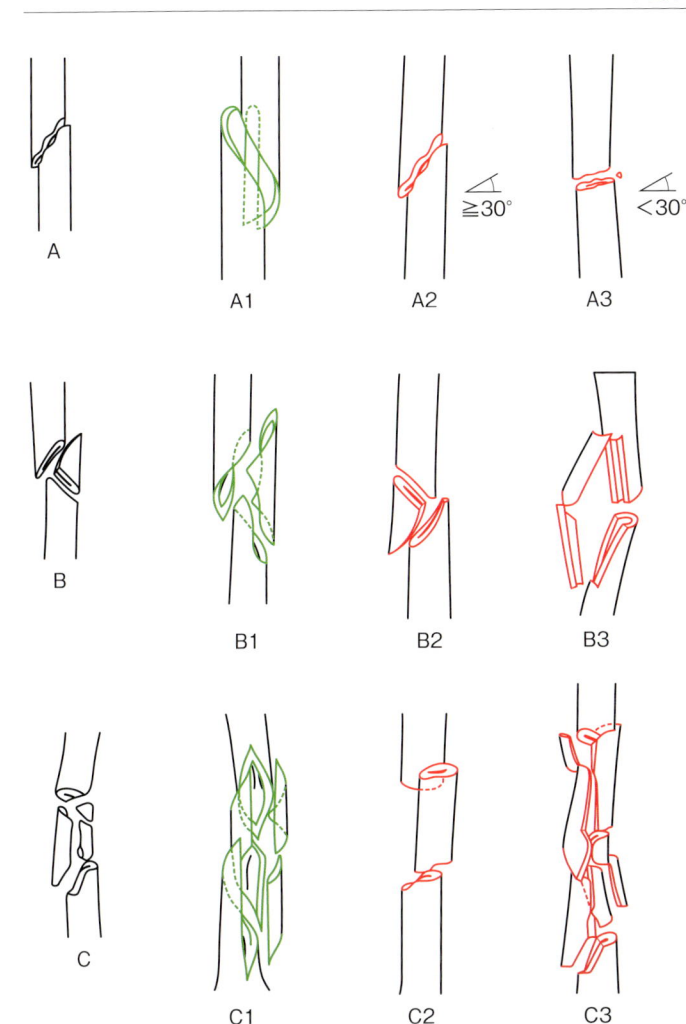

II-2 大腿骨骨幹部骨折における AO の分類
文献❹より
○数字が図に対応している.

A：単純骨折
A1. 単純骨折, 螺旋骨折
　　1．転子下部　②．中間部　3．遠位部
A2. 単純骨折, 斜骨折（30°以上）
　　1．転子下部　②．中間部　3．遠位部
A3. 単純骨折, 横骨折（30°未満）
　　1．転子下部　②．中間部　3．遠位部
B：楔状骨折
B1. 楔状骨折, 螺旋楔状骨折
　　1．転子下部　②．中間部　3．遠位部
B2. 楔状骨折, 屈曲楔状骨折
　　1．転子下部　②．中間部　3．遠位部
B3. 楔状骨折, 破片楔状骨折
　　1．転子下部　②．中間部　3．遠位部
C：複雑な骨折
C1. 複雑な骨折, 螺旋骨折
　　1．2 個の中間骨片を伴う
　　②．3 個の中間骨片を伴う
　　3．4 個以上の中間骨片を伴う
C2. 複雑な骨折, 分節骨折
　　①．1 個の中間分節骨片を伴う
　　2．1 個の中間分節骨片と楔状骨片を伴う
　　3．2 個の中間分節骨片を伴う
C3. 複雑な骨折, 不規則骨折
　　1．2 個か 3 個の中間骨片を伴う
　　2．限局粉砕骨片を伴う（5 cm 未満）
　　③．広範粉砕骨片を伴う（5 cm 以上）

整形外科的治療 ● orthopedic procedure

　若年者の骨折では，ほとんどが保存療法の適応となり，3～4 歳ではオーバーヘッドフレームを使用した垂直介達牽引療法，5～10 歳では 90°―90°牽引法や Weber 牽引法が行われることが多い.

　成人では，骨癒合が得られるまでに長期間を要し，拘縮の発生や廃用性の筋力低下が懸念されるため，手術療法が選択されることがほとんどである.

　手術療法は，髄内釘 II-3 やプレートによる固定が行われる．プレートによる固定では，手術侵襲が大きくなる傾向にあり，拘縮が重篤化しやすい．また，骨膜を剝離して固定した場合は，骨癒合が得られにくくプレート除去後の再骨折が懸念される．そのため近年では，髄内釘を推奨する報告が多く，横止めスクリューのあるインターロッキングネイルが広く用いられている．Kuntscher 法が施行された場合は，横止めスクリューがないため回旋に対する制動性は低い．したがって骨癒合が得られるまでは，回旋ストレスに注意した運動療法が大切である.

❹Muller ME, et al. 骨折手術法マニュアル　AO 法の実際　改訂第 3 版. シュプリンガー・フェラーアーク東京; 1995. p. 142-3.

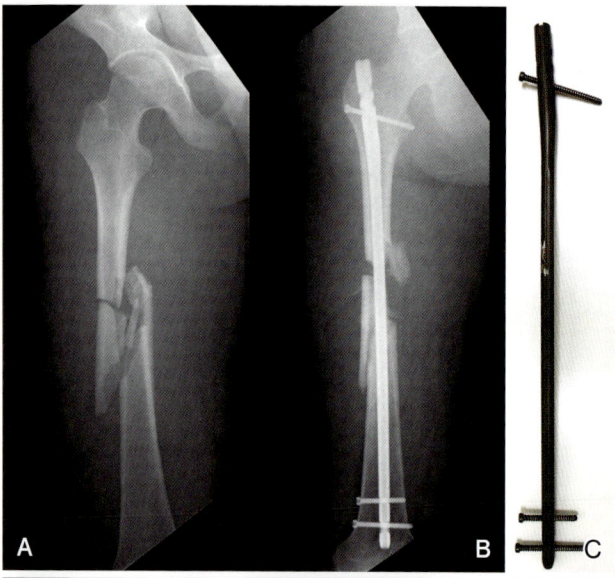

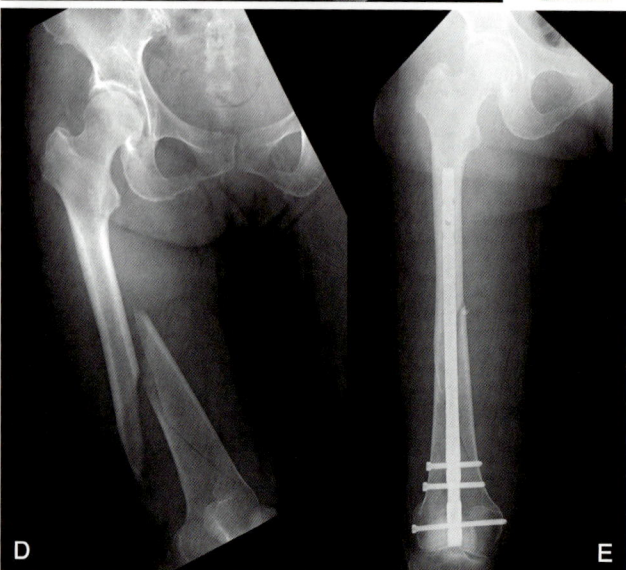

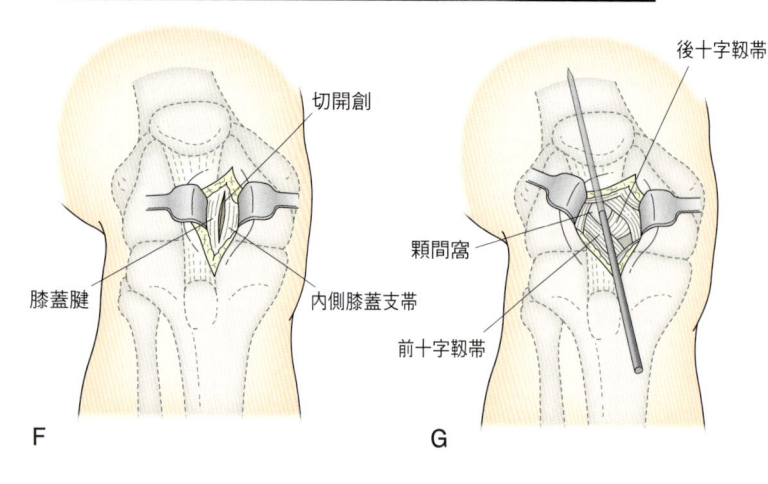

Ⅱ-3 インターロッキングネイルによる大腿骨骨幹部骨折の手術例

A： 楔状骨折，破片楔状骨折
　　（AO分類：B3-2）
B： 順行性髄内釘により固定された．股関節より挿入される場合を順行性という．アプローチは，髄内釘のための大腿骨近位部への最小切開アプローチ Ⅰ-9 にて挿入された．また，大腿骨遠位部のスクリューは経皮的に挿入された．
C： 実際に使用された髄内釘
D： 単純骨折，螺旋骨折
　　（AO分類：A1-3）
E： 逆行性髄内釘により固定された．膝関節より挿入される場合を逆行性という．
FG： 逆行性髄内釘のための最小切開法
F． 膝関節を90°屈曲位とし膝蓋靱帯上の皮膚から，あるいは内側傍膝蓋切開として膝蓋骨内側縁の約1cm内方に，3cmの縦切開を加える．
G． 皮下組織を分けて内側膝蓋支帯，膝蓋下脂肪体，関節包を縦切開し関節内に達し，顆間窩よりガイドワイヤーや髄内釘を挿入する．

プレートによる固定は，大腿骨への外側アプローチ Ⅰ-8FGH Ⅲ-3H や後外側アプローチ Ⅲ-3I にて行われることが多い．

骨折部の高さと骨折型により順行性髄内釘 II-3B あるいは逆行性髄内釘 II-3E が選択される．　Warp!! 固定材料とその固定理論　髄内釘（総論・上肢編 p. 20）

本骨折は，血行が良く骨癒合は得られやすいとされているが，合併症などの影響による遷延治癒となる症例も少なくない．骨癒合が不良な症例では，ダイナミゼーション II-4 が行われることもある．

本章では，手術後の評価と治療について解説する．　Warp!! 骨折の治癒に影響を与える因子　遷延治癒（総論・上肢編 p. 25, 26）

Knowledge　ダイナミゼーション（dynamization）とは

ダイナミゼーションとは，中枢側か末梢側のどちらか一方の横止めスクリューを除去した上で，骨折部に圧迫力を作用させ，骨癒合を促進させることです．横骨折では良い適応となりますが，斜骨折や粉砕骨折などスクリューを除去することで骨折部の不安定性が懸念される場合は行いません II-4．

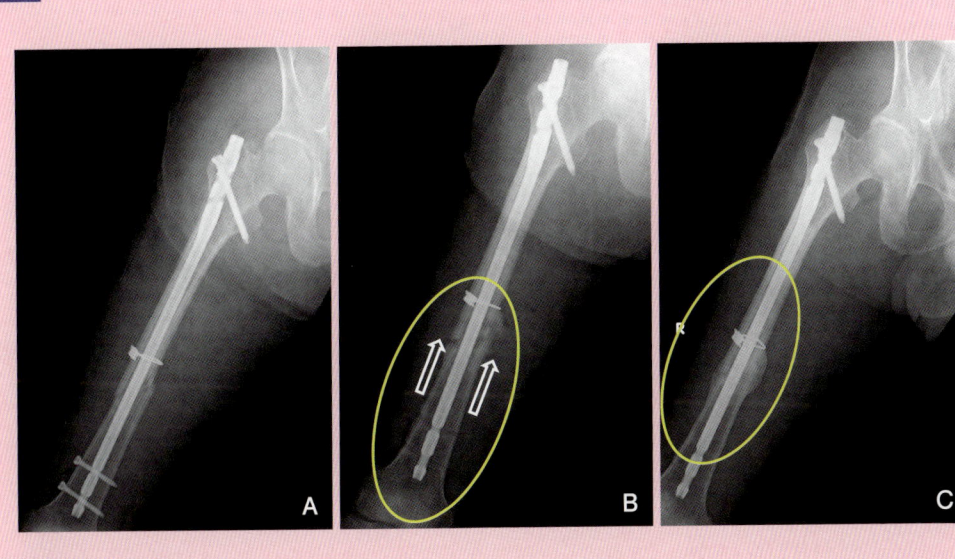

II-4　ダイナミゼーション
A：大腿骨骨幹部骨折に対しインターロッキングネイルを用いた固定が行われた．
B：遠位のスクリューを2本とも抜去することで骨折部への圧迫力を期待し，ダイナミゼーションが行われた．
C：ダイナミゼーション後，9カ月が経過し骨癒合が得られた．

評価 evaluation of the fracture

股関節と膝関節に対し，基本項目を評価する．　Warp!! 評価の基本項目（p. 20）

受傷時の画像とともに受傷機転を聴取し，組織 II-5 の損傷状態を推察する．本骨折では，膝関節の屈曲制限と自動伸展不全（extension lag）が残存しやすいため，中間広筋と内側広筋の損傷状態を推察することが重要である II-6．

術後の画像からは術中所見とともに，手術中に損傷を受けた組織の状態を推察し，固定性とともに組織の手術所見を整形外科医に確認する．順行性髄内釘が使用された場合

各論 ● 下肢の骨折

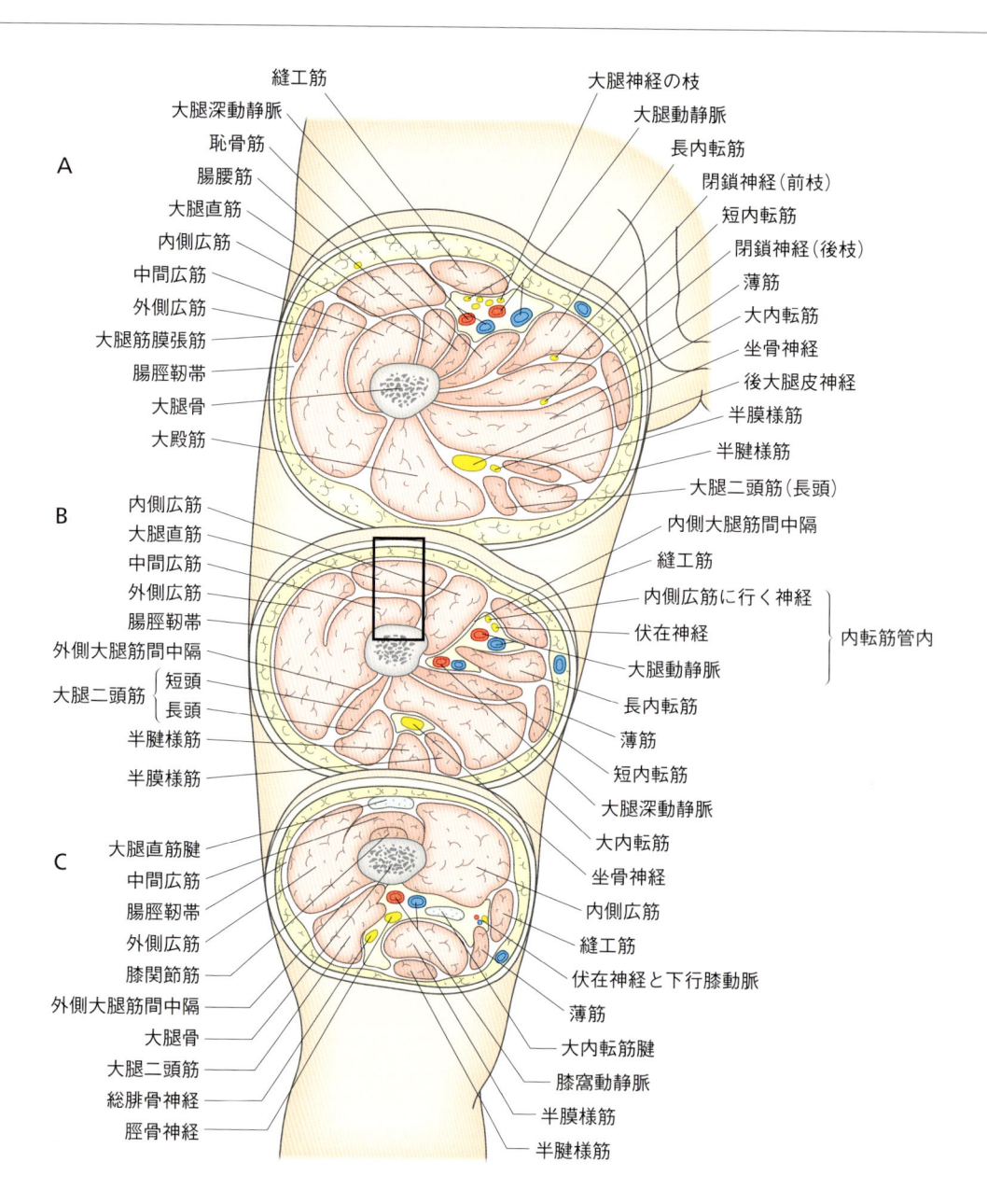

Ⅱ-5 大腿部の解剖　文献❺より

A：骨幹部近位部の解剖　B：中央部の解剖　C：遠位部の解剖
受傷時の組織損傷と，手術侵襲による組織の損傷を推察する．
Bの四角枠は，**Ⅱ-6E** の撮影箇所を示す．

は，SFN **Ⅰ-9** と同様に外転筋群が損傷を受け，横止めスクリューが経皮的に挿入されるため，皮膚から骨にいたる組織損傷を受けることとなる．逆行性髄内釘が用いられた場合は，横止めスクリューの影響に加え，髄内釘の挿入部である膝蓋靱帯や膝蓋支帯，膝蓋下脂肪体の癒着や瘢痕化が起こりやすい．また，プレート固定が行われた場合は，骨折部を露出するために，腸脛靱帯・大腿筋膜と外側広筋は広く展開される **Ⅰ-8FGH** **Ⅲ-3H**．

❺Netter FH. ネッター解剖学アトラス 原書第4版．相磯貞和，訳．南江堂; 2007.

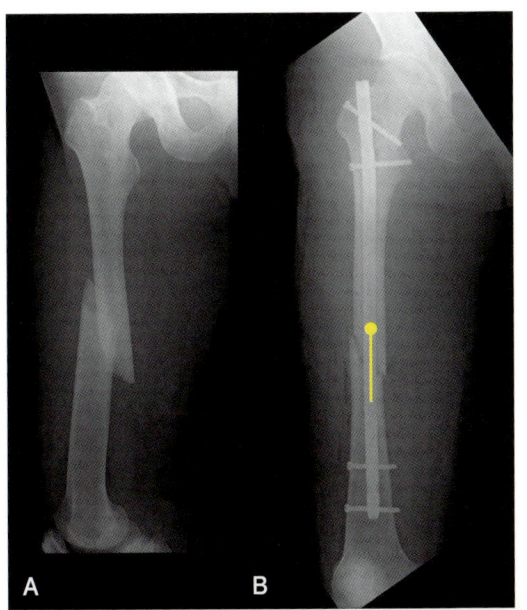

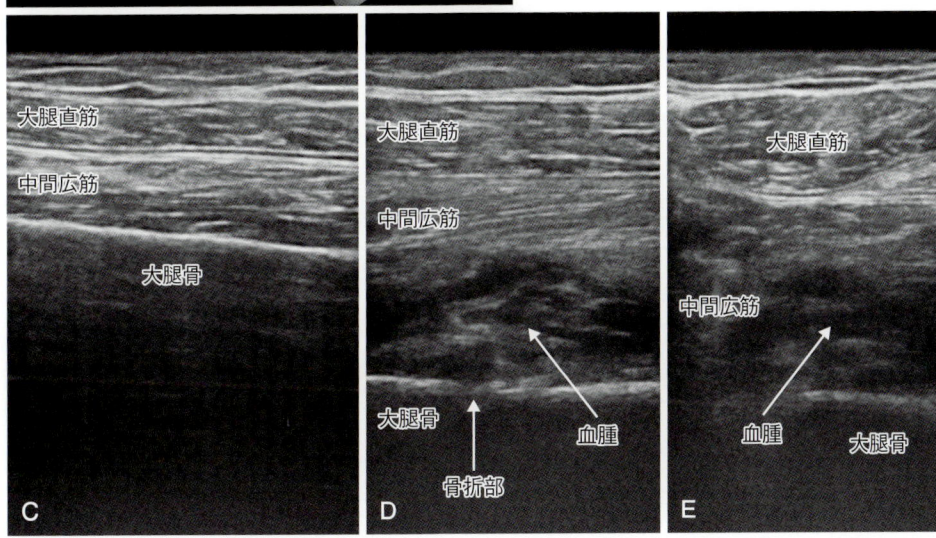

Ⅱ-6 エコーによる骨折部周囲の状態評価
A：大腿骨骨幹部骨折（AO分類：A2-2）　B：順行性髄内釘により固定された．
C：Bと同部の健側骨幹部の長軸エコー像
皮膚，脂肪層，大腿直筋，中間広筋，大腿骨と明確な層構造が観察される．
D：骨折部Bの長軸エコー像　E：骨折部Bの短軸エコー像（Ⅱ-5B 四角枠）
骨折後10日，手術後1週のエコー像．中間広筋が腫脹し，骨折部付近に血腫が観察される．画像にはないが，内側広筋と内転筋群にも同様の変化が認められ，内側大腿筋間中隔の損傷も考えられた Ⅱ-5B．

Warp!! 骨折および周辺組織の修復過程 Ⅰ-15（p.52）

　理学療法評価は，これらを考慮して行う．可動域の測定とともに痛みの出現箇所を確認し，制限因子となっている組織を推察する．制限因子は，大腿四頭筋だけでなく内転筋群やハムストリングスの損傷や攣縮が原因となることもあり，圧痛と柔軟性とを健・患側で比較する．さらに通常の筋力検査に加え，extension lag の有無とその伸展不全の角度を評価する．これらにより，筋の損傷や攣縮の状態を推察する．
　プレートや横止めスクリューの挿入による皮膚，腸脛靭帯・大腿筋膜，外側広筋間の

癒着や瘢痕による滑走性 Ⅰ-8| Ⅲ-2 Ⅲ-3 の低下は，股関節の内転制限や大腿外側部痛の原因となる．同時にこれら症状はデュシェンヌ歩行を招く可能性があるため，同部の状態を健・患側にて比較する． Warp!! 異常歩行に対する運動療法（p. 71）

大腿から膝関節にかけて浮腫を伴うことが多いため，周径を継続的に評価する．

まれではあるが，大腿神経や坐骨神経が損傷を受けている可能性があるため，感覚検査を含めた神経学的検査を忘れてはならない．

運動療法 therapeutic exercise

1 早期運動療法

早期運動療法の目的は，浮腫管理と組織間の滑走性の維持・改善に伴う膝関節の可動域の獲得にある．可動域練習は自動運動と自動介助運動が主体であり，十分な筋のリラクセーションが得られれば，順調に可動域は獲得される．無理な他動運動は疼痛を増幅させるだけである．

まず，痛みの軽減に伴い大腿部の筋収縮を促しリラクセーションを図る．安定した歩行を獲得するために，伸展方向の可動域を改善しつつ，extension lag の改善をはかる．

次に，大腿四頭筋をはじめとして圧痛を認める筋に対し筋収縮練習やストレッチングを適宜行い，屈曲可動域の獲得を試みる．筋へのストレッチングは，骨折部より遠位から開始し，早期には損傷部に過度な伸張刺激が加わらないように配慮する． Warp!! 筋収縮練習とストレッチングのコツ（p. 67）

順行性髄内釘が用いられた場合は，中殿筋と小殿筋の筋収縮練習 Ⅰ-24 を行い，筋の機能回復と癒着予防とにつとめる．加えて，横止めスクリューの挿入箇所にも注意を払わなければならない．挿入部の解剖 Ⅱ-5 を理解した上で，皮膚と筋との組織間の滑走練習を行い癒着を防ぐ．

逆行性髄内釘の場合は，術創部の状態を確認した上で，膝蓋骨の可動性の維持 Ⅲ-7 と quadriceps-setting Ⅱ-12 を可能な限り行わせ，膝蓋下脂肪体の柔軟性と膝蓋支帯 Ⅲ-9 の癒着とを予防する．

プレート固定の場合は，骨折に付随する広筋群の損傷に加え，皮膚，腸脛靱帯・大腿筋膜，外側広筋など，各組織間の癒着が問題となることが多い．広く展開された皮膚切開部から骨折部に至る損傷を考慮し Ⅱ-5 ，各組織間の滑走性を維持・改善する Ⅰ-26 ．

荷重練習や歩行練習は，骨折型とインプラントの固定性，骨癒合の状態に依存し，整形外科医と協議し開始する． Warp!! 大腿骨骨幹部骨折のための早期運動療法例（p. 83）

2 拘縮の改善を目的とした運動療法

筋力強化練習や歩行練習とともに，拘縮の原因と考えられる筋に対しては，積極的な筋収縮練習 Ⅱ-16 Ⅱ-17 ，ストレッチング Ⅱ-18 ，モビライゼーション Ⅱ-19 ，キャスター付きの椅子を用いての chair walk Ⅱ-20 ，エルゴメーター，膝立ち練習 Ⅱ-21 ，立ち上がり練習 Ⅱ-22 ，徒手的な可動域練習など，適応を考慮した上で運動を種々選択し施行する．

Skill 大腿骨骨幹部骨折のための早期運動療法例

　修復過程 I-15 を考慮すれば，瘢痕組織の形成や治癒に至る手術後3週の間に全可動域を獲得することが，理想と考えます．相手が人間ですので全てが理論的に進むわけではありませんが，実際に行っている早期の運動療法を紹介します．ただし，後述する運動療法は，固定性が良くMMTで3レベルの運動が許可されている状態と仮定したものです．

　まず，最初に行わなければならないのは浮腫管理 II-7 です．骨折部から膝関節にかけては高度な浮腫を伴いやすく，その軽減を図ります．

　術後早期は，損傷された組織や手術侵襲に伴う疼痛により，膝関節を動かすことが困難な状況にありますから，足関節の底屈-背屈，内返し-外返しの反復練習 II-8 や，股関節の運動 II-9 を用いて，膝関節をまたぐ筋の収縮を誘発しリラクセーションを図ります．また，攣縮筋に対してはIb抑制やストレッチングを行い，筋緊張の軽減を図ります II-10 ．

　可動域練習は，自動介助運動を用いて伸展方向から開始し，徒手的な操作を追加していきます II-11 ．伸展可動域の改善が得られたところで quadriceps-setting II-12 を行わせ，筋収縮距離の獲得とともに extension lag を改善していきます．

　次に，筋伸張距離の改善とともに屈曲可動域の獲得を試みます．自動介助運動を用いた可動域練習 II-13 や，端坐位での筋収縮練習を反復した可動域練習を行い II-14 ，最後に他動的な可動域練習を行います II-15 ．

　一連の運動療法は，可能な練習から開始し組織の修復に伴い，1日に午前と午後の2回施行します．自主練習は1つの項目に対し5～10分，患者さんと相談しながら適宜調節して行います．

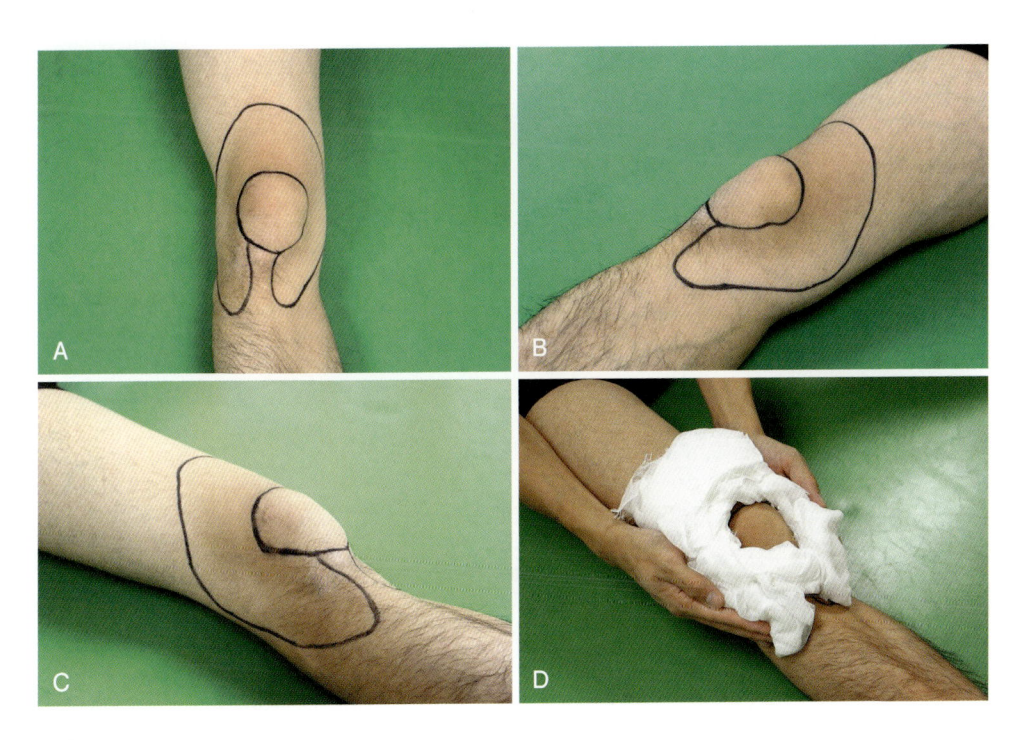

II-7 膝関節に対する浮腫管理
ＡＢＣＤ：膝蓋骨を中心に，膝蓋支帯や膝蓋上嚢などに圧が加わるようにガーゼを置く．

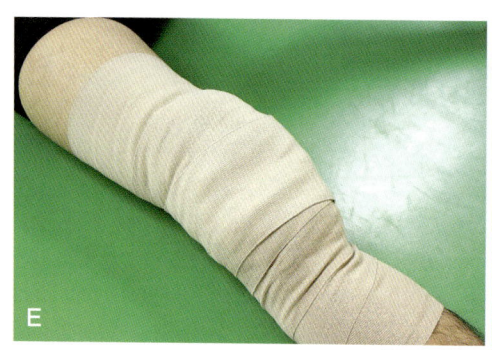

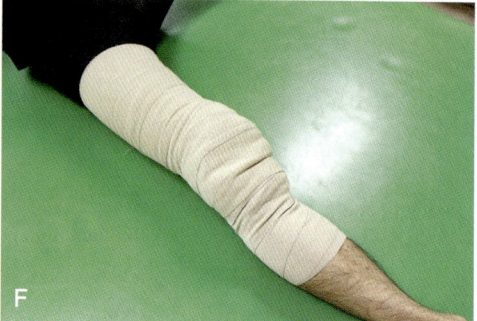

Ⅱ-7 つづき

E：伸縮性の高い弾力包帯にて可動域練習の前に浮腫の軽減を行う．Ⅱ-8 ～Ⅱ-14 の運動は，この浮腫対策を施行した状態で行っている．運動療法の終了後にはアイシングを20～30分行い，伸張性の低い包帯（総論・上肢編 p. 91 Ⅳ-14 ）を使用し常に浮腫を管理する．

F：骨幹部骨折の場合は，骨折部も覆うように巻く．巻く強さは置く程度でよく，しびれなどの神経障害は常に確認しなければならない．

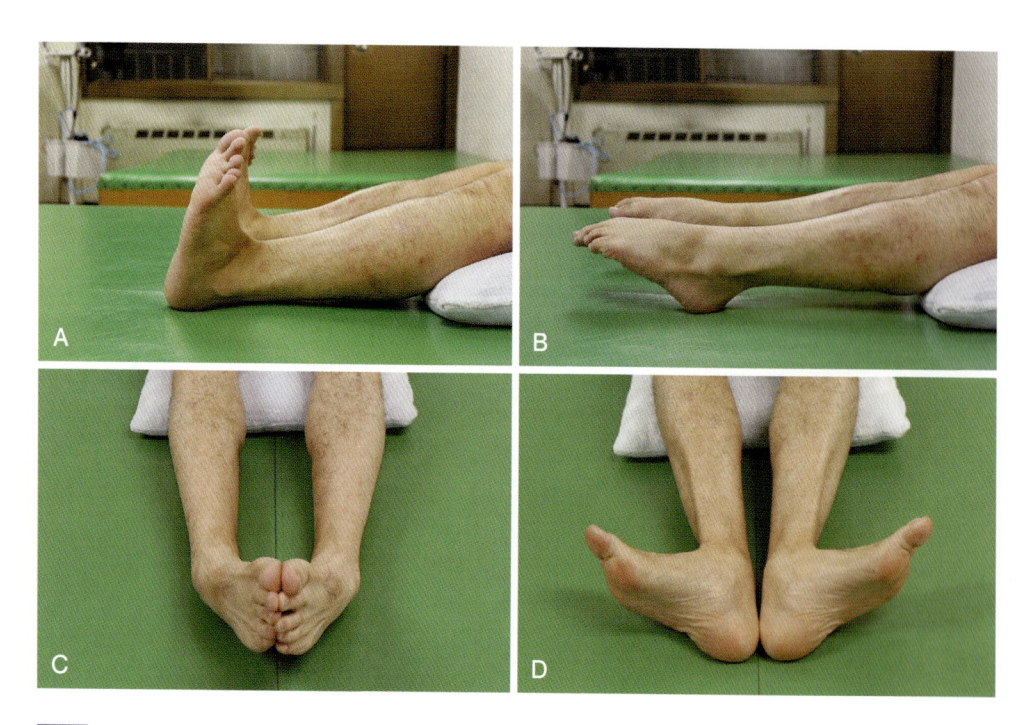

Ⅱ-8 足関節の底屈-背屈，内返し-外返しの反復練習

A：背屈練習　B：底屈練習

可能な限り背屈させ，5秒程度保持させる．長母趾伸筋，長趾伸筋も収縮させるために MTP 関節が背屈位となっていることを確認する．その後，可能な限り底屈させ，5秒程度保持させる．

C：内反練習　D：外反練習

可能な限り内反させ，5秒程度保持させる．その後外反させ5秒程度保持させる．これらの足関節の運動により，固定筋として働く大腿四頭筋の筋収縮を期待する．

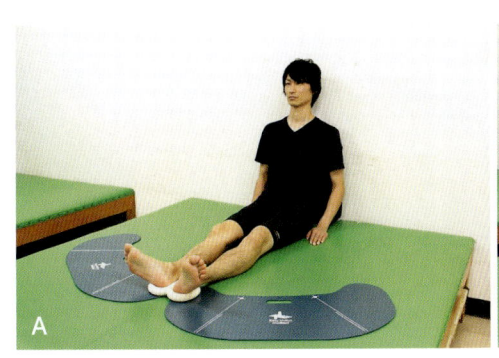

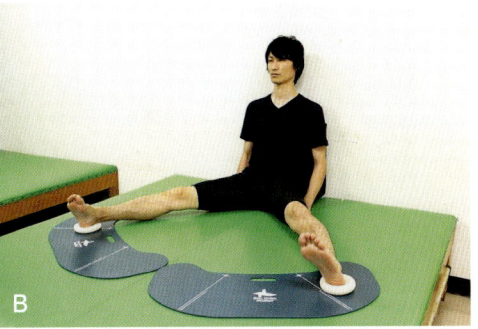

Ⅱ-9 骨折部周囲の筋収縮練習

長坐位にて両踵部をつけた状態を開始肢位とする（A）．股関節を外転・内旋させ，最終域で等尺性収縮を行わせ，大腿直筋，外側広筋，大腿筋膜張筋，外側ハムストリングスの筋収縮を期待する（B）．
開始肢位に戻し等尺性収縮を行わせ，内側広筋，内側ハムストリングス，内転筋群の筋収縮を期待する（A）．
ベッドとの抵抗を少なくするために，3号のストッキネットをドーナツ状に巻いた物を踵部に置き，滑りやすい板の上で行わせている．これでも抵抗が大きい場合は，オーバーヘッドフレームやスリングを利用したり，小さいキャスター付きの台車などを用いて行う．

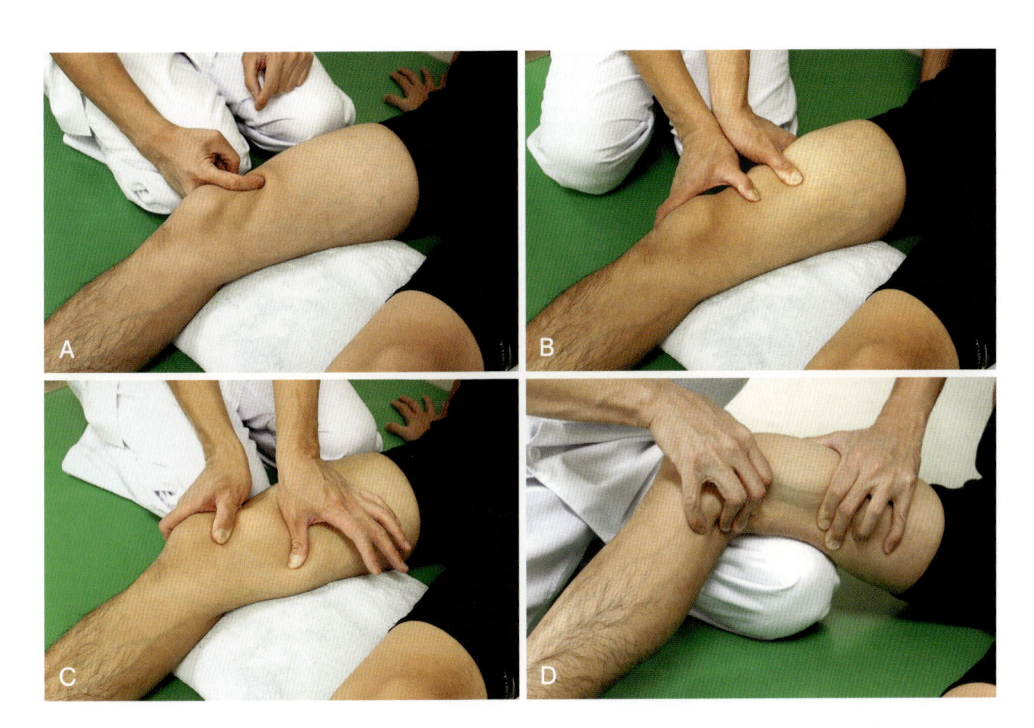

Ⅱ-10 攣縮筋へのIb抑制とストレッチング

AB：中間広筋に対するストレッチング
膝蓋上嚢の近位端を確認し（A），その近位で深部に存在する中間広筋に対しIb抑制とストレッチングを行っている．大腿直筋の表層から伸張するため指を深く沈ませて行う（B）．

C：内側広筋に対するIb抑制とストレッチング
膝蓋骨内側で，右手にて筋腱移行部を圧迫しながら，同時に左手で内側広筋を起始部方向へとストレッチングを行っている．外側広筋に対しても同様の操作を行うことができる．

D：半腱様筋と半膜様筋のIb抑制とストレッチング
右手で，脛骨に付着する半腱様筋と膝関節後方に付着する半膜様筋に対しIb抑制を施行し，同時に左手にて筋腹を近位へ引くようにストレッチングを行っている．

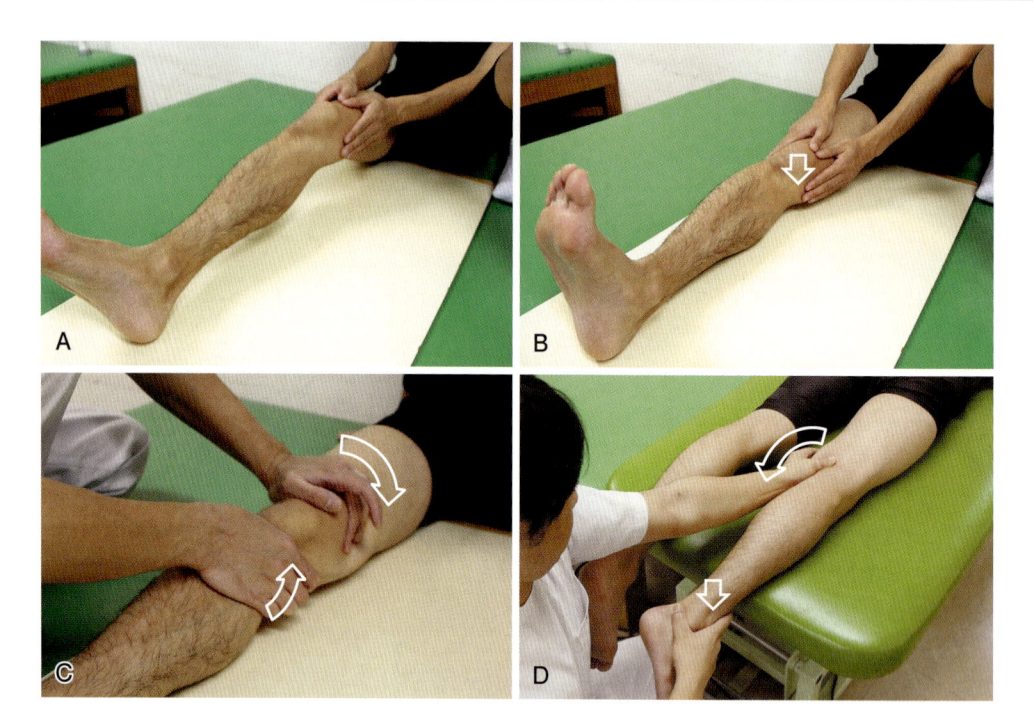

Ⅱ-11 自動介助と他動的な膝関節の伸展可動域練習

膝を軽度持ち上げた状態（A）から，自動にて膝関節を伸展させ両手で膝を押しつけ伸展可動域練習を行わせる．スクリューホームムーブメントを再現するために，つま先を外に，膝窩部の内側を床に付けるように指示し行わせるのがコツである（B）．徒手的には，一方の手で大腿骨内側顆を床に付けるように，それに反し他方の手で脛骨内側顆を持ち上げるように操作し，スクリューホームムーブメントを再現する（C）．腹臥位がとれるようであれば（D），右手で膝関節の伸展と下腿の牽引を行い，左手にて下腿の伸展と外旋を誘導している．CとDを行う際は，内側側副靱帯 Ⅲ-2E の斜線維（深層線維）を伸張してから Ⅲ-15CD ，平行線維（浅層線維）の前方への移動を誘導する Ⅲ-15EF とより効果的である．

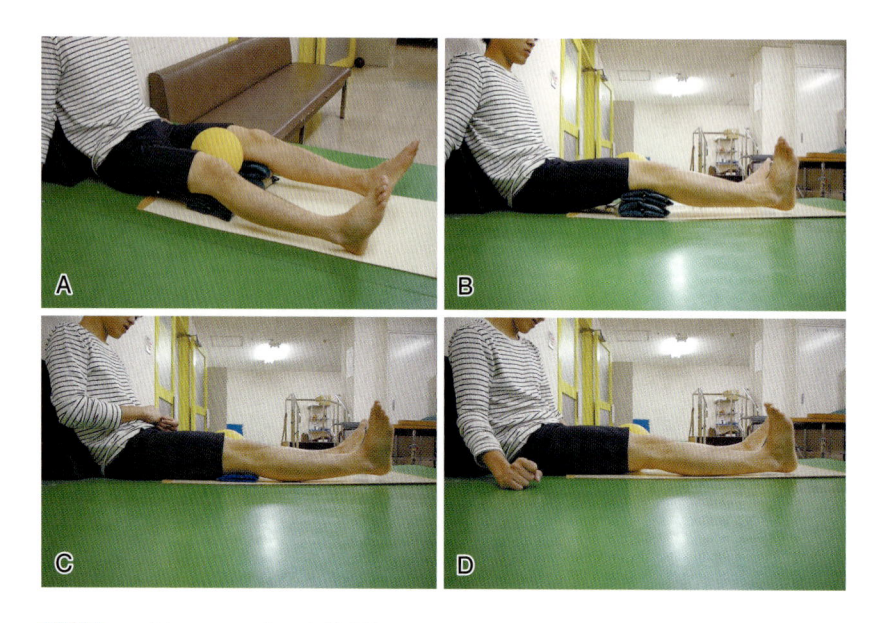

Ⅱ-12 quadriceps-setting の練習法

A B：安楽に長坐位がとれる肢位で，介在物を膝窩部に置き，これを押しつぶすように伸展させる．踵が持ち上がる高さより開始する．股関節を内転位とすることで腸脛靱帯・大腿筋膜に緊張を与え外側広筋の活動性を高めている．同時にボールや枕を膝関節付近で挟むことで大内転筋を収縮させ内側広筋の活動性を高める．
C：徐々に膝窩部の高さを低くし extension lag の除去を試みる．
D：最終的には膝窩部の介在物なく，十分な自動伸展域を確保する．

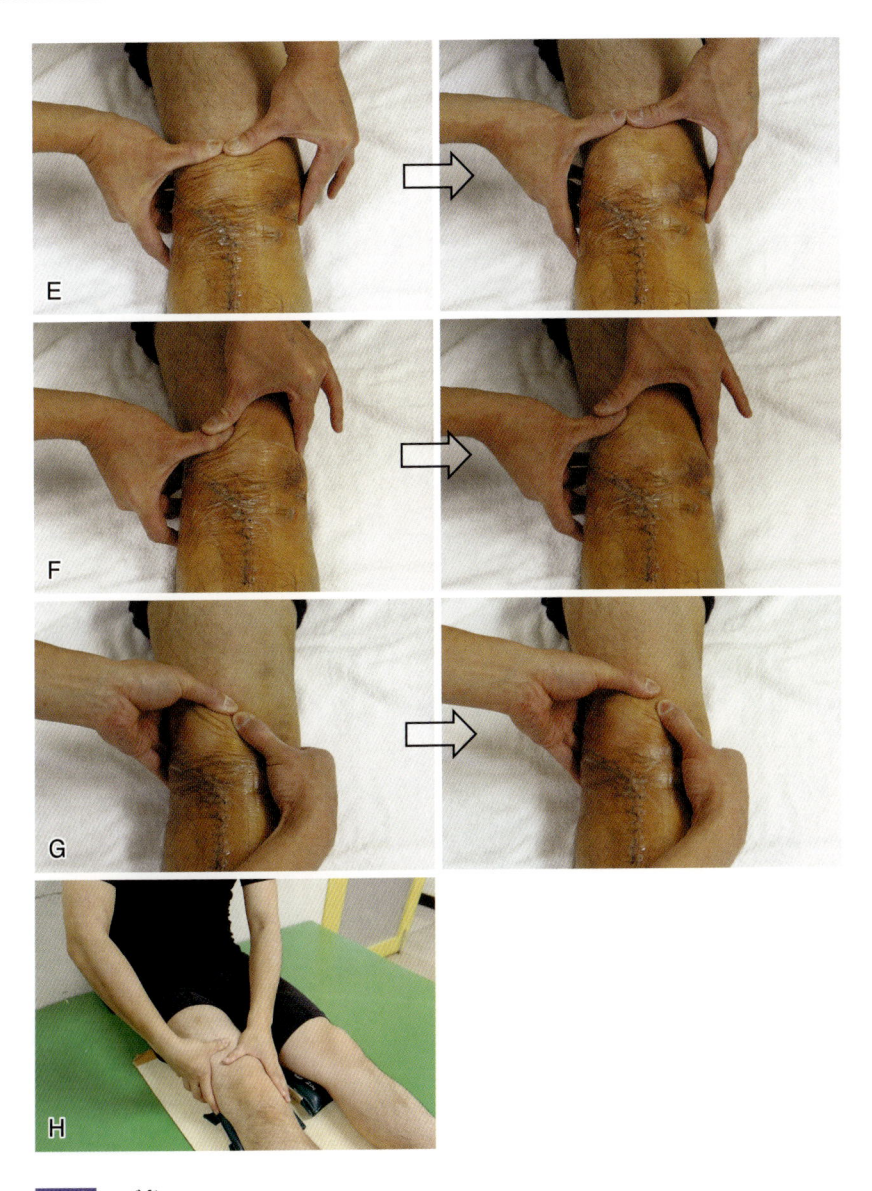

II-12 つづき
E：大腿直筋と中間広筋に対する選択的な筋収縮練習.
F：外側広筋に対する選択的な筋収縮練習.
G：内側広筋に対する選択的な筋収縮練習.
　　各筋の線維角方向に沿って膝蓋骨を引き下げ，これをきっかけとして大腿四頭筋の各線維の収縮を誘発する.
H：大腿直筋の筋腱移行部に患者自身でストレッチングを加え Ib 抑制を作用させたまま膝を伸展し，中間広筋の収縮を誘発する.

Opinion & Skill　extension lag の除去について

　骨折により中間広筋や内側広筋は，損傷を受けやすい部位です II-5 II-6．また，そのために extension lag が生じることは容易に想像がつきます．さらに，手術後などで不動の状態が続けば，周辺組織との癒着の問題も発生します．

　したがって，早期の extension lag の除去のためには，中間広筋や内側広筋を優位に働かせることが重要と考えられ，大腿直筋に Ib 抑制を施行しての quadriceps-setting II-12H や，膝蓋骨の動きを目で見て確認し筋収縮を確認するなどの配慮が必要と考えます．臨床的な言葉を用いれば"筋をしっかり引かせる"という練習が必要です．

　とはいえ，骨癒合が得られない状況で，過度の負荷を与えるような筋収縮を行わせることは非常に危険です．整形外科医との相談のもと，MMT レベルで2や3といった負荷量を定め，筋の修復過程 I-15 を考慮し安全に行う必要があります．

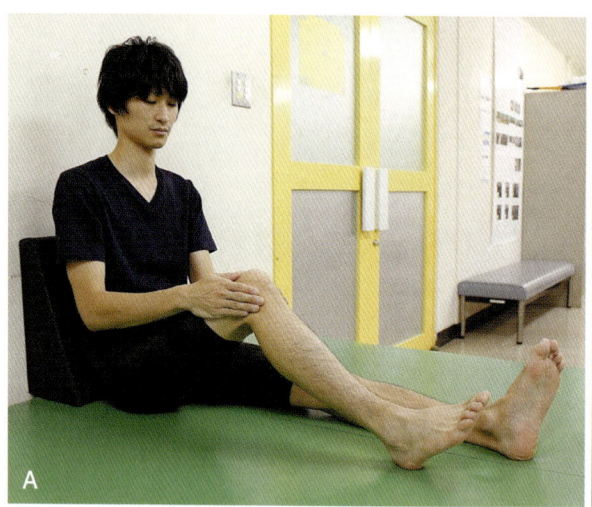

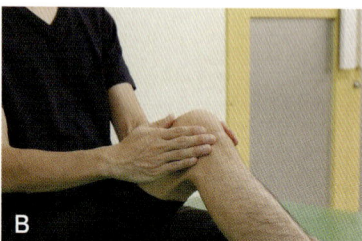

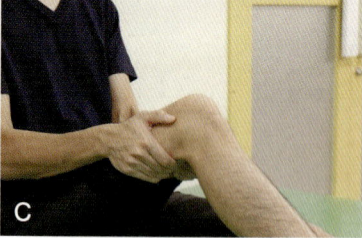

II-13 自動介助による膝関節の屈曲可動域練習
A：ハムストリングスを意識した膝の自動屈曲により大腿四頭筋への Ia 抑制を期待する．
B：介助の際の手の位置　推奨例　C：非推奨例
手の置く位置は，両上顆の外側におき（B），ハムストリングスの収縮を阻害しないように行わせる（C）．

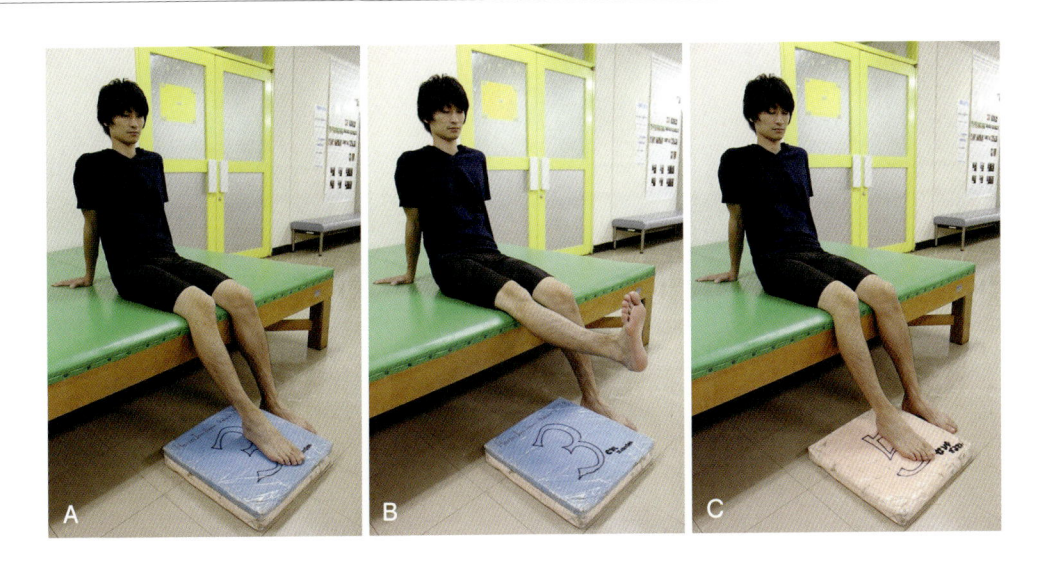

Ⅱ-14 端坐位での屈曲可動域練習

膝関節を屈曲させ，痛みを伴わない台の高さを設定する（A）．膝関節を伸展し最終域で等尺性収縮を行わせ（B），筋収縮後の筋の弛緩を期待し下腿を下垂させる．徐々に脚の台を低くし可動域を改善する（C）．

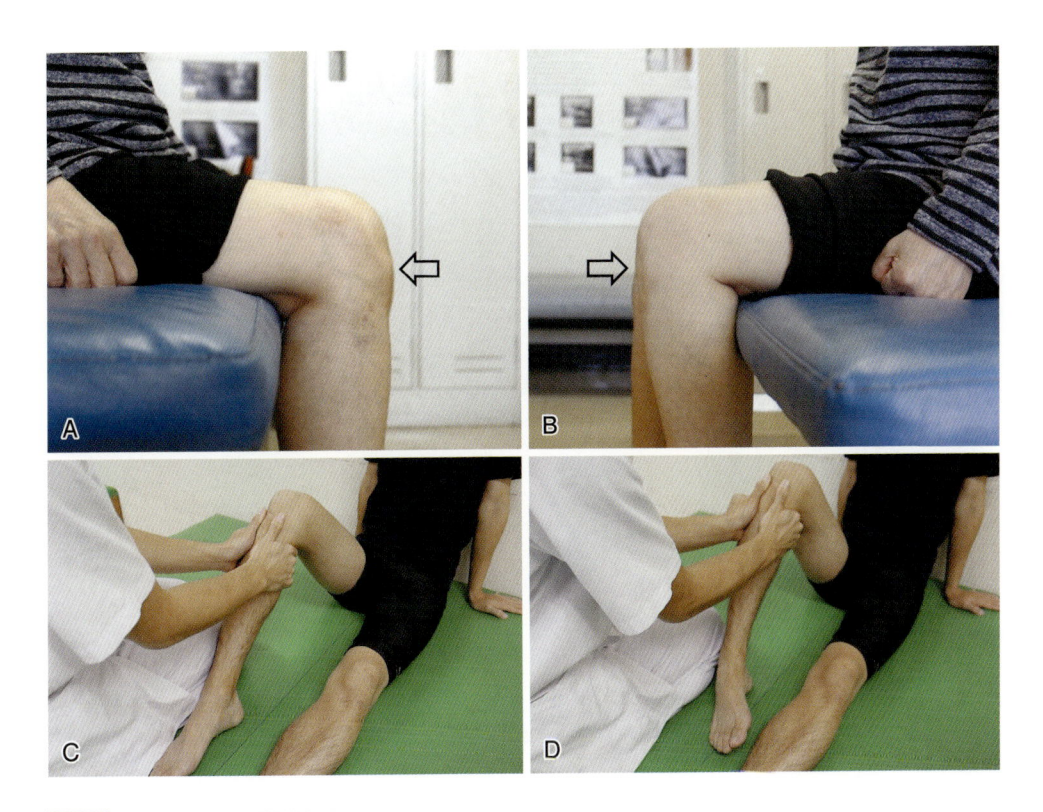

Ⅱ-15 他動的な屈曲可動域練習

骨折後の膝関節（A）は，見かけ上の膝関節の屈曲角度が同じでも健側（B）に比べ脛骨が前方に位置することが多く，大腿骨と脛骨の関係が本来の位置にないことがある．健側の大腿骨と脛骨の位置関係を必ず確認し，90°以上では下腿の内旋を誘導しながら屈曲運動を進める（C, D）．

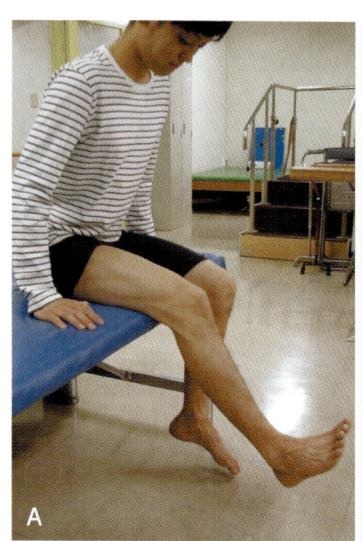

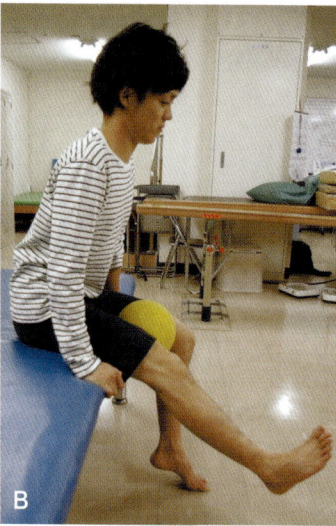

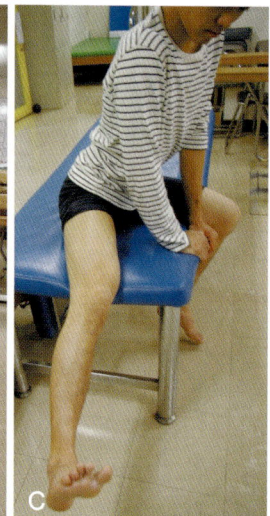

Ⅱ-16 自主的な大腿四頭筋の筋収縮練習

A：中間広筋の筋収縮練習
骨盤を可能な限り前傾させ大腿直筋を弛めた肢位で膝関節を伸展させる．
B：内側広筋の筋収縮練習
端坐位にて，ボールや枕を挟み大内転筋の筋収縮を誘発させた上で膝関節を伸展する．
C：外側広筋の筋収縮練習
股関節を外転・内旋させることで大腿筋膜張筋を弛め，膝関節を伸展させる．写真は，骨盤の前傾を強調して撮影している．臨床的には，疼痛を指標に無理のない姿勢で行う．

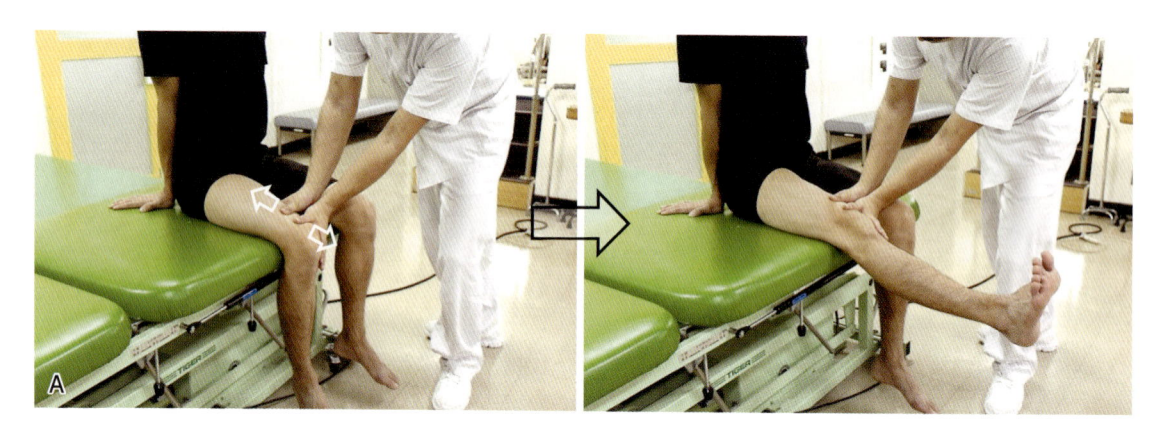

Ⅱ-17 徒手的な大腿四頭筋の選択的な筋収縮

A：中間広筋の筋収縮練習
大腿直筋の筋腱移行部にストレッチングを加え，Ib抑制を作用させた状態で膝関節を伸展させる．

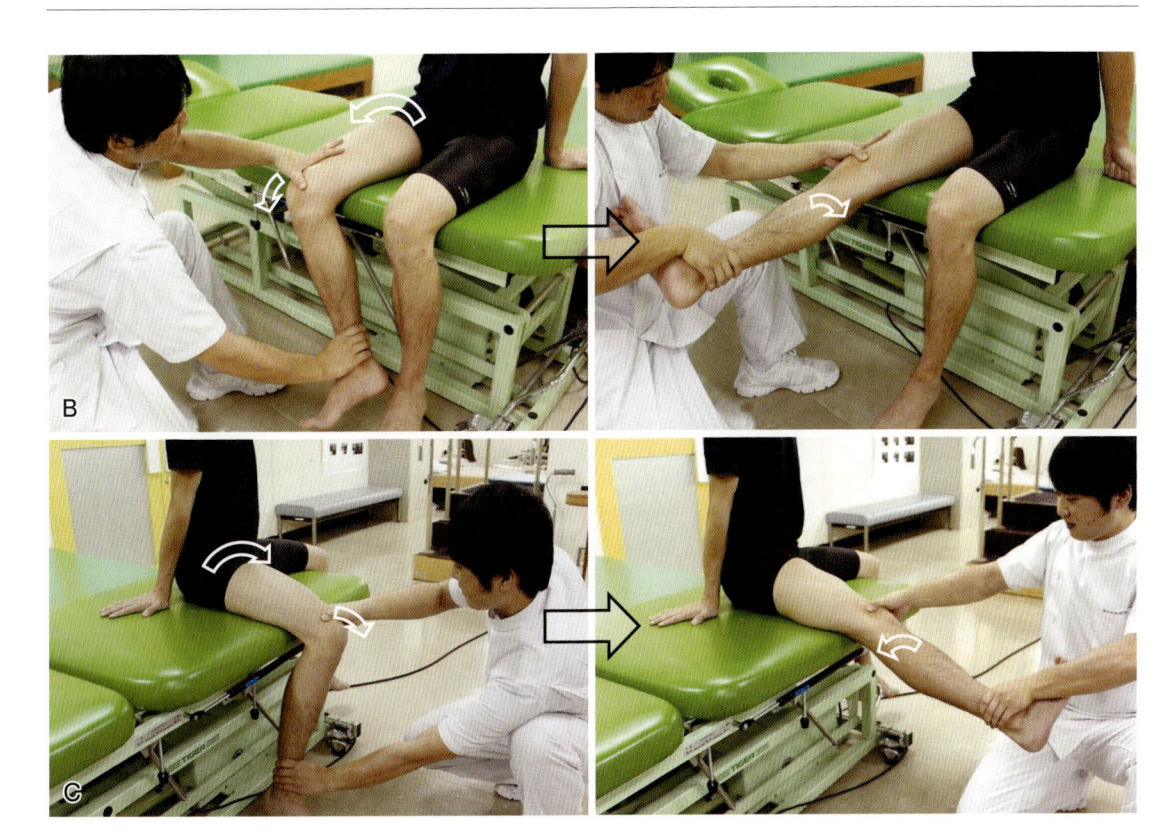

Ⅱ-17 つづき
B：内側広筋の筋収縮練習
端坐位にて股関節を軽度外旋位とする．膝蓋骨を内側広筋の線維角に沿って引き下げながら下腿を外旋し，膝関節の伸展に伴い内旋させ内側広筋の収縮を誘発する．
C：外側広筋の筋収縮練習
端坐位にて両脚を外転した肢位とする．膝蓋骨を外側広筋の線維角に沿って引き下げながら，下腿を内旋させ膝関節の伸展に伴い外旋させることで外側広筋の収縮を誘発する．

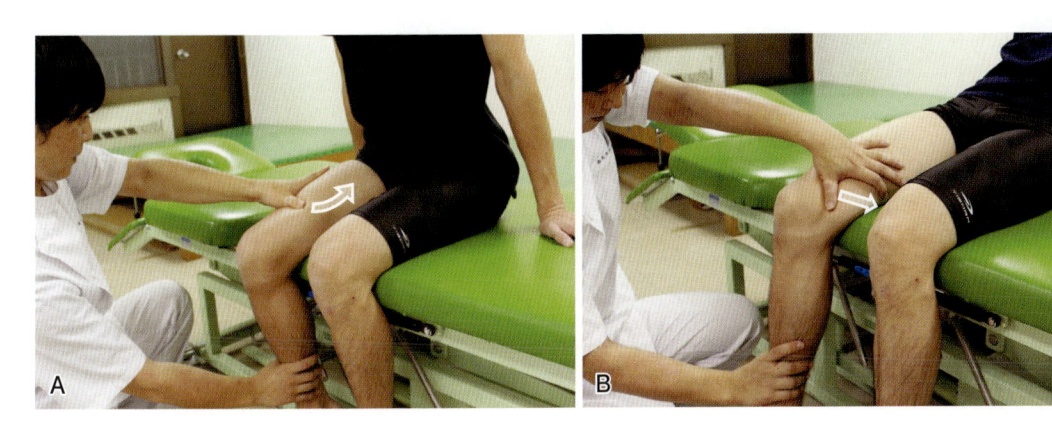

Ⅱ-18 大腿四頭筋の選択的なストレッチング
A：中間広筋と大腿直筋のストレッチング
骨盤を可能な限り前傾させ，左母指にて大腿直筋を介して中間広筋を近位方向へ押し込む．膝の屈曲とともに母指と膝蓋骨との間の中間広筋に伸張刺激が作用していることを触診しながら実施する．
母指を遠位から徐々に近位へ移動し，段階的に伸張する．大腿直筋のストレッチングは，Ⅱ-7-3（p.26）と同様である．
B：内側広筋のストレッチング
左母指で内側広筋の筋腹を押し込む．膝の屈曲とともに母指と膝蓋骨との間の内側広筋に伸張刺激が作用していることを触診しながら実施する．

Ⅱ-18 つづき
C：外側広筋のストレッチング
　右母指で外側広筋の筋腹を押し込む．膝の屈曲とともに母指と膝蓋骨との間の外側広筋に伸張刺激が作用していることを触診しながら実施する．

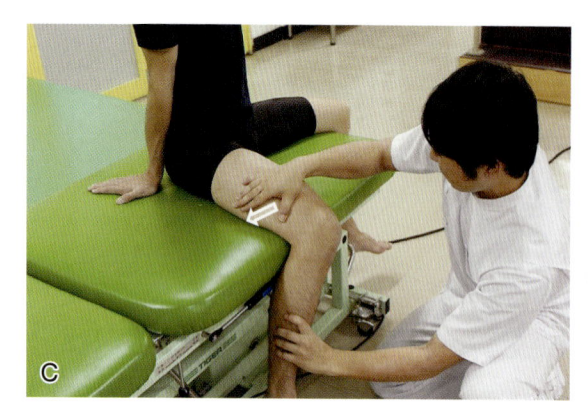

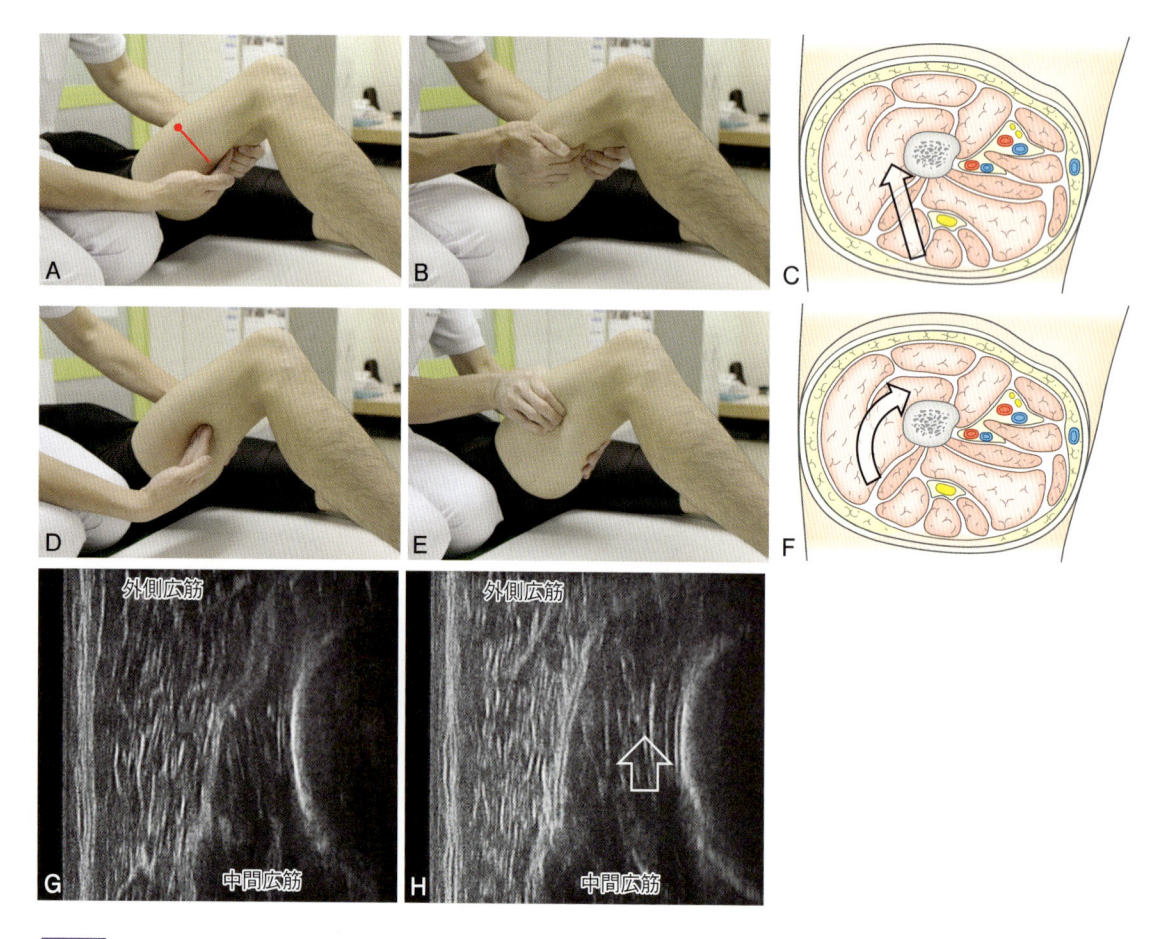

Ⅱ-19 中間広筋のモビライセーション
ＡＢＣ：中間広筋側方部のモビライセーション
A．大腿二頭筋と半腱様筋の間から指を深部へと進める．
B．大腿二頭筋，外側広筋，中間広筋を一塊とし上方へ持ち上げ，中間広筋の側方部のモビライセーションを行う．内側広筋も，半腱・半膜様筋，内転筋群を一塊とし持ち上げ，モビライセーションを行うことができる．
C．操作イメージ
ＤＥＦ：中間広筋上方部のモビライセーション
D．外側広筋と大腿二頭筋の間から指を深部へと進める．
E．外側広筋とともに中間広筋の上部が大腿骨を中心に回転するようにモビライセーションを行う．
F．操作イメージ
ＧＨ：健常人におけるＡ，Ｂのモビライセーション施行時のエコー画像
　　Ａの部分にてエコー検査を行った（Ｇ）．
　　Ｂ操作時に，中間広筋が下方から持ち上げられる画像が確認される（Ｈ）．

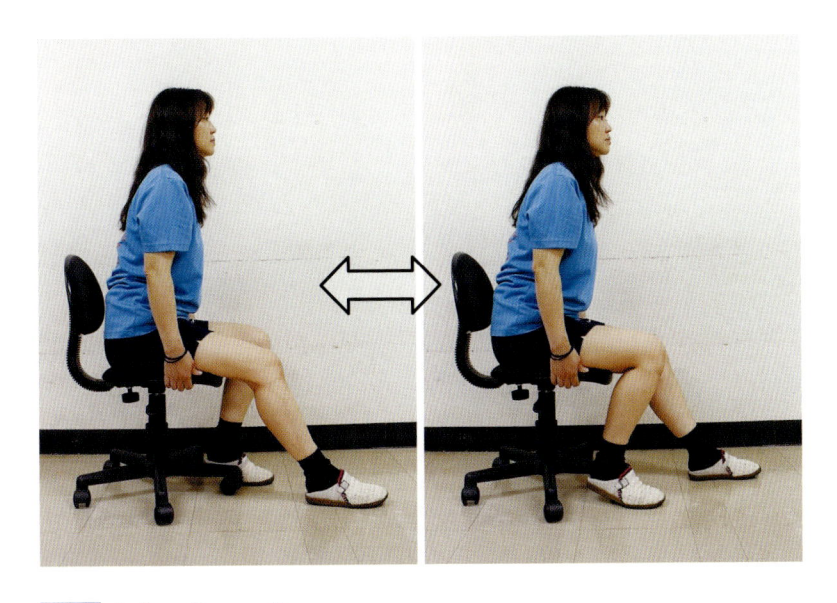

Ⅱ-20 chair walk exercise

前へ進めば膝関節の屈曲運動となり，後ろへ進めば伸展運動となる．前進運動は脛骨の後方誘導や，膝関節の後方組織の柔軟性・伸張性の獲得を，後進運動は大腿四頭筋の滑走性や，膝蓋骨周囲組織の柔軟性の獲得を期待し行うことが多い．内・外側副靱帯の滑走性の獲得を目的として行うこともある．

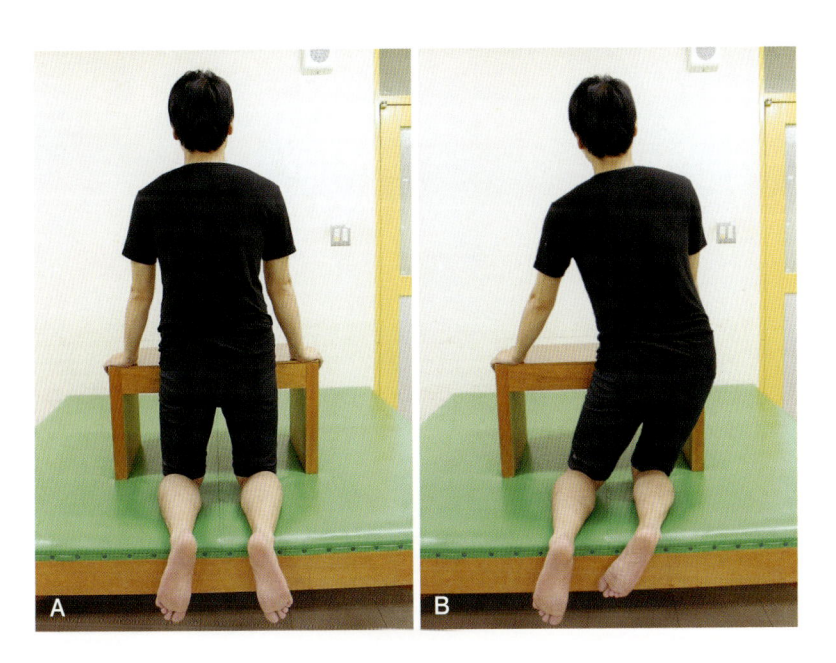

Ⅱ-21 膝立ちによる脛骨の後方への誘導練習

脛骨が大腿骨に対し前方に位置する場合 Ⅱ-15A に，膝立ち位（A）より患側へ体重を移動させることで脛骨の内旋と後方への移動を誘発する（B）．全荷重が許可された後に行う．

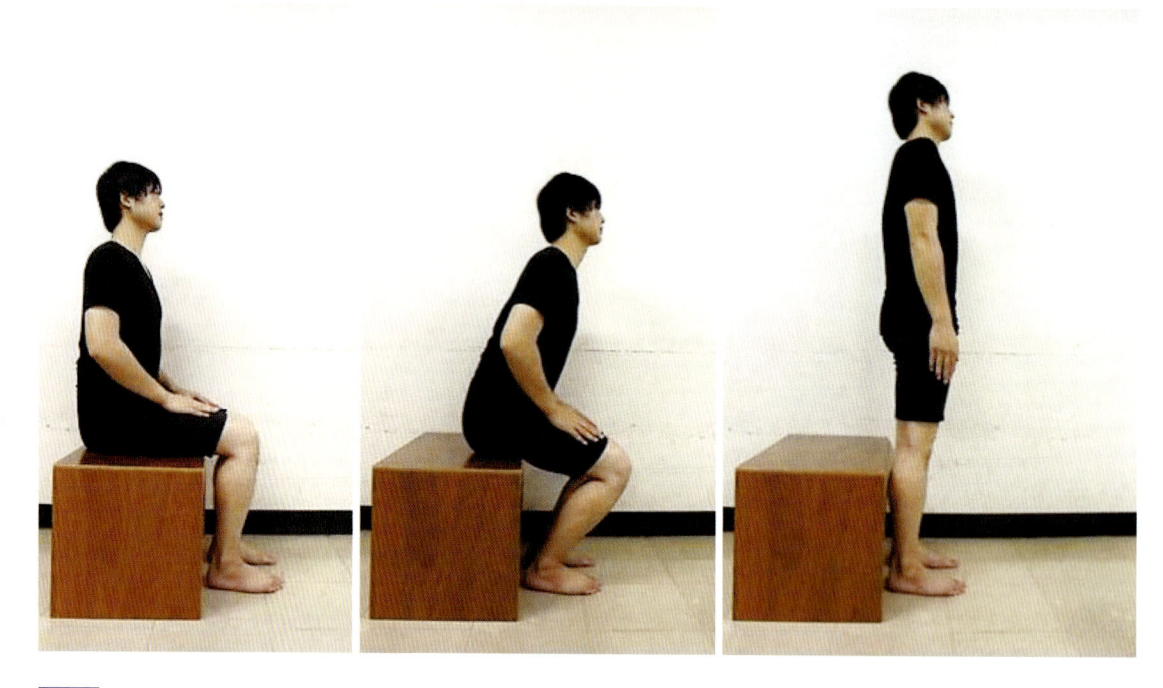

Ⅱ-22 **立ち上がり練習**
端坐位より殿部を前方へと移動させ，膝関節を制限のある手前まで屈曲させて起立させる．立ち上がりによる筋力強化練習と同時に，膝関節の可動域練習が行える．

III 大腿骨遠位部骨折，大腿骨顆上骨折，大腿骨顆部骨折

fracture of the distal femur, supracondylar fracture of the femur, condylar fracture of the femur

概要 general remarks

　青壮年では直達外力や交通事故，転落等の高エネルギー外傷で受傷することが多い．しかし，関節リウマチ等で骨が脆弱化している場合，高齢者やステロイド剤の長期服用による骨粗鬆症がある場合は，転倒などの低エネルギー外傷で受傷することがある．

　受傷機転は，膝関節に内反力や外反力が加わり関節面が衝突し，回旋力や長軸方向の外力が作用する．その際に，下腿近位端骨折や側副靱帯損傷とならない場合に起こるとされている．

　Seinsheimerは，大腿骨の遠位部を関節面より9 cm，Neerは7.6 cm（3 inch）としており，AOの分類を用いれば内側上顆と外側上顆からなる最大横径の平方で囲まれる部位が遠位部となる[1]．　Warp!!　AOの分類における長管骨の骨幹部，近位部，遠位部（総論・上肢編 p. 4）

　一般的に大腿骨遠位部骨折の分類は，AO分類 III-1 が用いられる．特に，顆上骨折ではNeerの分類[2]，顆部骨折ではHole（ホール）の分類が用いられることがある．

　膝関節周囲は幾重からなる層構造 III-2 を呈しており，その間には多くの滑液包が存在している．Merican[3]らは，外側膝蓋支帯を表層，中層，深層の3層構造と考え，腸脛靱帯を含む大腿筋膜，大腿四頭筋からの構成体，関節包により構成されると報告している．そのために同部の骨折では，組織の損傷や炎症の波及，手術侵襲などにより筋性拘縮だけでなく関節構成体の拘縮が加わり，その改善に難渋する．

整形外科的治療 orthopedic procedure

　大腿骨遠位部の骨折は転位を伴いやすく，関節内骨折の場合は拘縮が必発する．

　保存療法は直達牽引やギプス固定が行われるが，長期固定が必要となり上記の理由より転位の少ない例や手術不可能例を除いては，手術療法が選択されることが多い．

　手術療法は，プレートや横止め髄内釘などが使用されることが多い III-3．

　本章では，手術後の評価と運動療法について解説する．

---

[1] 徳永純一．骨折脱臼　改訂第2版．冨士川恭輔，他編．南山堂；2005；p. 784-813.
[2] Neer II CS, et al. J Bone Joint Surg. 1967; 49-A: 591-613.
[3] Merican AM, et al. J Bone Joint Surg. 2008; 90-B: 527-34.

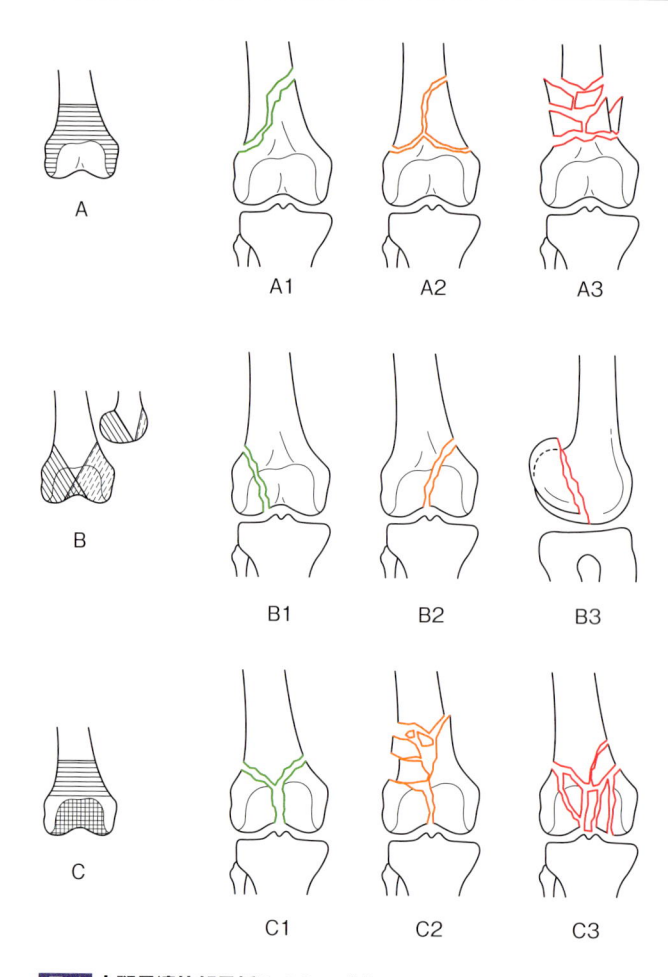

Ⅲ-1 大腿骨遠位部骨折のAOの分類 （文献❹より改変）

○数字が図に対応している．
A: 関節外骨折
　A1. 関節外骨折，単純骨折
　　　①．骨端部骨折　②．骨幹端部斜骨折または螺旋骨折
　　　③．骨幹端部横骨折
　A2. 関節外骨折，骨幹端の楔状骨折
　　　①．楔状骨片　2．外側の破片楔状骨片を伴う
　　　3．内側の破片楔状骨片を伴う
　A3. 関節外骨折，骨幹端の複雑骨折
　　　1．中間部の分割骨片を伴う　②．骨幹端部に限局した不規則骨折
　　　3．骨幹部に至る不規則骨折
B: 部分的な関節内骨折
　B1. 部分的な関節内骨折，外顆の矢状面の骨折
　　　1．顆間部を通過する単純骨折　②．荷重面を通過する単純骨折
　　　3．多骨片骨折
　B2. 部分的な関節内骨折，内顆の矢状面の骨折
　　　1．顆間部を通過する単純骨折　②．荷重面を通過する単純骨折
　　　3．多骨片骨折
　B3. 部分的な関節内骨折，前額面の骨折
　　　1．前外側の薄片骨折　②．片側の後顆骨折　3．両側の後顆骨折
C: 完全関節内骨折
　C1. 完全関節内骨折，関節内単純骨折と骨幹端部単純骨折
　　　①．軽度の転位を伴うT字またはY字型骨折
　　　2．著しい転位を伴うT字またはY字型骨折
　　　3．骨端部T字型骨折
　C2. 完全関節内骨折，関節内単純骨折と骨幹端部多骨片骨折
　　　1．楔状骨片を伴う　②．破片楔状骨片を伴う　3．複雑骨折
　C3. 完全関節内骨折，多骨片骨折
　　　1．骨幹端部単純骨折　②．骨幹端部多骨片骨折
　　　3．骨幹端部と骨幹部の多骨片骨折

❹Muller ME, et al. 骨折手術法マニュアル　AO法の実際　改訂第3版．シュプリンガー・フェラーアーク東京；1995. p. 144-5.

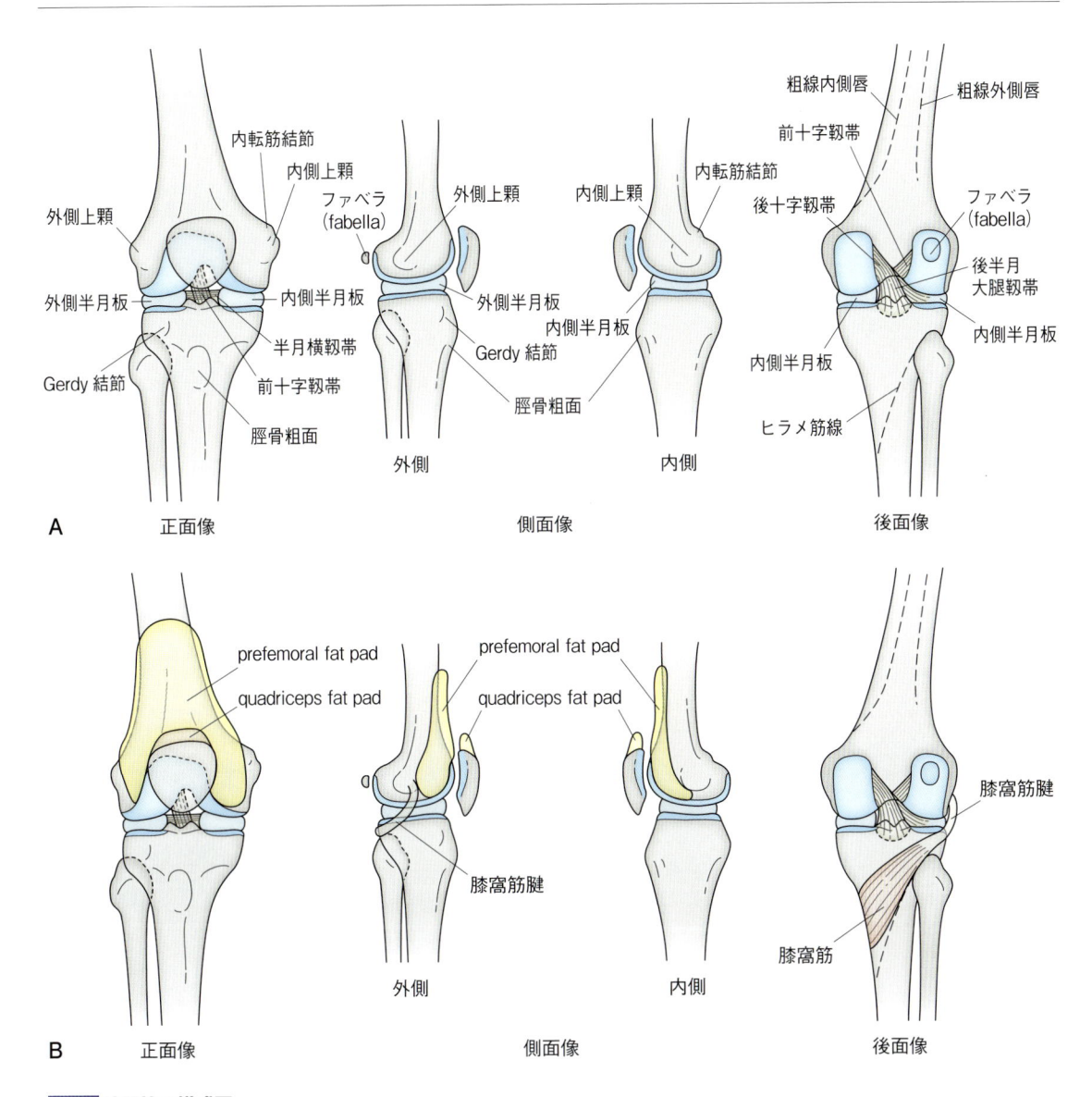

III-2 膝関節の模式図

骨より順に膝関節を構成する主な組織を示す

A：大腿骨，脛骨，膝蓋骨，半月板，前十字靱帯，後十字靱帯等を示す．
　　前・後十字靱帯は，関節包内で滑膜外に位置している．

B：正面像と側面像に，大腿骨の前面で膝蓋上嚢の後方に存在する prefemoral fat pad と，膝蓋骨上縁部に存在する quadriceps fat pad を示す．どちらも滑膜に覆われた関節包外の脂肪組織である．
　　さらに，外側側面像と後面像にて膝窩筋が外側上顆の前方より起始し，半月板の横を通り脛骨のヒラメ筋線の近位に停止する様子を示す．膝窩筋は下腿の内旋と，膝関節の最終伸展域で伸展の補助筋として働く．

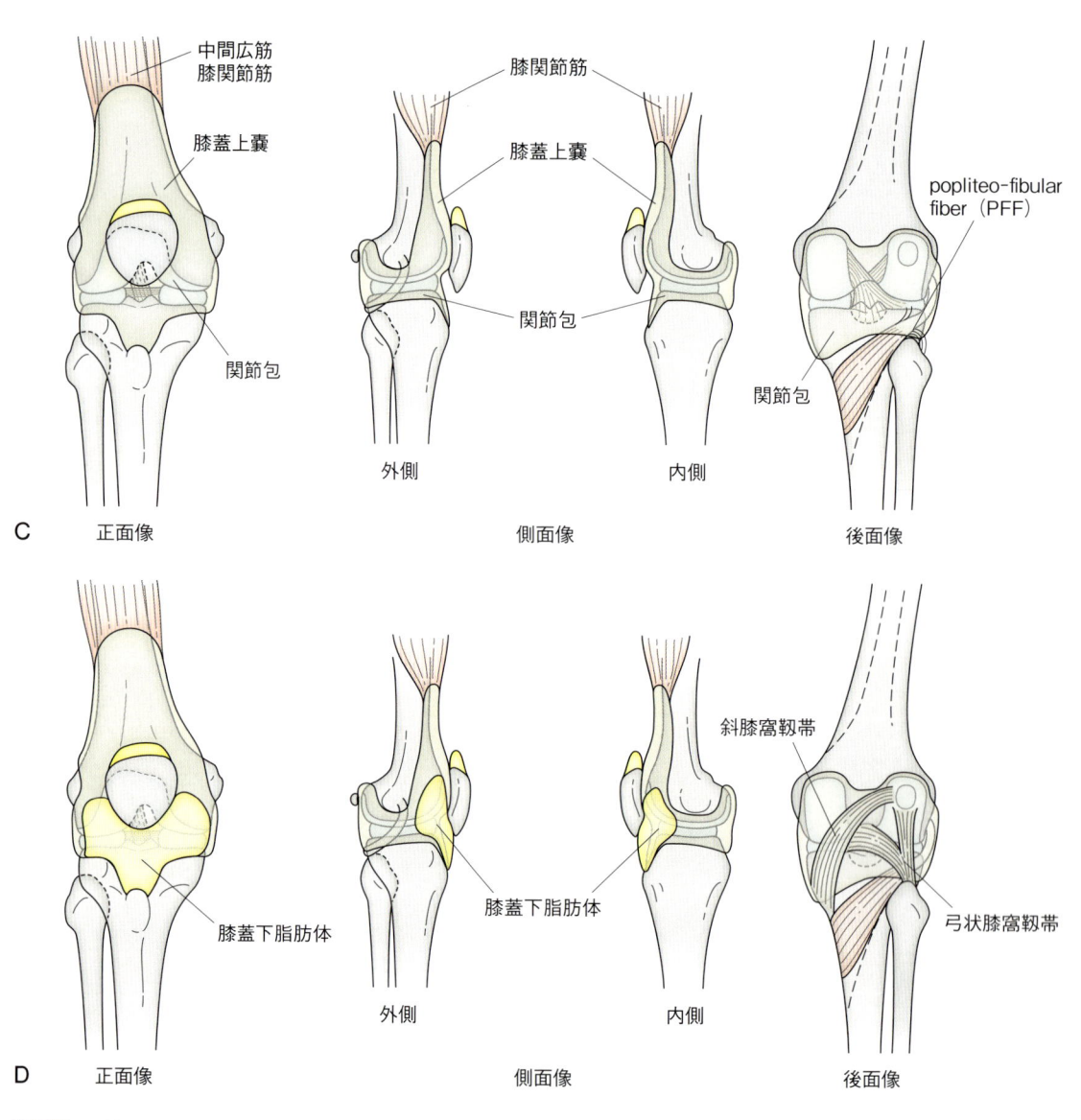

C: 膝蓋上嚢と関節包とは連結し一つの袋状構造をしており，prefemoral fat pad を覆うように位置する．膝関節筋は，膝蓋上嚢や prefemoral fat pad と連結している．
膝窩筋は関節包の後外側より関節内に進入し，その腱は関節包内を走行する．膝窩筋と後方関節包は連結し，腓骨頭に向かう線維（PFF: popliteo-fibular fiber）も存在する．

D: 膝蓋下脂肪体（Hoffa's fat pad, infra-patellar fat pad）を示す．膝蓋骨，膝蓋腱，膝蓋支帯の後方に位置し，滑膜に覆われて顆間切痕の奥まで付着している V-4 ．
後方の関節包は，弓状靱帯と斜膝窩靱帯により補強されている．

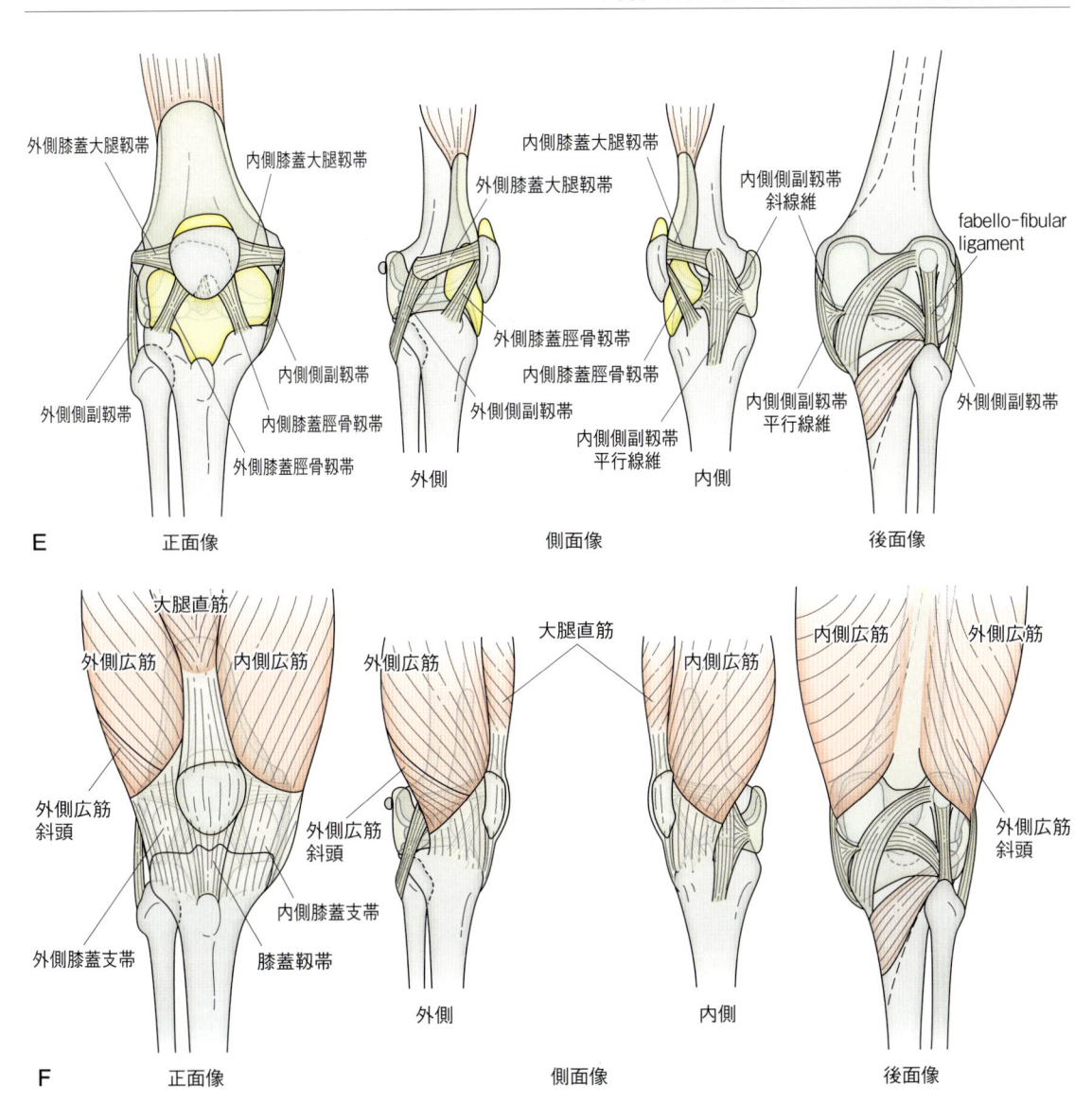

Ⅲ-2 つづき

E：正面像には，内側と外側の膝蓋大腿靱帯と膝蓋脛骨靱帯を示す．これらは，膝蓋骨を囲むように存在し，膝蓋骨の安定化に関与している．表記はしていないが膝蓋骨と半月板を結ぶ内側・外側膝蓋半月靱帯も存在する．
側面像には，内側と外側の側副靱帯を示す．内側側副靱帯は平行線維（浅層線維）と斜線維（深層線維）から構成される．膝関節の屈伸運動に伴い大きくスライドしなければならない．
後面像では，腓骨頭から種子骨へ走行するファベラ腓骨靱帯（fabello-fibular ligament）を示している．

F：内側広筋，外側広筋，大腿直筋を示す．内側広筋には大内転筋と連結する線維，内側膝蓋大腿靱帯に付着する線維がある．外側広筋の遠位には外側広筋斜頭が存在する．これは，中間広筋からの線維が表層に現れてきた筋束である．大腿直筋は，共同腱を介し膝蓋骨へ付着する．内側広筋と外側広筋は共同腱，膝蓋骨，膝蓋支帯へと至る線維がある．膝蓋支帯は膝蓋骨の表層も覆い伸展機構を形成している．

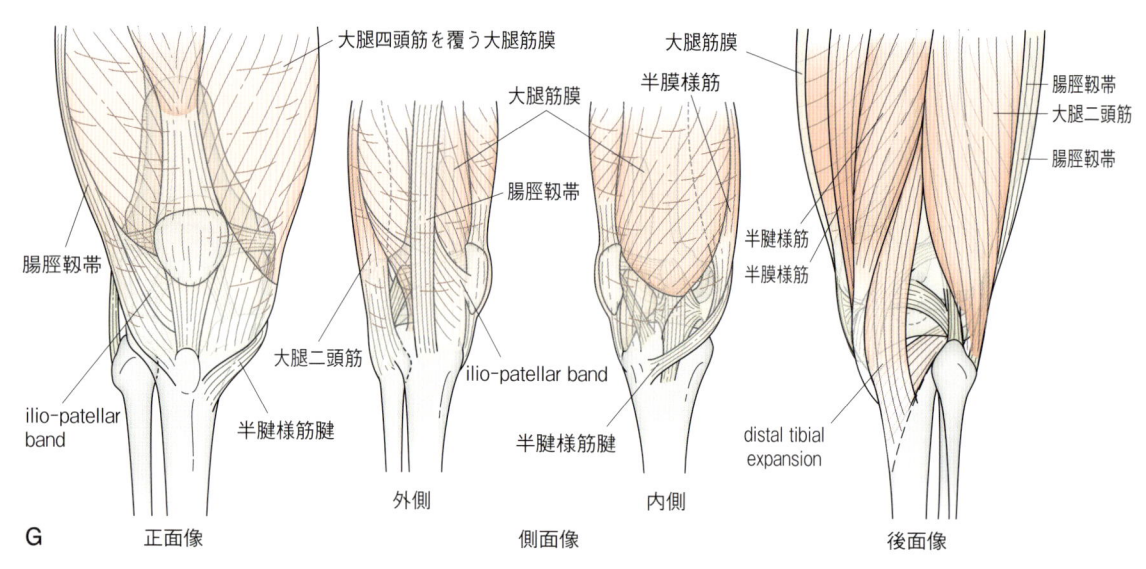

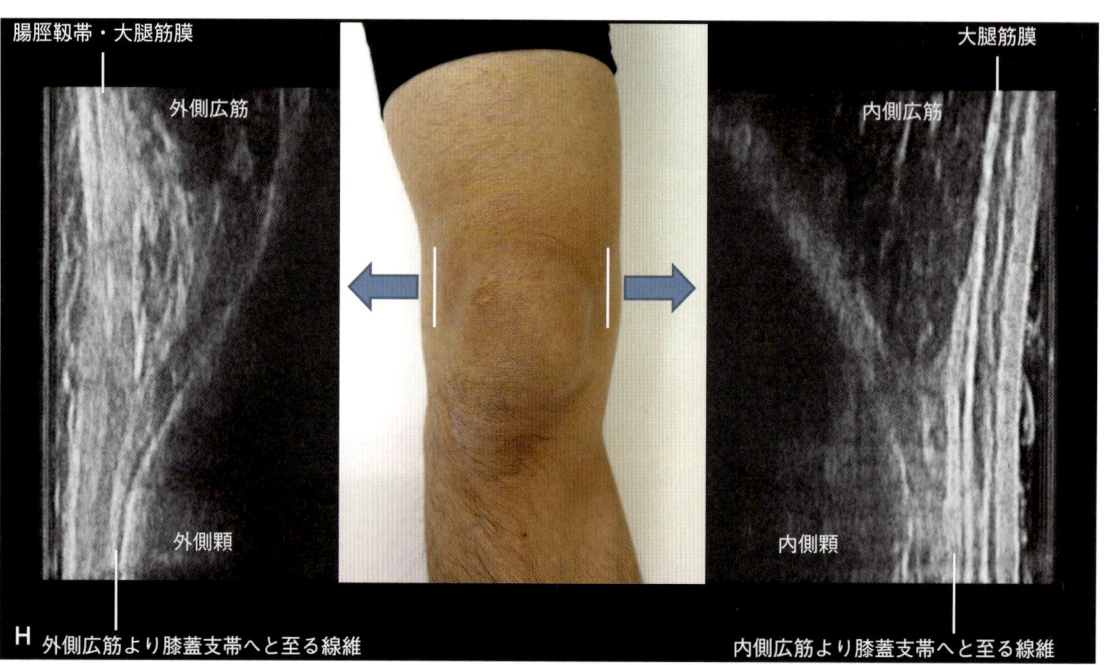

Ⅲ-2 つづき

G：大腿四頭筋は大腿筋膜により覆われる．腸脛靱帯はこの大腿筋膜の肥厚した部分であり，外側広筋と腸脛靱帯間には連結する線維がある．大腿筋膜は外側と内側の筋間中隔に結びつく Ⅱ-5 ．また，腸脛靱帯遠位部では膝蓋骨へ広がる ilio-patellar band が存在する．
後面像には，半膜様筋，半腱様筋，大腿二頭筋を示す．半膜様筋は膝蓋筋および distal tibial band を形成する腓腹筋はハムストリングスの間から現れる特殊な構造をしている．

H：右膝の内側と外側顆部付近をエコーにて観察する．Merican らが述べるように，外側では腸脛靱帯と外側広筋から膝蓋支帯へと向かう線維が観察される．内側では大腿筋膜と内側広筋より膝蓋支帯へと向かう線維が観察される．内側は明確な層構造が観察されるのに対し，外側ではその層構造がわかりにくい．

[5] Merican AM, et al. J Bone Joint Surg. 2008; 90-B: 527-34.

Post-Fracture Rehabilitation Master Book

Knowledge & Opinion 膝関節の作図と解剖学について

　膝関節の層構造を理解していただく上で，著者の書いた絵 Ⅲ-2A～G をイラスト化していただきました．この"描く"という練習を 18 年ほど前に"運動療法に役立つ単純 X 線像の読み方（メジカルビュー社）"の著者である浅野昭裕先生にご教授いただきました．現在の絵 Ⅲ-2A～G は，解剖学書，手術見学，エコー観察，解剖観察などを参考に少しずつ修正されてきたもので，これからも修正されていくと思います．

　さて，A から G に進むにつれ，描かれた組織が見づらくなってくると思いませんか？　構成体を深層から順番に描く作業は，3 次元的な位置関係が理解できていないと書けません．個々の治療者のもつ解剖学の知識は，何も見ずに骨や筋，靱帯等の組織を描くことにより明らかになるのではないかと常々考えています．この知識をできる限り正確に理解し，画像所見をみる際，治療を行う際に患部に投影することができれば，骨折による障害や手術による組織の侵襲を考えるときの手助けになると思います．さらに，修復過程という時間の概念を加えた 4 次元的な思考が重要ではないかとも考えています．

　もちろん，膝関節だけに限ったことではなく，各関節や部位にも同様なことが考えられます．

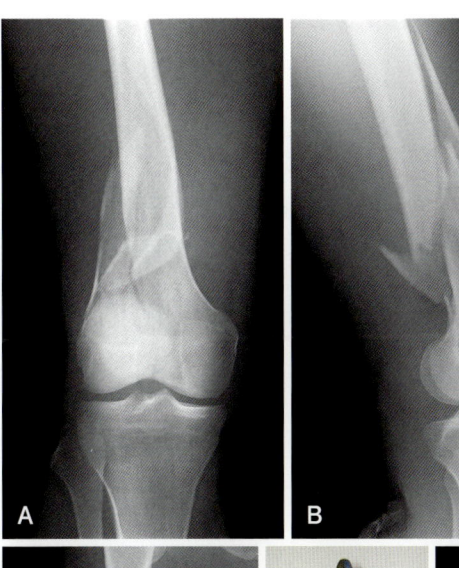

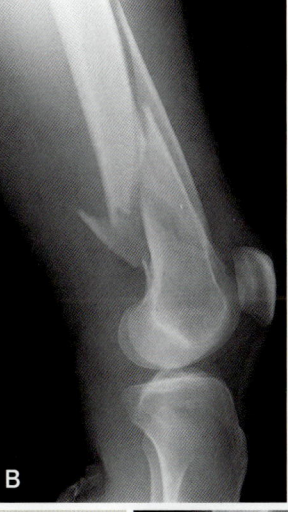

Ⅲ-3　大腿骨遠位部骨折例

A：正面像
B：側面像（AO 分類 C2-1 型）
　X 線像ではわかりづらいが，手術中に顆間窩に骨折線が認められ C2-1 型と判断された．
C：逆行性髄内釘による固定例
　挿入は，大腿骨逆行性髄内釘のための最小切開法 Ⅱ-3FG にて行われる．
D：使用された髄内釘
E：ロッキングプレートによる固定例
　近年は，ロッキングプレートが用いられることが多い．
F：使用されたロッキングプレート

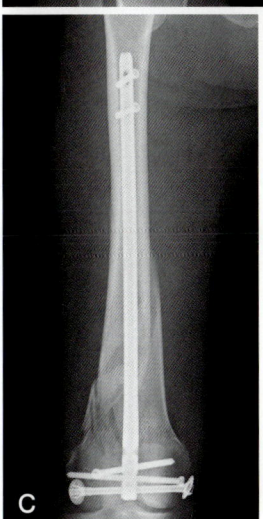

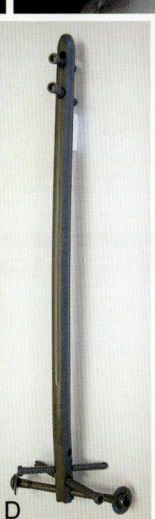

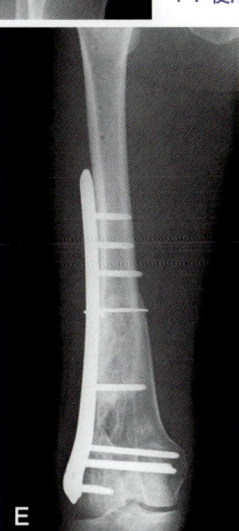

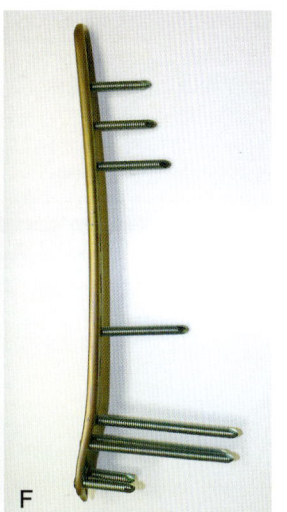

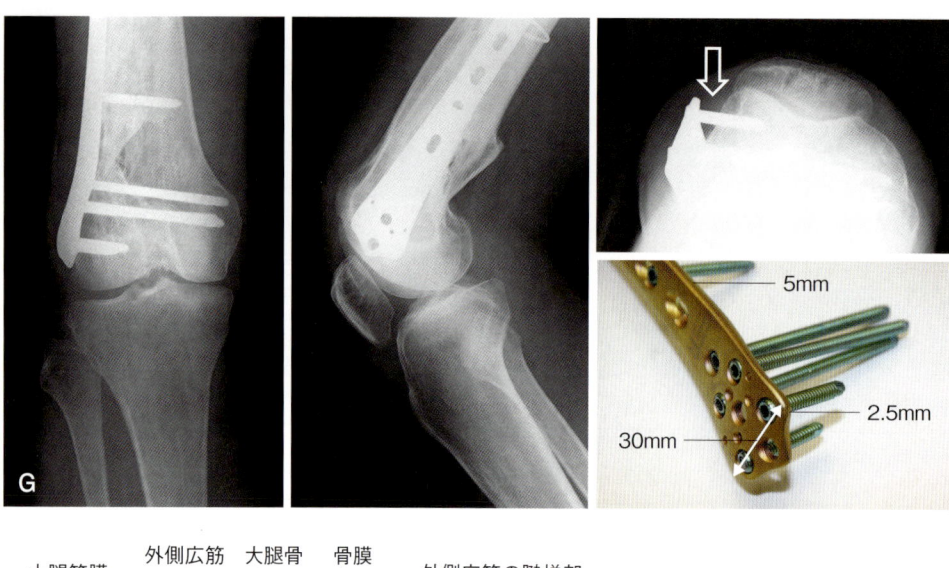

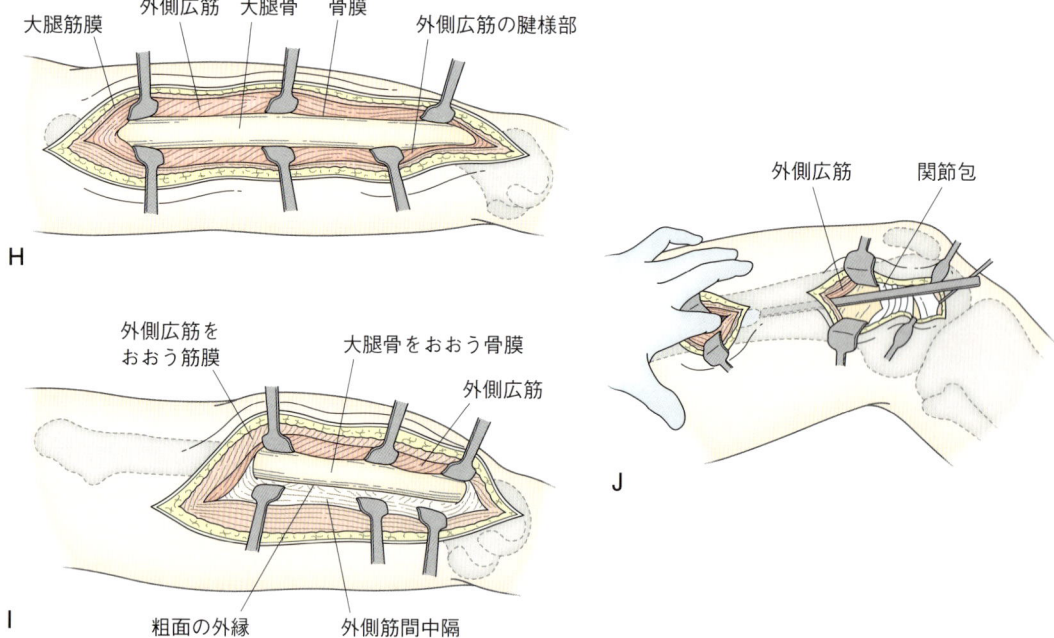

Ⅲ-3 つづき

G：プレートの設置位置の評価
カタログ数値などからプレートの厚さを確認しておく．また，骨とプレートの隙間（矢印）を確認する．スカイラインビューにて，プレートと骨との間に隙間が認められる．
必ず膝関節周囲の軟部組織の処置について整形外科医に確認し，制限因子を推察する．

H：大腿骨への側方アプローチ Ⅰ-8FGH　術野拡大図

I：大腿骨への後側方アプローチ
外側広筋と大腿二頭筋の間から進入し，外側筋間中隔 Ⅱ-5B を分けて大腿骨に達する．

J：大腿骨遠位部への最小切開アプローチ
遠位部は外側膝蓋支帯付近より関節包を展開し，近位部は外側広筋を線維方向に分け大腿骨の骨膜を露出する．骨膜外にて2つの展開部を連続させプレートを滑り込ませる．

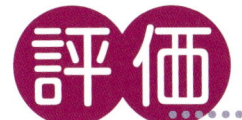

評価 evaluation of the fracture

膝関節に対し，基本項目を評価する．**Warp!!** 評価の基本項目（p. 20）

画像所見から骨性要素の評価を行い，次いで理学所見などから軟部組織の評価を行うと制限因子を推察しやすい．**Warp!!** 膝関節の運動学と評価のコツ（p. 107）

受傷時 Ⅲ-3AB のX線画像からは，受傷機転とともに膝蓋上嚢，大腿四頭筋の単関節筋，脂肪組織，膝蓋骨周囲靱帯など骨折部周囲組織の損傷状態を推察する．骨折の状態を把握するのにCT検査が有用とされており，撮影されているようであれば必ず確認する．特に3D-CTは骨片の位置関係を把握するのに有用である．

術後のX線画像 Ⅲ-3CDEF からは，整復状態など骨のアライメントを確認し骨性要素として，どの程度の可動域改善が見込めるかを予測する．この作業が最も重要である．次に，髄内釘固定の場合は横止めスクリューの挿入位置を確認する．プレート固定の場合は，プレートの体積増加が制限因子となることもあるため，設置位置，プレートの厚さ，骨との隙間を確認する Ⅲ-3G．プレートの挿入は，大腿骨への側方アプローチ Ⅲ-3H や後側方アプローチ Ⅲ-3I にて行われることが多いが，転位が少ない場合などは最小切開アプローチ Ⅲ-3J にて行われることもある．術中所見からは，手術により損傷を受けた組織と再縫合された組織を確認し，整形外科医に固定性の良否とともに縫合した組織についても確認する．

主な理学療法評価は可動域と筋力の評価である．しかし，大腿骨と脛骨の位置関係，組織の柔軟性・伸張性・滑走性，疼痛など注意すべき点は多く繊細な観察が必要である．その上で，画像所見と理学所見より軟部組織性の制限因子を推察する．

可動域評価は，大腿脛骨関節と膝蓋大腿関節の可動域を評価する．

脛骨大腿関節の測定に際しては，大腿骨に対する脛骨の位置関係と下腿の回旋角度も評価する Ⅲ-4．特に，最終伸展域での外旋角度と屈曲90°以上での内旋角度の評価は可動域の改善において重要である．同時に，屈伸運動時では内側側副靱帯と大腿骨内側顆との滑走性 Ⅲ-5 も触診にて評価する．また，骨折部周辺組織と手術侵襲部の組織との柔軟性を触診にて評価し，圧痛所見も確認する．プレートや，髄内釘の横止めスクリュー挿入部の皮膚，腸脛靱帯・大腿筋膜，外側広筋間の評価は重要で Ⅲ-6，膝関節の角度変化とともにこれらの組織の状態を確認する．さらに，制限角度付近における抵抗感や疼痛を確認し，制限因子となる組織を推測する．

膝蓋大腿関節の可動域評価では，膝蓋骨周囲靱帯の柔軟性の評価も同時に行う Ⅲ-7．関節包や筋など再縫合された組織や ilio-patellar band Ⅲ-2G が制限因子となることもあるため，膝蓋骨の外側組織の評価は重要である．また，膝蓋上嚢と prefemoral fat pad Ⅲ-8 の柔軟性，膝蓋支帯と膝蓋下脂肪体の柔軟性 Ⅲ-9 も評価する．

筋力検査では，extension lag の有無とその伸展不能な角度を評価する．さらに，膝関節に高度な浮腫を伴いやすいため，周径を継時的に評価する．

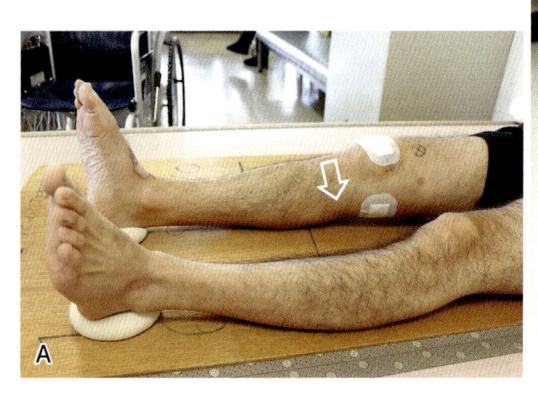

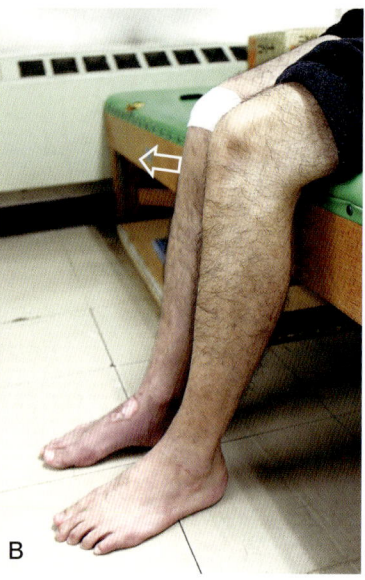

Ⅲ-4 右大腿骨遠位部骨折　術後の伸展位と屈曲位の膝関節の状態
最終伸展域では大腿骨に対し脛骨が後方に位置し（A），制限となる屈曲域では脛骨が前方に位置していることが多い（B）．

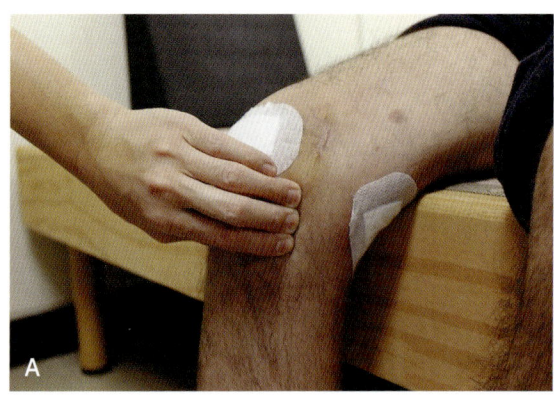

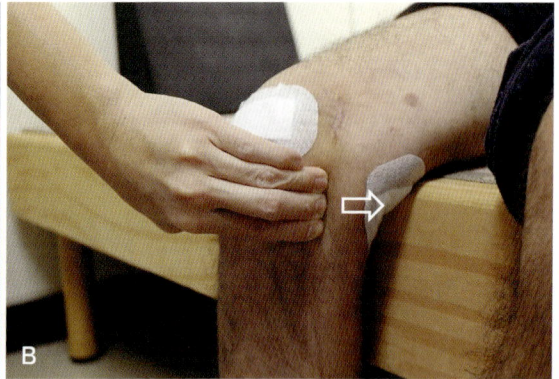

Ⅲ-5 内側側副靱帯の滑走性評価と滑走練習
内側側副靱帯の前縁を触診し（A），膝関節の屈曲とともに後方へ滑走する様子を評価する（B）．この評価方法を繰り返すことで内側側副靱帯と内側顆との滑走練習となる．

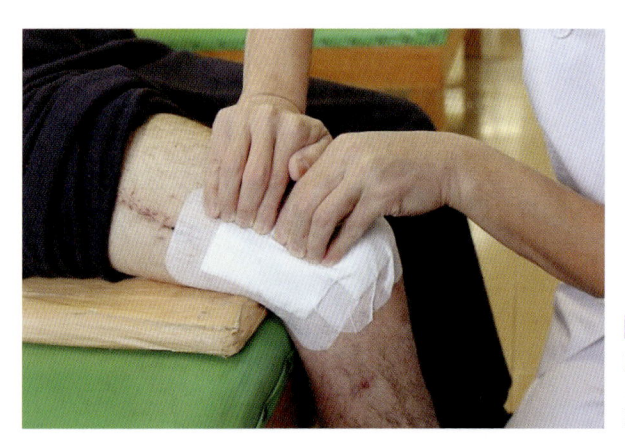

Ⅲ-6 腸脛靱帯と外側広筋間の柔軟性と滑走性の評価
腸脛靱帯と外側広筋の間に指を挿入し，術創部の柔軟性と滑走性の評価を行う．この評価方法を創部の近位より遠位へ繰り返すことで，このまま治療となる．

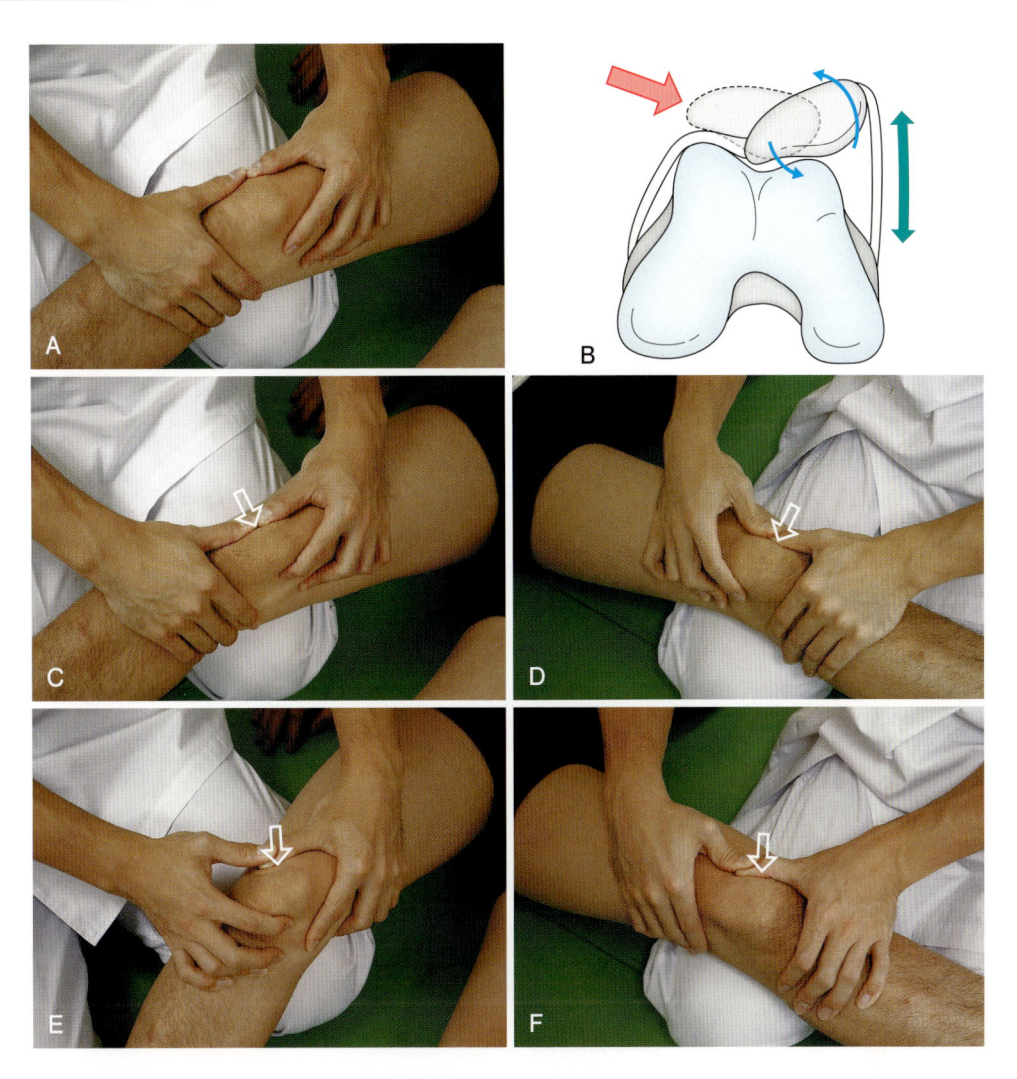

Ⅲ-7 膝蓋大腿関節の可動域と膝蓋骨周囲靱帯の柔軟性の評価

A: 右膝，評価前の開始肢位．
B: 内側膝蓋大腿靱帯の伸張をイメージした膝蓋骨の内側方向への可動域評価方法．（文献❻より）
　　大腿骨膝蓋面の形状を考慮し，大腿骨と膝蓋骨の関節面が衝突しないように操作する．
C: 両母指にて膝蓋骨を内側後方へ押し可動域を評価する．同時に，左手示指で内側膝蓋大腿靱帯を触診し，その柔軟性を評価する．
D: 同様に，外側方向への膝蓋骨の可動域と，外側膝蓋大腿靱帯の柔軟性を評価する．
E: 内側下方への可動域と，内側膝蓋脛骨靱帯の柔軟性を評価する．
F: 外側下方への可動域と，外側膝蓋脛骨靱帯と ilio-patellar band の柔軟性を評価する．
これらの評価方法を繰り返すことで，このまま治療となる．

❻整形外科リハビリテーション学会．整形外科運動療法ナビゲーション　下肢・体幹．メジカルビュー社；2008．p. 63.

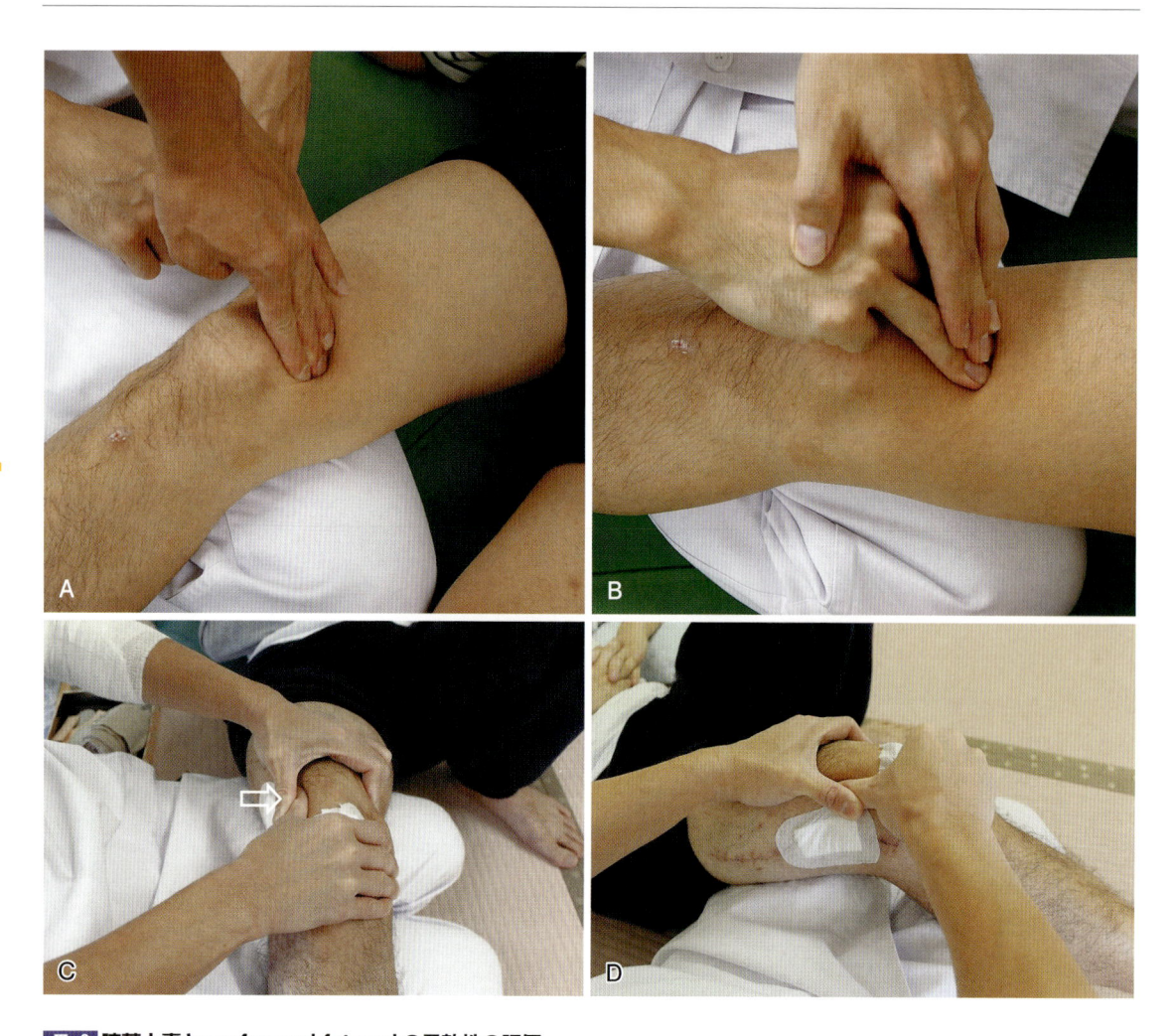

Ⅲ-8 膝蓋上嚢と prefemoral fat pad の柔軟性の評価

ＡＢ：膝蓋上嚢の柔軟性の評価

A．膝蓋骨直上に指を置き，軽く圧迫しつ大腿骨に沿って内側へ触診を進めると袋状の膝蓋上嚢が確認できる．また，外側へも同様の方法にて評価する．

B．大腿骨の長軸に沿って近位方向へ同様の操作にて，柔軟性を評価する．評価と同様の方法を繰り返すことで対象組織の柔軟性を改善する．

ＣＤ：prefemoral fat pad の柔軟性の評価

C．正面より　D．側面より

外側より大腿骨前面に存在する prefemoral fat pad の柔軟性を評価している．大腿骨から prefemoral fat pad を削ぎ取るように操作し評価する．また，内側からも評価する．評価と同様の方法を繰り返すことで対象組織の柔軟性が改善される．

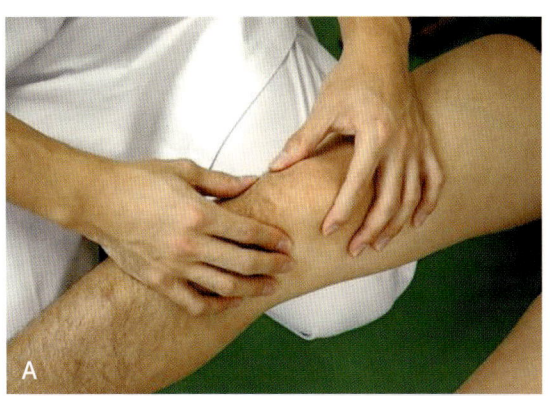

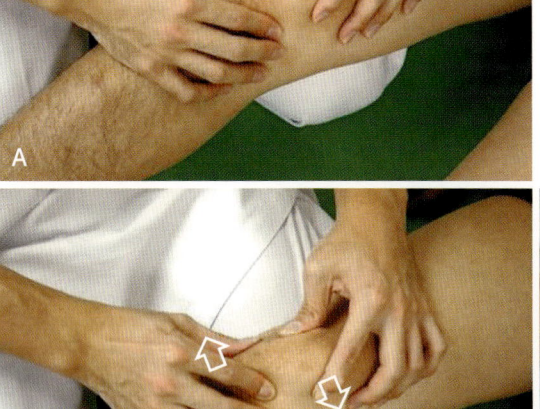

Ⅲ-9 膝蓋支帯と膝蓋下脂肪体の柔軟性の評価

A：一方の手で膝蓋靱帯下にある膝蓋支帯と膝蓋下脂肪体を把持し，他方で膝蓋骨を把持する．
B：剪断力を加えるように脂肪体を外側へ，膝蓋骨を内側へ移動させる．
C：Bの逆の操作．膝蓋下脂肪体の付着部を理解した上で V-4 ，深部より動かし評価を行う．通常であればBとCの操作は，さしたる抵抗感なく行うことができる．また，BとCを繰り返し行うことで，膝蓋支帯と膝蓋下脂肪体の柔軟性を維持・改善する治療となる．

Warp!! 膝蓋下脂肪体の構造について（p. 131）

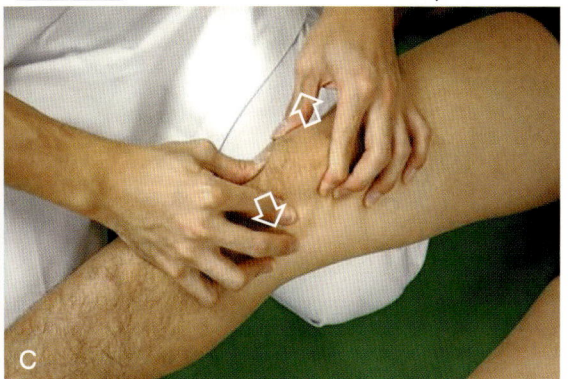

Knowledge & Skill 膝関節の運動学と評価のコツ

評価の最初に，"骨性要素の評価の後に，軟部組織の評価を行うと制限因子を推察しやすい"と述べました．これを運動学とともに補足したいと思います．

脛骨大腿関節は，自由度が2度の蝶番関節で，大腿骨と脛骨の間で"転がり"運動と"滑り"運動が起こります．大腿骨の内側と外側の顆部は非対称で凸面をなしています．内側顆の横幅はほぼ均等で，内側から外側方向へ向かう彎曲があり，これを回旋彎曲と言います．後程述べますが，この形状が伸展に伴う脛骨の外旋と完全伸展位でのロッキングを誘導しています．外側顆では，前方が狭く後方が広いという特徴があります．脛骨の顆部関節面の大きさは，内側が大きく平坦またはわずかに凹面をなし，外側は平坦かわずかに凸面をなしています．これらの骨の形状と軟部組織の作用で回旋が起こり，滑らかな屈伸運動が可能となっています Ⅲ-10 ．

伸展運動に関して最終伸展域では，大腿骨に対し脛骨で約10°の外旋が必要とされ[7]，この終末伸展域での回旋を screw-home rotation と言い，運動を screw-home movement と言います．術後の膝関節では，変形が残存することがありますので，まず骨性要素を画像所見から評価し，screw-home movement を伴った伸展が可能かどうかを推察しなければなりません．つぎに，最終伸展域で緊張する組織は，膝関節の屈筋群，内側側副靱帯，外側側副靱帯，後内側関節包，斜膝窩靱帯，前十字靱帯とされています[8]．これらの軟部組織がどのように可動域に影響を与えるかを理解することで，制限因子の抽出を容易にします．

屈曲運動に関して，Todoや中川は，MRIを用いて膝関節における大腿骨と脛骨の前後移動量（roll back） Ⅲ-11 を計測しました．それらによれば，屈曲15～90°の範囲では内側顆，外側顆とも2mm

[7] Ishii Y, et al. Clin Orthop Relat Res. 1997; 343: 144-50.
[8] Neumann DA. 筋骨格系のキネシオロジー 原著第2版．医歯薬出版；2012. p. 569-628.

程度であり，ヒンジのような運動であると報告しました[9][10]．また，90°〜正座位の間では，roll back が内側顆に対し外側顆の移動量が多く，脛骨は約 30°内旋します．
　さらに，正座位では，内側の大腿骨後面と脛骨関節面の間で半月板や軟部組織がインピンジメントし Ⅲ-13A，脛骨の外側顆は亜脱臼位にあると報告しました[11] Ⅲ-13C．ここで著者の膝関節の 3D-CT 像と MRI 像から，運動を観察してみましょう Ⅲ-12 Ⅲ-13．3D-CT 像からは，前述した報告とほぼ同様の動きが確認されました．MRI 像からは，屈曲方向の制限因子と考えられている大腿四頭筋，腸脛靱帯，膝蓋上嚢，膝蓋支帯，膝蓋骨周囲靱帯，膝蓋下脂肪体，前方関節包などに，大きな伸張性と滑走性とが必要と考えられます．
　セラピストは，骨性要素としてどのような屈曲運動と内旋運動を再獲得させるかを事前に想像し，画像所見と可動域を評価する必要があります．さらに，再獲得させたい膝関節の動きに対し軟部組織がどのように影響を与えるかを考えることが評価のコツと言えるでしょう．

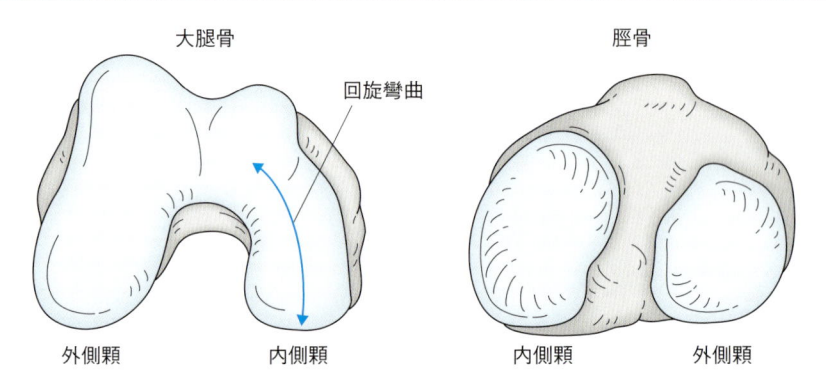

Ⅲ-10 大腿骨と脛骨の内側顆と外側顆の特徴

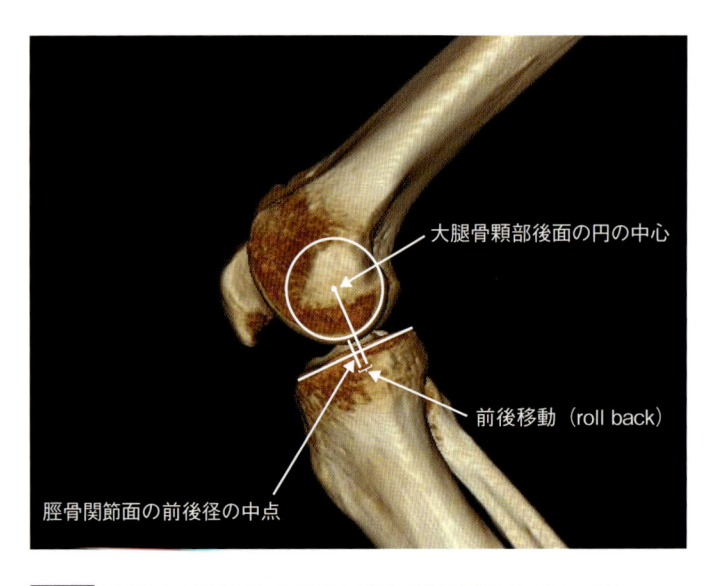

Ⅲ-11 膝関節の屈曲に伴う大腿骨と脛骨の前後移動（roll back）
大腿骨顆部の後面は円形をしいる．中川ら[11]は，この円の中心より脛骨関節面に下ろした垂線と，脛骨関節面の前後径の中間点の距離を前後移動量として測定している．

[9] Todo S, et a. Trans ORS. 1997; 23: 388.
[10] Todo S, et al. Clin Orthop. 1999; 362: 162-70.
[11] 中川　滋, 他. 日臨バイオメカ学会誌. 2000; 21: 193-6.

A: 0° / 90° / 130° / 正座位

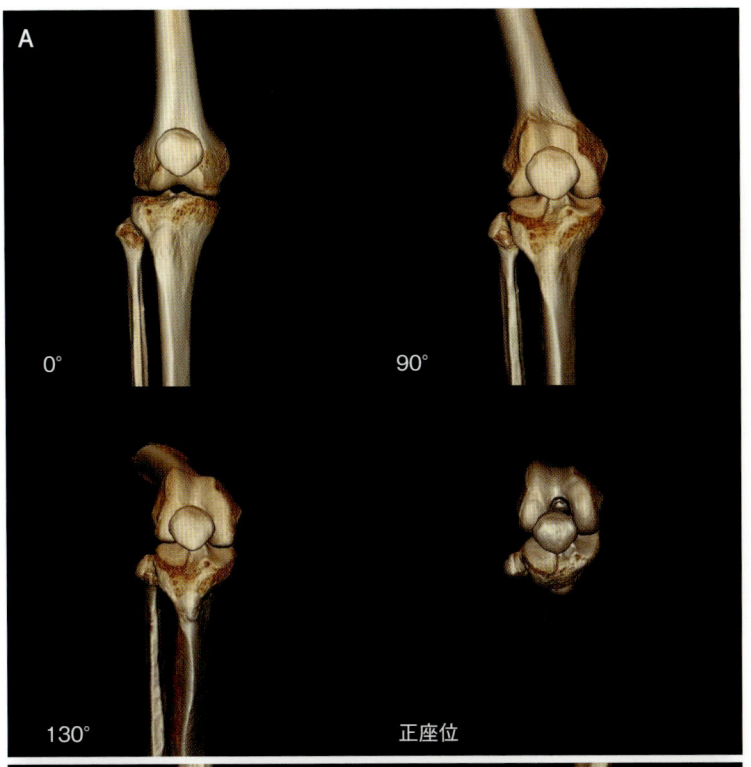

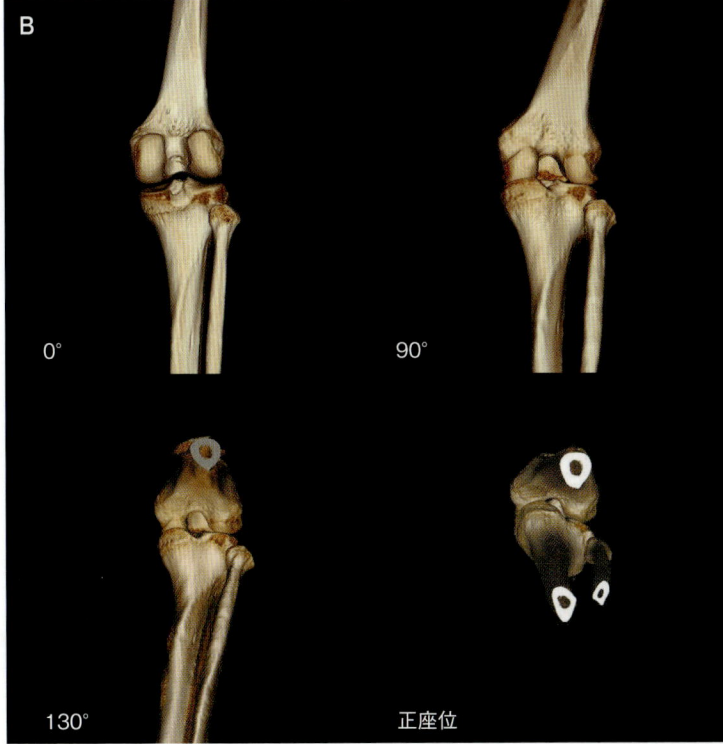

B: 0° / 90° / 130° / 正座位

Ⅲ-12 膝関節 0°から正座までの大腿骨と下腿骨の位置関係

A：正面より　B：後方より

著者（40代半ば，男性，身長181 cm，体重72 kg，BMI 22，変形性膝関節症を疑う所見なし）の右膝関節を用いて，CT像を撮影した．背臥位で 0°，90°，正座位を撮影し，側臥位にて130°屈曲位を撮影した．それらより，3D-CTを合成した．90°まではヒンジのように動き，90°から完全屈曲位の間では脛骨の内旋運動が見られた．特に，130°以上で大きな内旋が起こっていた．

正座位では外側の大腿骨と脛骨の顆部で，関節面が離れる lift off 現象が観察され，Todo や中川らが報告に近似する動きが観察された．

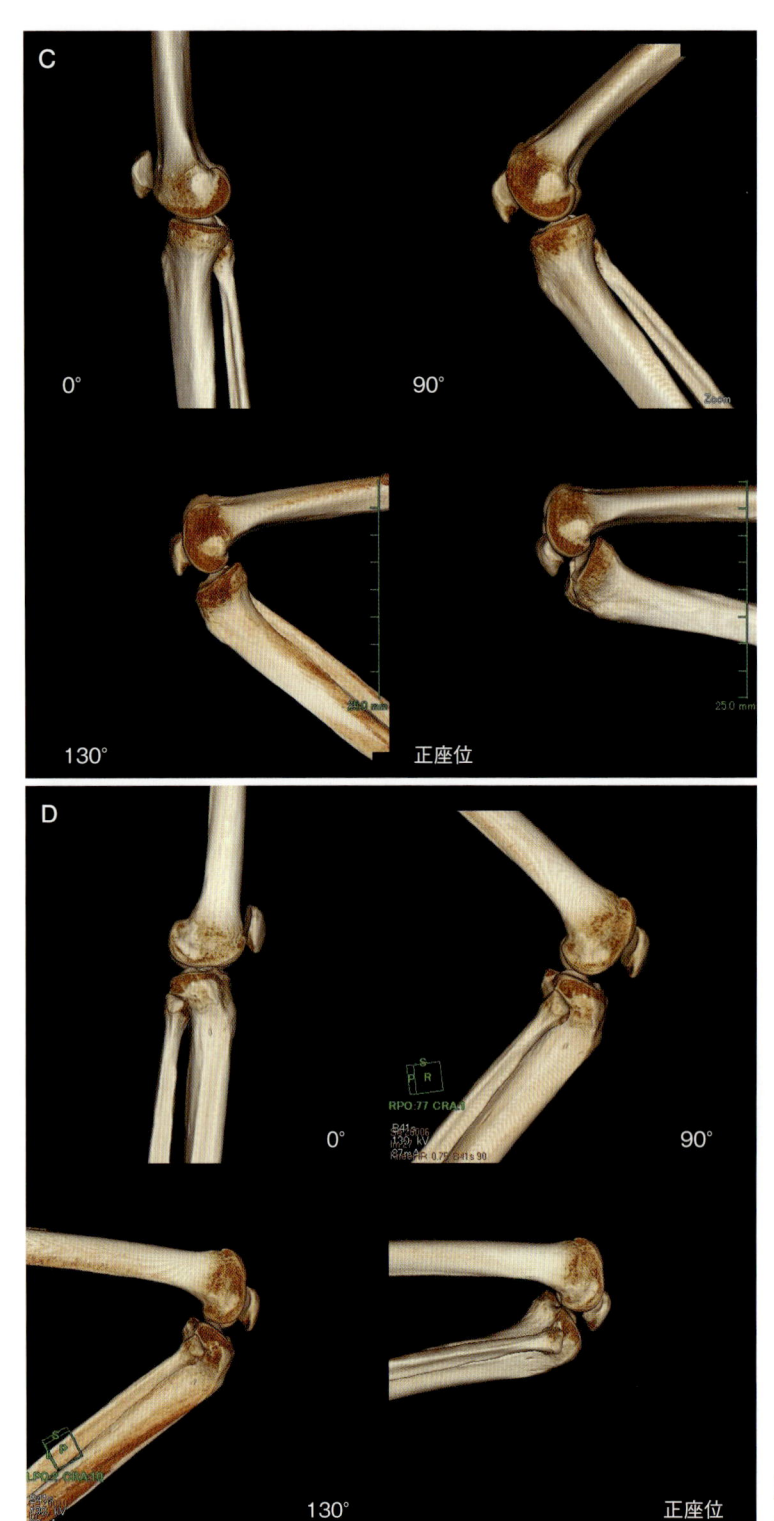

Ⅲ-12 つづき
C：内側より　D：外側より

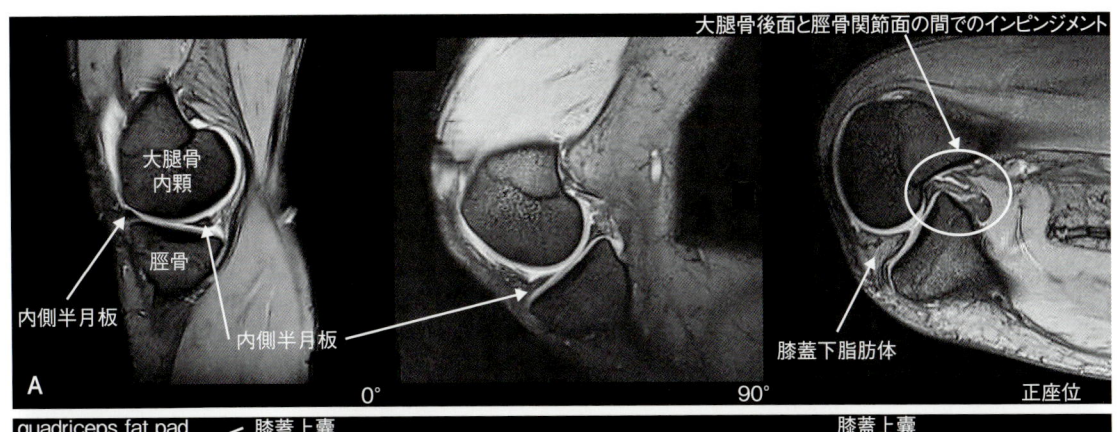

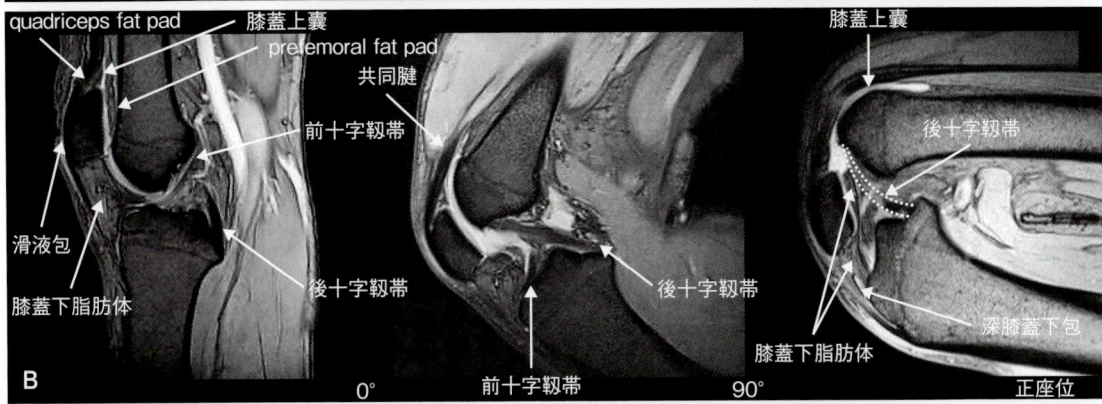

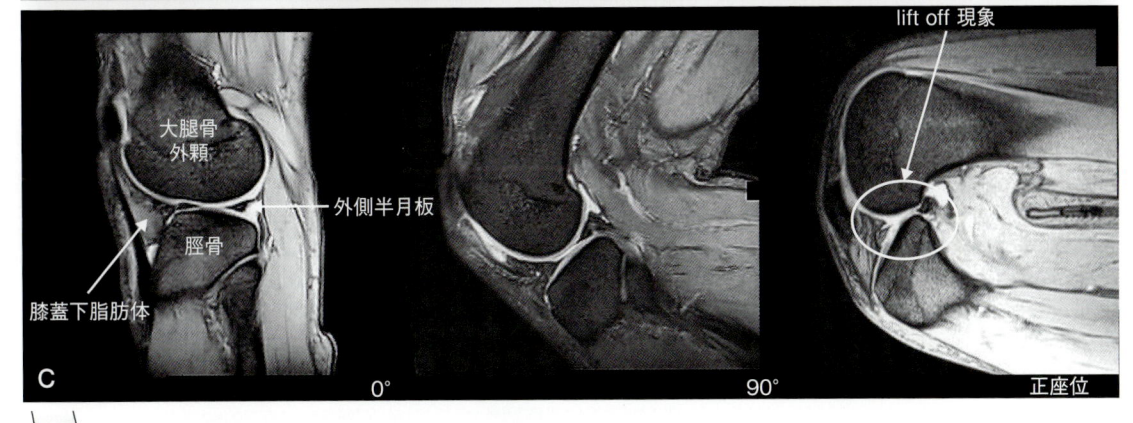

Ⅲ-13 膝関節のMRI（T2 stir にて撮影）

伸展位と正座位は背臥位にて撮影し，90°は側臥位にて撮影した．

A：大腿骨内側顆と脛骨内側顆の位置関係，および周囲軟部組織の観察

伸展位から正座位まで，大腿骨顆部は脛骨顆部上に存在し roll back は少ない．内側半月板も脛骨関節面から逸脱することはなかった．

正座位では，大腿骨後面と脛骨関節面の間で，痛みなどなく半月板と軟部組織のインピンジメントが観察された．膝蓋下脂肪体が正座位で大きく見られ，内側へ移動し広がっている様子が観察された．

B：膝蓋骨中央付近での軟部組織の観察

0°では，膝蓋上嚢，膝蓋骨前面に存在する滑液包が観察される．膝蓋下脂肪体は前十字靱帯の付着部付近まで存在する．また，前十字靱帯は緊張している様子が観察される．

屈曲に伴い大腿四頭筋に大きな柔軟性と伸張性，滑走性が必要であることがわかる．また，それに伴い膝蓋上嚢も変形している．正座位で膝蓋下脂肪体は，膝蓋骨の後面に進入している．また，深膝蓋下包も大きく引き伸ばされている．

深屈曲位で，roll back に関与する後十字靱帯の走行を点線にて示す．

C：大腿骨外側顆と脛骨外側顆の位置関係，および周囲軟部組織の観察

屈曲に伴い，roll back が起こり大腿骨顆部と脛骨関節面が離開し亜脱臼する lift off 現象が観察され，外側半月板の後節が関節面の後方に位置している．

運動療法 therapeutic exercise

1 早期運動療法

　　大腿骨骨幹部骨折に準じる．早期の可動域の改善が重要となり，骨折による組織の損傷，手術侵襲，プレート固定の場合はインプラントによる体積増加，関節内骨折であれば関節内への血腫の貯留など，高度な拘縮の発生を念頭に置き治療にあたる．

　　そのための注意点を以下に示す．本骨折も固定性が良くMMTで3レベルの運動が許可されている状態を仮定したものとする．　**Warp!!** 大腿骨骨幹部骨折の運動療法（p.82）

a．伸展方向の可動域改善について

　　安定した歩行獲得のために，早期の伸展可動域の獲得が重要である．しかし，早期に伸展可動域が改善されても，痛み，安静時の膝関節の肢位などで翌日には前日の運動療法開始前の状態に戻ることは少なくない．この現象への対処法としては，運動療法の時間外に可能な限り自主練習 Ⅱ-11AB を行わせ，運動療法時には前日に得られた角度よりわずかでも改善するように心がけることが重要である．運動療法は，表層の筋から順にリラクセーションと各組織の伸張を行う．通常は，ハムストリングスと腓腹筋の筋収縮練習 Ⅲ-14AB とストレッチングから開始することが多い．伸展に伴いハムストリングスは，前方への滑走が必要であり，移動性を改善する Ⅲ-14CD ．

　　関節内骨折などでは，膝関節屈伸に伴う内側側副靱帯と内側顆の滑走性が低下していることも多い．斜線維 Ⅲ-2E を伸張した後に，平行線維の前方移動を誘導するとより効果的である Ⅲ-15 ．このような対策の後に，他動的な可動域練習を行う Ⅱ-11CD ．

b．extension lag の除去について

　　extension lag の除去に難渋することも多く，セラピストの徒手介助による quadriceps setting も有効な方法である Ⅲ-16 ．

c．屈曲方向の可動域練習について

　　屈曲方向の場合は，可動域練習時に痛みを訴える部分が制限因子であることが多い．評価と治療を繰り返し適宜，皮膚，腸脛靱帯・大腿筋膜 Ⅲ-6 ，広筋群 Ⅲ-17 ，ilio-patellar band や膝蓋骨の周囲靱帯 Ⅲ-7 Ⅲ-18 ，膝蓋上嚢と prefemoral fat pad Ⅲ-8 ，膝蓋支帯と膝蓋下脂肪体 Ⅲ-9 ，内側側副靱帯 Ⅲ-5 などの軟部組織にアプローチした後に，屈曲角度に適した下腿の内旋を誘導し他動的な可動域練習を行う Ⅱ-15CD ．

2 拘縮の改善を目的とした運動療法

　　筋力強化練習と徒手的な可動域練習 Ⅲ-19 Ⅲ-20 を積極的に行う．また，持続伸張 Ⅲ-21 も有効な手段である．

　　早期運動療法の実施にもかかわらず，高度な拘縮に至ることもあり，その場合は受動術が適応となることもある．

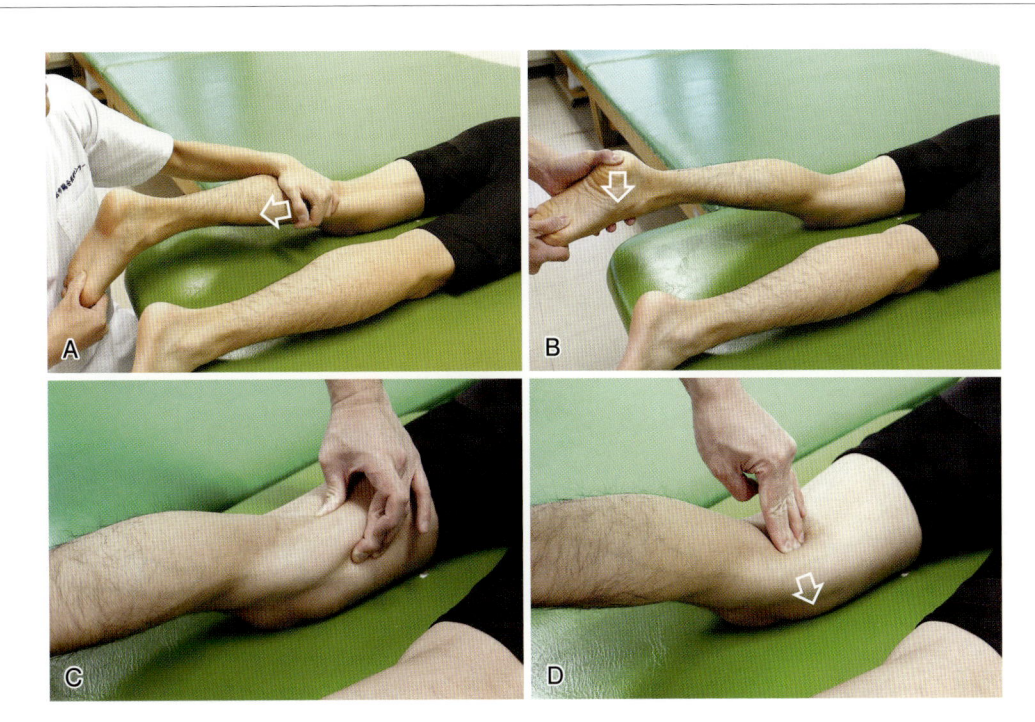

Post-Fracture Rehabilitation Master Book   113

Ⅲ-14 伸展可動域の改善

A：ハムストリングス（半膜様筋）の筋収縮練習
　　半膜様筋の停止部を遠位方向へ引き離すように軽く抵抗をかける．それに抗するように，膝を曲げさせ半膜様筋の筋収縮を誘発する．大腿二頭筋に対しても同様の操作で，筋収縮練習を行う．

B：腓腹筋の筋収縮練習
　　足関節を底屈位とし踵部にて軽く抵抗をかける．それに抗するように膝関節を屈曲させ腓腹筋の筋収縮を誘発する．

C：半膜様筋と腓腹筋の位置関係
　　半膜様筋の外側へ腓腹筋内側頭が進入する様子が観察される　Ⅲ-2G ．

D：半膜様筋と腓腹筋内側頭の滑走練習
　　半膜様筋と腓腹筋のストレッチングの後に，半膜様筋を内側へ滑走させる．大腿二頭筋と腓腹筋外側頭の間にも同様の操作を行う．

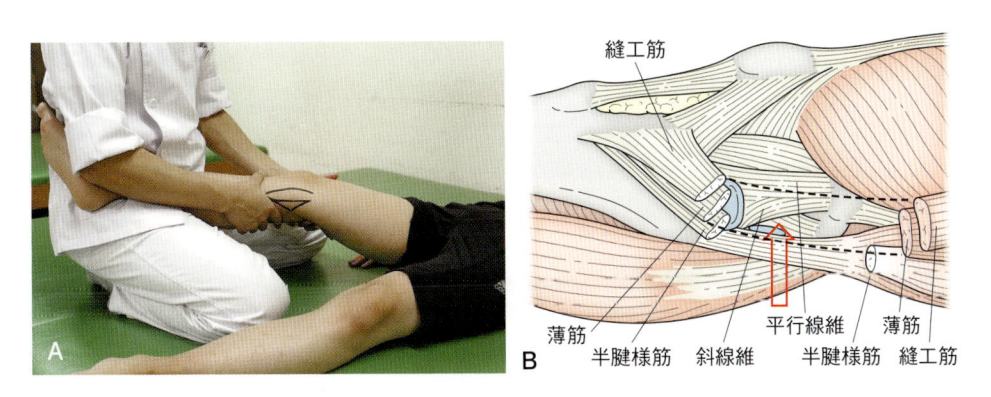

Ⅲ-15 内側側副靱帯の斜線維の伸張と平行線維の滑走練習（B：文献⑫より）

内側側副靱帯は，平行線維（浅層線維）と斜線維（深層線維）から構成され，前方は膝蓋支帯と結合している．平行線維は，内側上顆より脛骨の内側へ走行し，その深部で斜線維は内側上顆と脛骨の内側から膝関節の後方に向かい関節包と結合している（A，B）．

⑫Netter FH．ネッター解剖学アトラス　原書第4版．相磯貞和，訳．南江堂；2007．

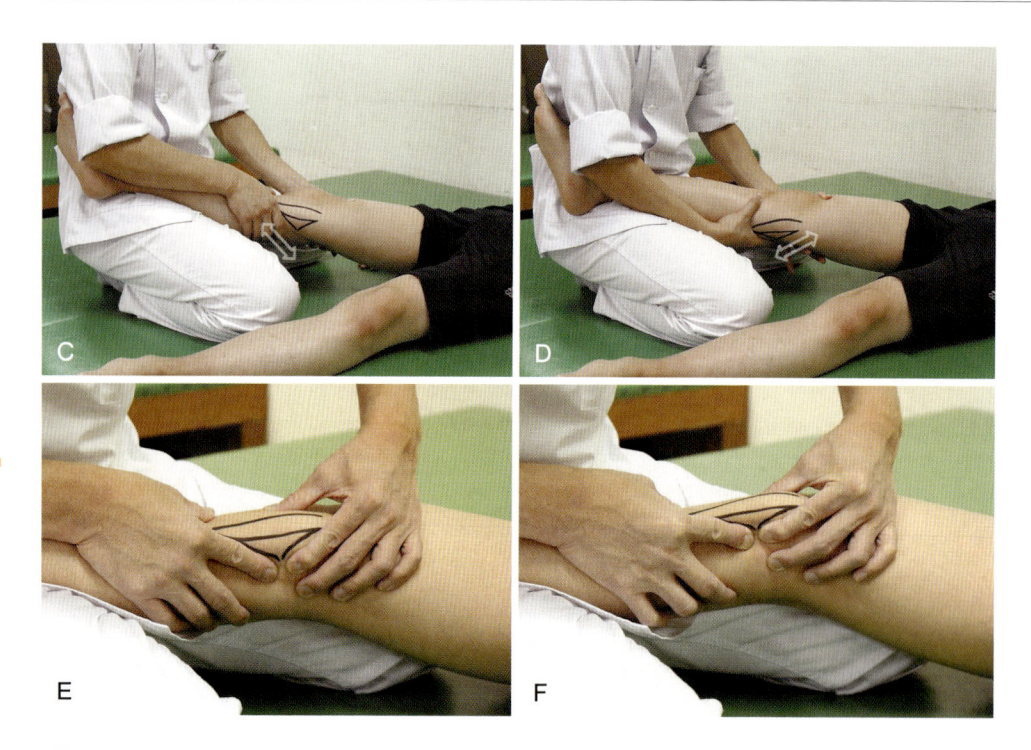

Ⅲ-15 つづき

斜線維の伸張性を獲得するために膝関節軽度屈曲位（A）より，伸展・外反・外旋を行い関節包と脛骨を結ぶ斜線維を伸張する（C）．また，伸展・外反・内旋により関節包と大腿骨を結ぶ斜線維を伸張する（D）．半膜様筋と薄筋との間から骨を触知し（B, E），縫工筋と薄筋と内側側副靱帯を一塊として前方へ移動させるように滑走性を獲得する（F）．

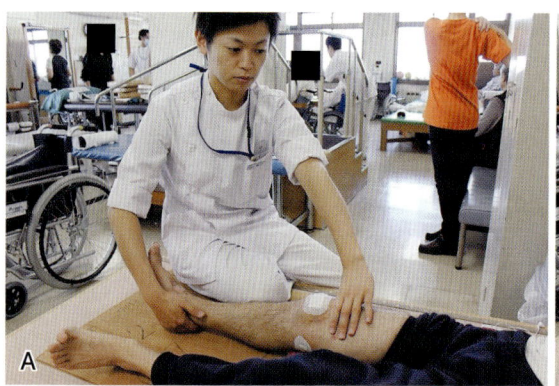

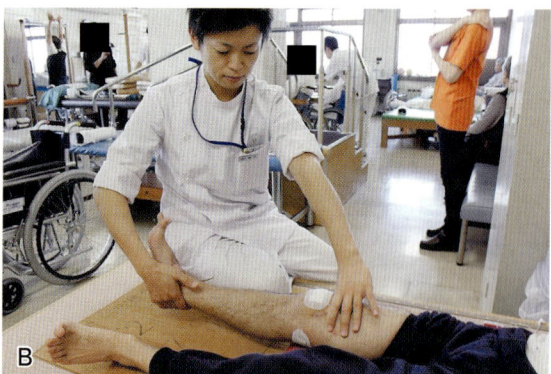

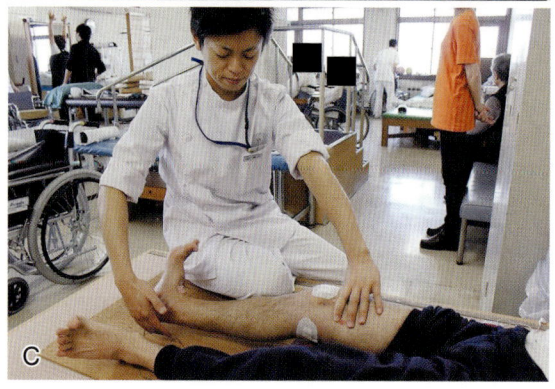

Ⅲ-16 介助による quadriceps setting exercise

安静位（A）より他動的に膝関節を伸展させ，その位置で筋収縮を促す（B）．筋収縮が可能となってきたら介助量を減らし，その位置で止めさせる練習を行う（C）．

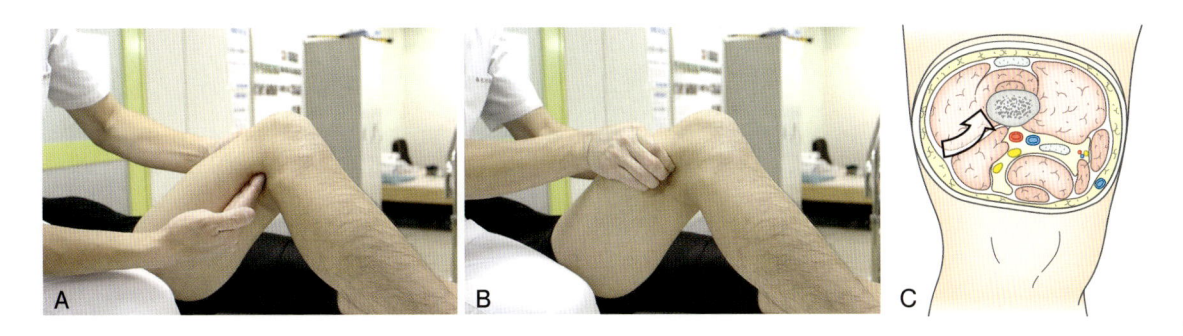

Ⅲ-17 外側広筋と中間広筋のモビライセーション

外側広筋と大腿二頭筋の間より指を深部へと進め（A），外側広筋を前方へ持ち上げるようにモビライセーションを行う（B）．内側広筋に対しても同様の操作にて，モビライセーションを行う．操作イメージ（C）．

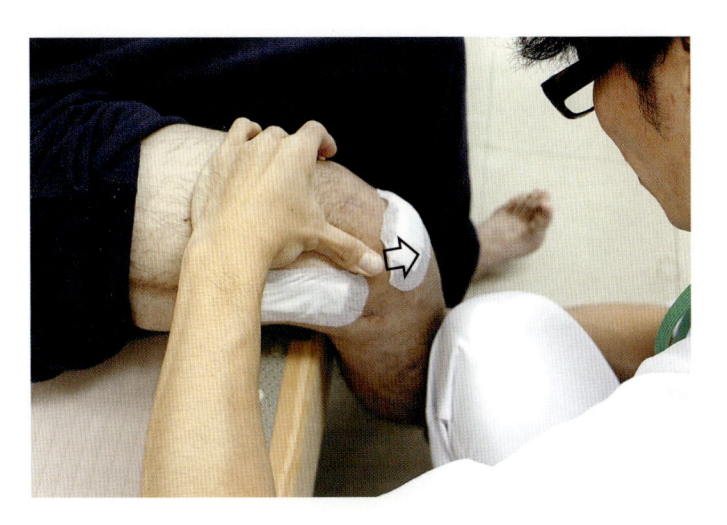

Ⅲ-18 膝蓋骨上外側の伸張練習

プレートの挿入時に膝蓋骨上外側の腸脛靱帯（ilio-patellar band）・大腿筋膜，外側広筋，関節包等が展開され再縫合されている場合がある．それらの組織の柔軟性や滑走性の再獲得は非常に重要である．同部を伸張するには膝関節の屈曲に伴い，膝蓋骨を内側下方へ誘導するように伸張する．

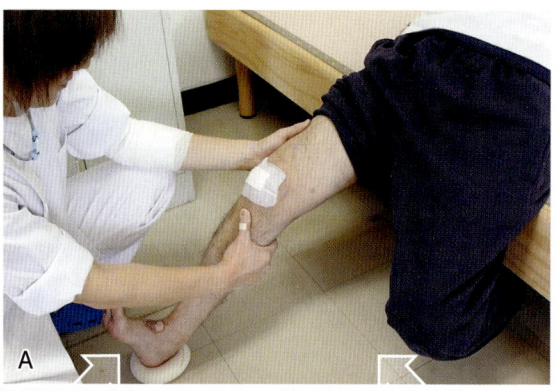

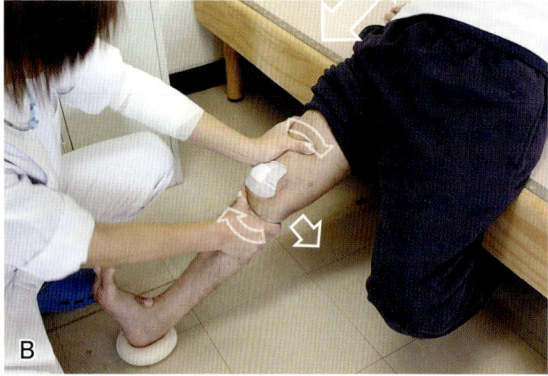

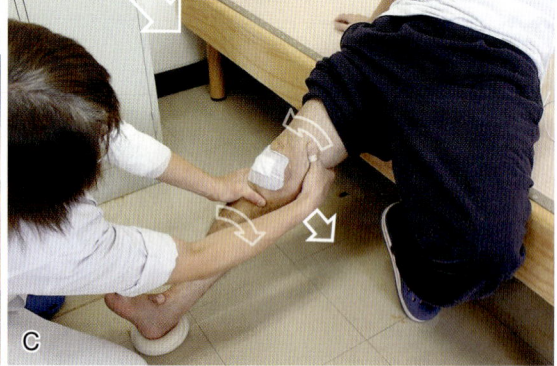

Ⅲ-19 最終伸展域の可動域練習

A：最終伸展域において，脛骨は大腿骨に対し後方に位置することが多い Ⅲ-4．
膝関節の伸展に伴い脛骨の前方移動を誘導する必要がある．
B：下腿の外旋誘導とともに膝関節を伸展させる．大腿骨は外旋誘導に抗するように固定する．
C：同様に下腿の内旋誘導とともに膝関節を伸展させる．
BとCの練習を交互に行い，伸展可動域の改善を行う．本練習は，ある程度骨癒合が進んだ状態で開始している．

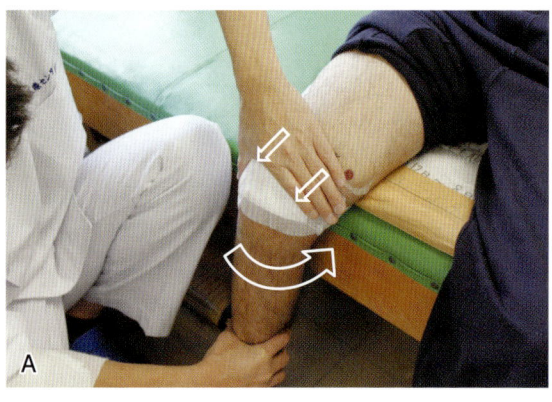

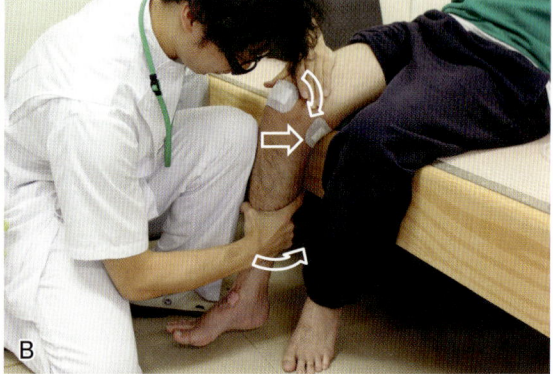

Ⅲ-20 内旋を伴った屈曲可動域練習

A：下腿の内旋を伴った屈曲可動域練習
膝蓋骨直上で大腿四頭筋などの軟部組織を左手にて遠位方向へ引き下げ，右手にて下腿の内旋を誘導し可動域練習を行う．
B：複合的な屈曲可動域練習
左手で膝蓋骨を内側下方へ誘導し，左膝で脛骨の後方誘導を行う．さらに，右手にて脛骨の内旋を誘導する．

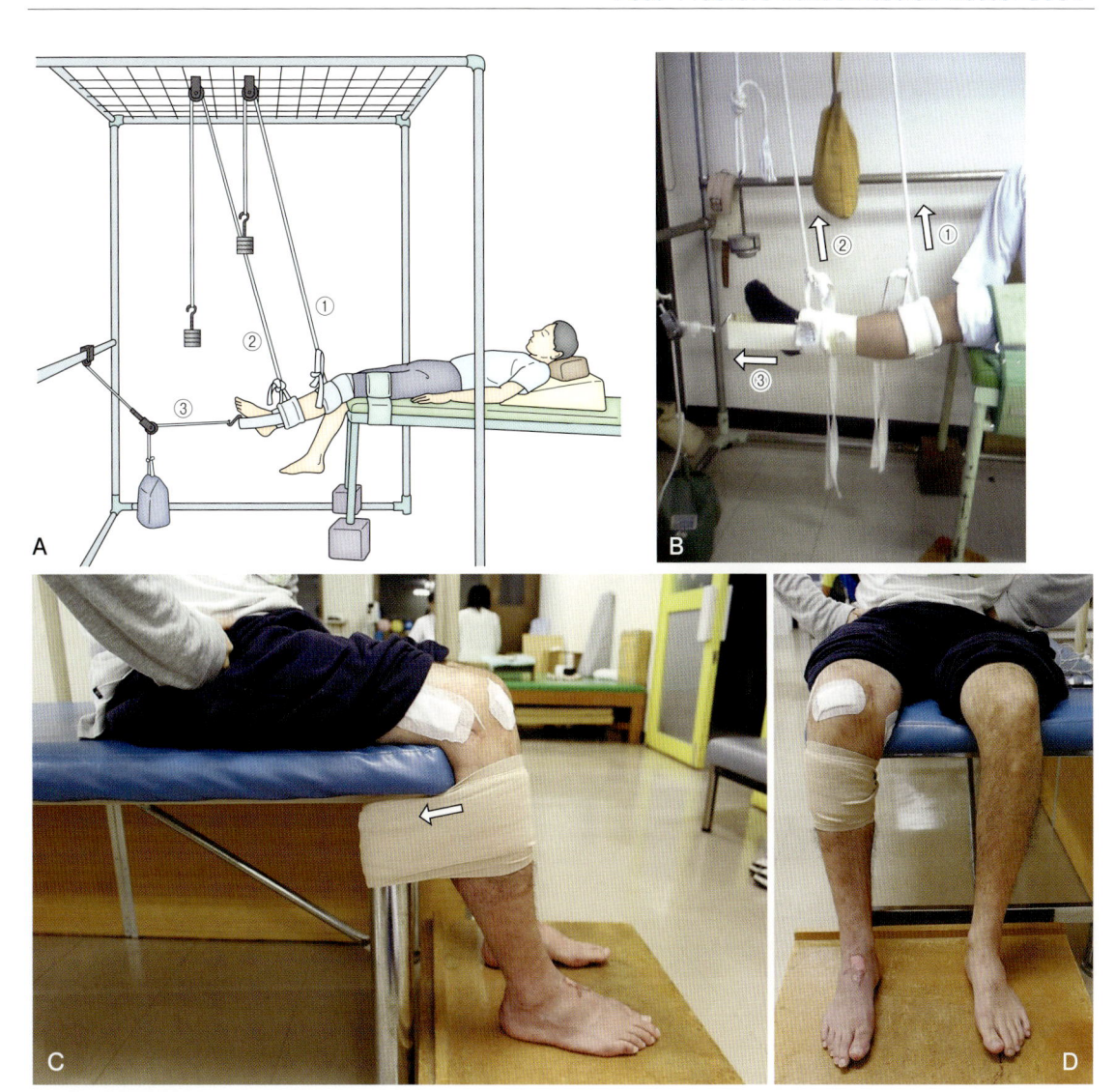

Ⅲ-21 持続伸張練習

A：伸展方向の持続伸張練習
B：牽引部拡大写真
　下腿の長軸に対し①近位と②遠位で垂直方向へ，③下腿の遠位長軸方向と，3方向に牽引し持続伸張練習を行っている．
　①は4〜5 kg，②は3〜4 kg，③は1.5〜2 kg から開始することが多く，30分程度持続伸張が可能な重さを選択している．
C：屈曲方向の持続伸張練習（側面から）
D：正面から
弾力包帯の張力で，下腿の近位が牽引されるように持続伸張を行う．下腿の回旋角度を健側と同じようにする．

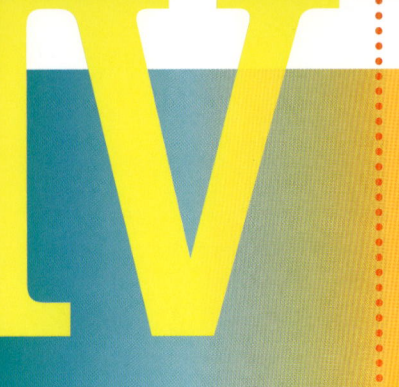

IV 膝蓋骨骨折
fracture of the patella

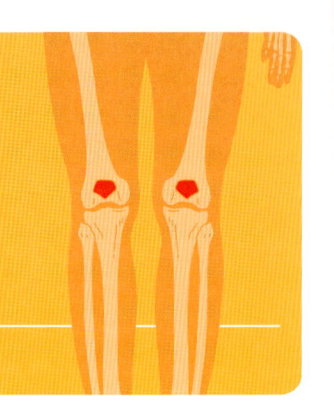

概要 • general remarks

　膝蓋骨は人体最大の種子骨であり，その役割について田名部[1]は，レバーアームの延長による大腿四頭筋の効率化，膝関節の動的安定性と回転効率の向上，膝関節内組織の保護作用を挙げている．

　本骨折は，転倒時の膝の強打やダッシュボード損傷 III-1B (p.30) などの直達外力の他，跳躍など大腿四頭筋の張力による介達外力にて受傷する．一般的に，直達外力では粉砕型（星状型）になることが多いが，転位は少なく膝蓋支帯の損傷は少ないとされている．また，介達外力では横骨折になることが多く，膝蓋支帯の断裂具合に応じて転位が生じるとされている．実際には，直達外力と介達外力による複合損傷であることが多く，関

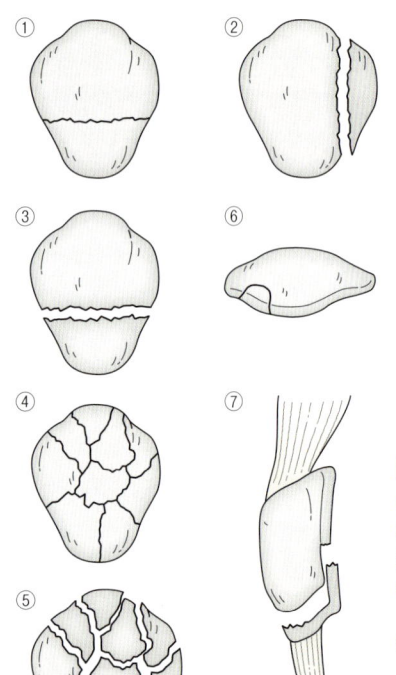

IV-1 Carpenter らの分類　文献[2]より

横骨折（transverse fracture）：骨折線が内外側を横切る骨折　①
縦骨折（vertical fracture）：骨折線が縦方向に走る骨折　②
辺縁骨折（marginal fracture）：辺縁の骨折で，伸展機構に損傷のない骨折．
転位骨折（displaced fracture）：関節面の 2 mm 以上の段差（step off）か，3 mm 以上開大（gap）した骨折　③⑤
粉砕骨片（comminuted fracture）：星状の骨折　④⑤
　　横骨折に一極や両極の粉砕骨折を伴うものも含まれる．
骨軟骨骨折（osteochondral fracture）：
　I 型：関節面の軟骨，軟骨下骨，骨梁が 1 つの骨片となり遊離する骨折　⑥
　II 型：膝蓋骨の下棘が関節軟骨とともに裂離する骨折（sleeve fracture）　⑦

[1] 田名部誠悦．骨折と救急処置．室田景久，他編．メジカルビュー社：1990. p.196-205.
[2] 三木堯明．骨折と外傷　分類・診断基準・評価基準・定義　改訂 2 版．金芳堂；2005. p.234-5.

節内骨折であるため関節内血腫による腫脹を伴いやすい．また，思春期では有痛性分裂膝蓋骨との鑑別が重要である．

分類は，横骨折，縦骨折，粉砕骨折と表現されることが多いが，Carpenter らの分類❸ Ⅳ-1 が理解しやすいと思われる．

整形外科的治療 ● orthopedic procedure

関節内骨折であるため，関節面の解剖学的な整復が重要である．関節面の 2 mm 以下の段差（step off）や骨片の 3 mm 以下の開大（gap）では，伸展機構の障害が少ないと考えられ保存療法が用いられることが多い Ⅳ-2A ．

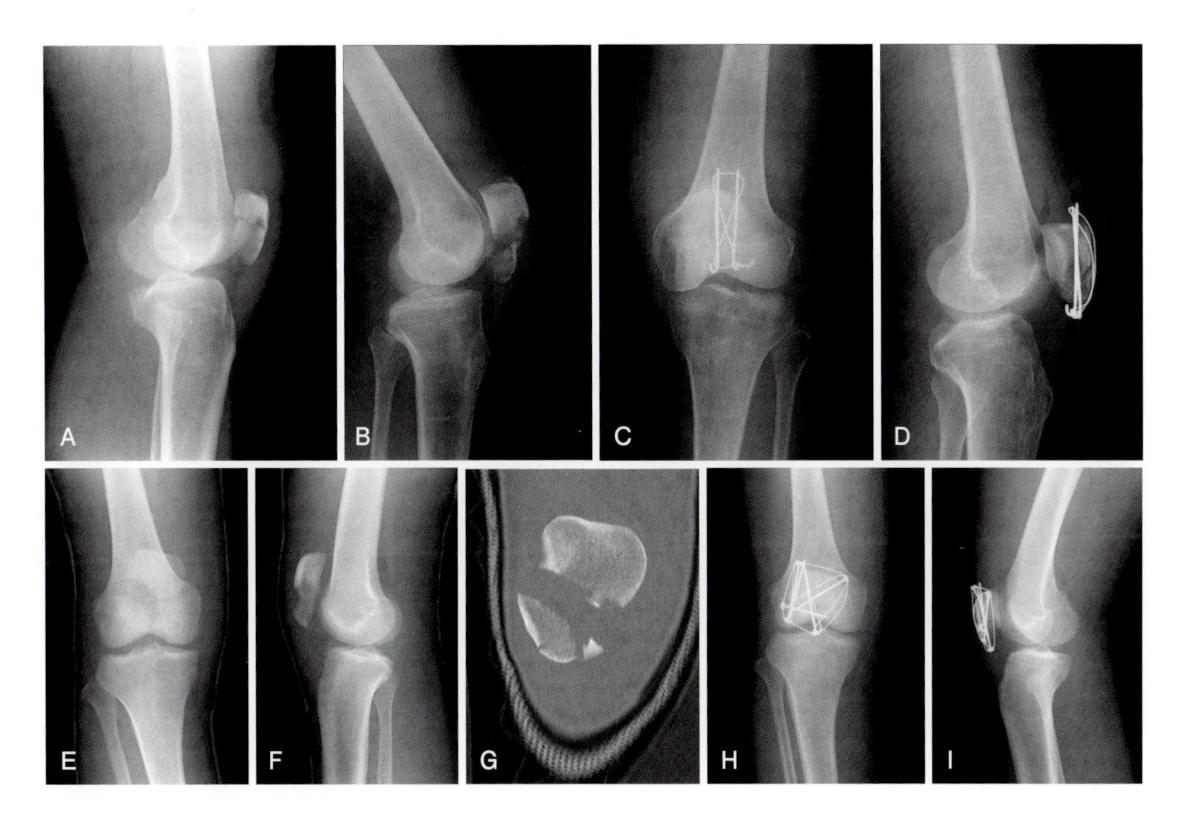

Ⅳ-2 膝蓋骨骨折の保存療法例と手術療法例

A：転位の少ない横骨折　X 線側面像
　　転位が少なく保存療法が選択された．
B：転位の大きな横骨折　X 線側面像
　　伸展機構の損傷が予測されたため手術療法が選択された．
CD：B の症例の術後　X 線正面像と側面像
　　modified tension band wiring 法により固定が行われた．
EF：小骨片を伴う転位の大きな横骨折　X 線正面像と側面像
　　転位の大きな横骨折に加え，下極に小骨片を認める．
G：CT 前額断像
HI：ひまわり法（self-locking pin and circumferential wiring）施行例

膝蓋骨骨折のためのアプローチ

一般的に，膝蓋骨中央部の横切開または，縦切開（正中切開）が用いられる．
また，内側または外側傍膝蓋切開が用いられることもある．

❸ Carpenter JE, et al. J Bone Joint Surg. 1993; 75-A: 1550-61.

Knowledge Zuggurtung法＝tension band wiring法

Zuggurtung（ツークツガーツング）は，ドイツ語で tension band を意味します．さらに，tension band wiring をドイツ語表記しますと Zuggurtungsosteosynthese となります．

元来，Zuggurtung法[4]は，横骨折に対し行われるものでピンニングを行いません Ⅳ-3．膝蓋骨上面の大腿四頭筋腱と膝蓋靱帯の近位を太めのワイヤーで緩く縫合し，骨折部にかかる引き離す力を，圧迫力へ変換し早期の可動域練習にて自然整復を期待するものです Ⅳ-3．後に，K-wire を追加した "modified tension band wiring 法" Ⅳ-2CD が報告されています[5]．

では，これらの方法においてどの角度から圧迫力として働くのでしょうか．加藤ら[6]は，Zuggurtung 法モデルをコンピューター解析し膝関節の屈曲角度と大腿四頭筋の作用について報告しました．膝関節が 0～30°では，大腿四頭筋の作用が離開力として働き，屈曲 30°以上で圧迫力に変換されはじめ，60°以上では有効に圧迫力として働くと報告しました．また，大西[7]らは，膝蓋骨の離開を防ぎつつ大腿四頭筋の運動を行わせるには，骨折面に圧迫力が加わる屈曲 60°以上で行うことが重要であると述べています．しかし実際には，ワイヤーやピンの刺入位置は症例により異なります．これらの数値は参考程度に考え X 線側面像などから，どの程度の屈曲角度から骨折部に圧迫力が働くかを推測する必要があります．

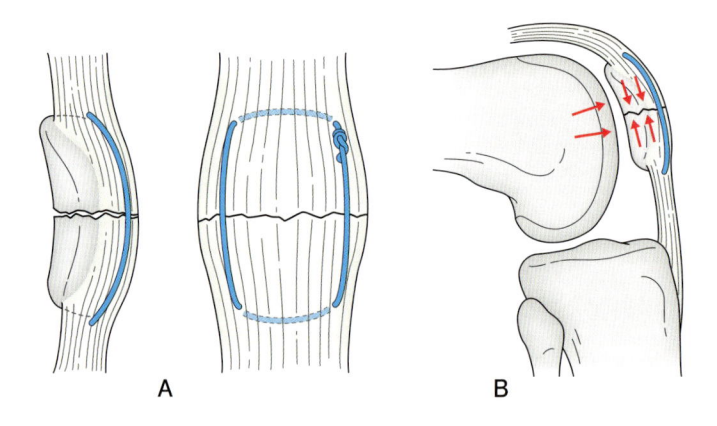

Ⅳ-3 Zuggurtung 法

転位が大きい場合は，膝蓋支帯や関節包の断裂を伴っていると考えられる．

保存療法は，血腫の除去後に膝関節を伸展位とし，ギプスや knee brace にて固定される．歩行は，痛みを目安として膝関節を伸展位に固定のまま開始される．3～4 週で可動域練習を開始するのが一般的である．

転位が大きい場合や粉砕骨折には手術療法の適応となる．横骨折で骨片の転位が大きい場合は，Zuggurtung 法 Ⅳ-3 や modified tension band wiring 法 Ⅳ-2CD にて固定されることが多い．単純な縦骨折では，スクリューによる固定が用いられる．膝蓋骨の下極骨折や粉砕骨折では，modified tension band wiring 法に加え膝蓋骨の周囲を soft wire

---

[4] Pauwels F. Verhandlung Dtsch Orthop Gesellschaft. 1966; 101: 253.
[5] Muller ME, et al. 骨折手術法マニュアル AO 法の実際 改訂第 3 版．シュプリンガー・フェラーアーク東京; 1995. p. 568-71.
[6] 加藤竜一，他．整形外科．1987; 38（7）: 936-41.
[7] 大西弓恵，他．整形外科リハビリテーション研究会誌．2005; 8: 64-6.

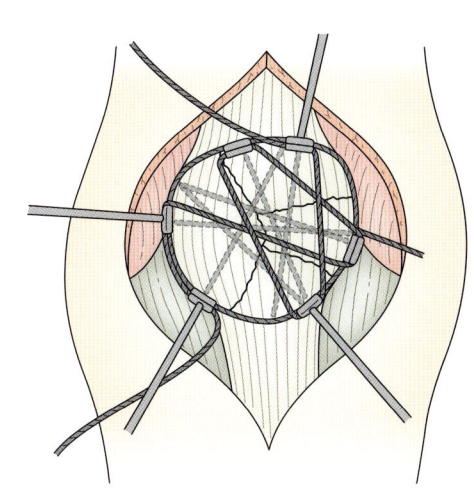

Ⅳ-4 ひまわり法（self-locking pin and circumferential wiring）

ケーブルを通すための2穴のスリーブのついたピンで骨折部を固定する．スリーブにケーブルを通し全周にわたり固定しつつ，安定化させたい骨片の上をケーブルで覆う．
図では，内側の粉砕骨片が多い部分をケーブルで覆っている．ケーブルが1カ所で断裂したとしても固定が破綻することはなく，従来法に比べ力学的特性には優れているとされている．
後療法は，術直後より可動域練習が可能とされている．

にて締結する周辺締結法で複合的に固定されることが多い．また近年は，ひまわり法（self-locking pin and circumferential wiring）にて固定されることも多い Ⅳ-2E～I，Ⅳ-4．

高度な粉砕骨折など膝蓋骨の整復が不可能な場合には，膝蓋骨摘出術が行われることがある．しかし，前述した膝蓋骨の機能から全摘出術よりも部分摘出術が推奨されている[8]．

可動域練習を主とした早期運動療法が原則とされているが，実際には数週間の外固定が行われることも少なくない．膝関節を伸展位に保つ装具を使用して，全荷重歩行も早期に開始される．

評価 evaluation of the fracture

1 保存療法

受傷時のX線画像から転位の程度とともに膝蓋支帯や関節包の損傷状態を推察する．
実際の症例の評価に際して，knee braceなどで外固定が行われ膝蓋骨周囲が目視できる場合は，膝蓋骨周囲の浮腫の有無，筋の柔軟性と圧痛，膝蓋上嚢とprefemoral fat padの柔軟性 Ⅲ-8 をその固定肢位にて評価する．
外固定の除去後に，膝関節に対し基本項目を評価する．**Warp!!** 評価の基本項目（p.20）
外固定の除去後は，骨癒合が脆弱な場合もあり可動域の測定に際しては，自動運動または自動介助運動 Ⅱ-13 にて測定した方が良い．大腿四頭筋の筋力評価も，MMTで3レベルの有無を評価し，extension lagの有無を確認する程度でよいが，骨癒合が安定していない早期では，終末伸展域での大腿四頭筋の収縮は骨片離開となることもあり注意が必要である．加えて，歩行時の膝折れなどの不安感について患者に確認する．不安感を訴える場合は，筋力の回復が得られるまでknee braceを使用したほうが良い．
ある程度の骨癒合が得られた後に，膝蓋大腿関節の可動域と膝蓋骨周囲靱帯の柔軟性 Ⅲ-7，膝蓋下脂肪体と膝蓋支帯の柔軟性 Ⅲ-9 を評価し，詳細な筋力評価も行う．

[8] Melvin JS, et al. J Am Acad Orthop Surg. 2011; 19（4）: 198-207.

2 手術療法

　Zuggurtung法やmodified tension band wiring法が行われた場合は，術後画像を確認し整形外科医にその固定性と圧迫力が働くであろう角度を確認しておく．ひまわり法 Ⅳ-4 は，一般に粉砕骨折で用いられることが多く，膝蓋骨の前面を覆うワイヤーがその骨片を押さえていることが多いので，骨折型とそのワイヤーの走行についても確認する．

　また，いずれの手術法が選択されても，膝蓋骨の前面は大きく展開されるため滑液包 Ⅲ-13B は損傷を受けることとなる．皮下の癒着が起こりやすいため，手術展開された領域を合わせて確認しておく．

　時間の経過とともにワイヤーの緩みや折損，ピンの転位，骨片の転位などの可能性もあるため，継続的にX線像の確認と骨折部周辺の観察を怠ってはならない．

　術後は，可能であれば皮膚縫合部とその周辺皮膚の色調と癒着の状態を継続的に確認する．その他は保存療法の評価に準じる．

　外固定の除去後，または外固定が行われない場合は，膝関節に対し基本項目を評価する．Zuggurtung法やmodified tension band wiring法などの大腿四頭筋の筋力評価は，膝関節の伸展制限を設け，膝蓋骨が離開しない範囲で検査を行う．過度な抵抗を加えてはならない．

運動療法 therapeutic exercise

1 保存療法

a．外固定期間

　knee braceなどで外固定が行われている場合は，浮腫管理 Ⅱ-7 を行い，足関節の自動運動 Ⅱ-8 ，股関節の筋収縮練習 Ⅰ-24-9 Ⅱ-9 ，膝蓋骨周囲の筋や膝蓋上嚢とprefemoral fat pad Ⅲ-8 に対するストレッチングなどを整形外科医と協議した上で開始する．歩行が許可されている場合は，膝関節を伸展位に固定して開始する Ⅳ-5 ．

b．外固定除去後

　外固定が除去され，可動域練習を開始する際には，屈曲とともに骨折部が離開しないように，膝蓋骨を遠位へ押し下げながら自動介助にて行うと安全である Ⅳ-6 ．

　また，大腿四頭筋に対し他動的なストレッチングやモビライセーションを開始し Ⅱ-18 Ⅱ-19 ，膝蓋大腿関節の可動域と膝蓋骨周囲靱帯の柔軟性を改善 Ⅲ-7 Ⅲ-8 するとともに膝蓋下脂肪体・膝蓋支帯の柔軟性も改善する Ⅲ-9 ．

　他動的な可動域練習を行う際は，必ず膝蓋骨を下方へ押し下げながら生理的な下腿の内旋を誘導し行う Ⅲ-20 ．

　大腿四頭筋の筋力練習は，MMT：2〜3レベルで開始しextension lagの除去を試みる Ⅱ-12 Ⅱ-16 Ⅱ-17 ．これらにより，歩行時の膝の安定性を獲得する．骨癒合とともに適宜，抵抗を増やし筋力の回復につとめる．

2 手術療法

a．外固定期間
術後1週程度から，術創部の皮下組織の滑走練習を開始する．
その他は，保存療法に準じる．

b．外固定除去後または，行われなかった場合
可動域練習は，保存療法の外固定除去後に準じる．

Zuggurtung法などが行われた場合の大腿四頭筋の筋力練習は，骨癒合がある程度得られるまでは圧迫力が働く角度範囲内で行う Ⅳ-7．modified tension band wiring法では，早期よりquadriceps-settingが許可されることがあるが，骨折部に離開力を軽減するために踵を浮かさず行う配慮が必要である．ひまわり法の場合は，保存療法の外固定除去後の大腿四頭筋の筋力練習に準じるが，固定性に依存するため整形外科医と協議の上，その方法論を種々選択する必要がある．

歩行時に膝折れなどの不安定感を訴える場合や，評価にてそれが予期される場合はknee braceを使用した方がよい．

Skill　knee braceについて

knee braceには，ストレートタイプ（A）のものと20°程度屈曲位（B）のものがあります．まれに，膝蓋骨骨折に対し屈曲位のknee braceが処方されていることを経験します．その際は，必ずストレートタイプのものに変更するようにしてください．膝関節が軽度でも屈曲位となりますと，大腿四頭筋が働き膝蓋骨に離開力が働きやすくなります．

Warp!! Zuggurtung法＝tension band wiring法（p.120）

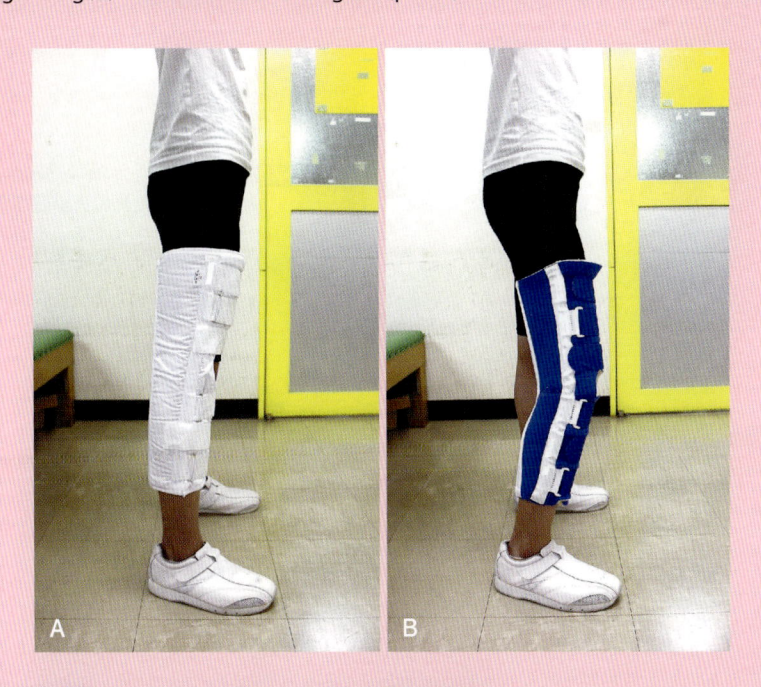

Ⅳ-5 knee braceを使用しての歩行練習の注意点

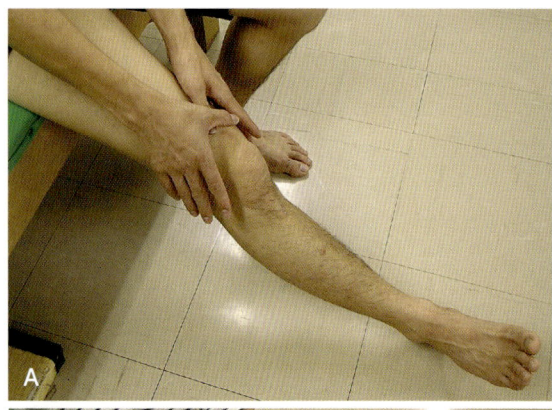

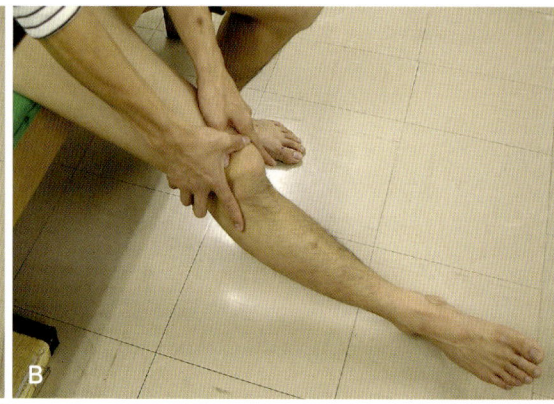

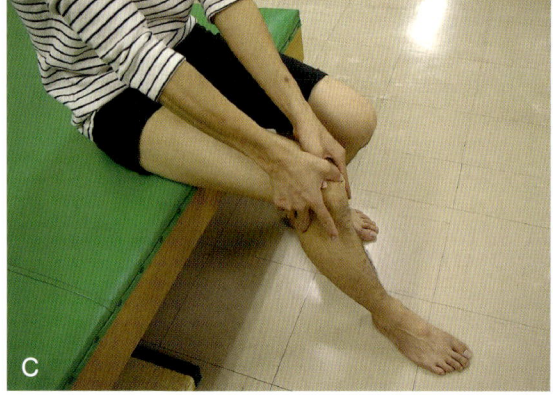

IV-6 膝蓋骨骨折に対する自動介助運動

A：膝蓋骨を押し下げる前の状態．
B：膝蓋骨を下方へ押し下げることで，骨折部の離開を予防する．
C：膝蓋骨を押し下げた位置をキープした上で，膝関節を屈曲させる．

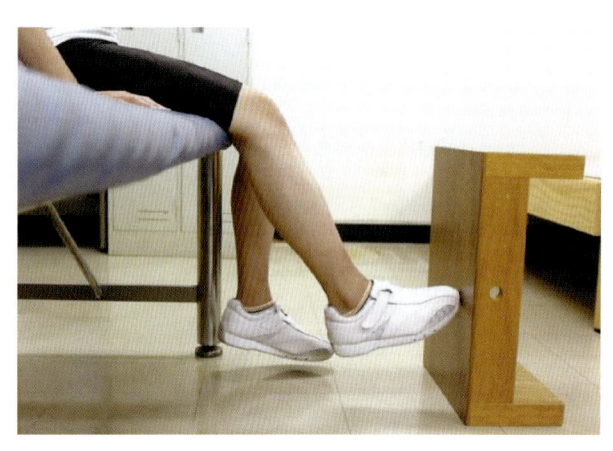

IV-7 Zuggurtung 法や modified tension band wiring 法のための大腿四頭筋の筋力練習

筋力練習は，骨癒合がある程度得られるまでは圧迫力が働く角度範囲内で行う．膝関節の過度な伸展を制限するために，何らかの目安を置いておくとよい．

V 下腿近位端骨折，脛骨近位端骨折

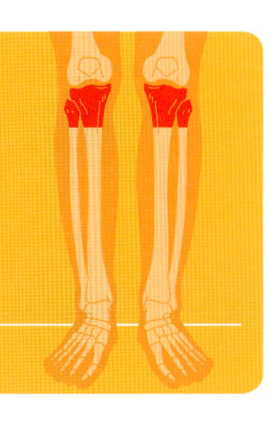

fracture of the proximal end of the tibia

概要・general remarks

受傷機転は大腿骨遠位部骨折と同様に，膝関節に内反力または外反力が作用し，大腿骨と脛骨の顆部が衝突し受傷する．交通事故などの高エネルギー外傷の場合は，内側または両側の高原骨折となることが多いとされ，高齢者では転倒などの低エネルギー外傷として外側の陥没骨折を受傷することが多い[1]．

前原[2]は，脛骨高原骨折の70％が外側の単独骨折であると報告している．

一般的に，下腿近位端骨折の分類として AO の分類 V-1 が用いられ，脛骨高原骨折の分類として Hohl（ホール）の分類 V-2 が用いられている．

十字靱帯や側副靱帯，半月板，膝窩動静脈，脛骨神経と腓骨神経の損傷，後外側支持機構の損傷による後外側回旋不安定性（PLRI: postero-lateral rotatory instability）を伴うことがある．

Knowledge 後外側支持機構の損傷による後外側回旋不安定性

膝関節後外側の動的支持機構は，大腿二頭筋腱，膝窩筋・膝窩筋腱，腓腹筋外側頭，腸脛靱帯・大腿筋膜から構成され，静的支持機構としては，外側側副靱帯，fabello-fibular ligament，斜膝窩靱帯，関節包，postero lateral corner（弓状膝窩靱帯と PFF: popliteo-fibular fiber）などから構成されます Ⅲ-2CD．

後十字靱帯損傷の有無にかかわらず，上記の静的支持機構が破綻した際に，後外側回旋不安定性が生じるとされており，その症状は歩行時痛や反張膝に伴う歩行不安定性が挙げられます．

理学所見としては，背臥位または端坐位で患側下肢の伸展強制を行うと，大腿骨に対し下腿が外旋しつつ反張膝となる現象（external rotation recurvatum test）や，膝関節 30°と 90°で下腿を最大外旋させるダイアルテストが陽性となります．

保存療法としては膝関節周囲筋の筋力強化や足底板療法などが報告されており，不安定性の程度によっては手術的に再建されることもあります．

[1] 長野博志. 関節外科. 2012; 31（10）: 137-52.
[2] 前原 孝. MB Opthop. 2013; 26（11）: 129-38.

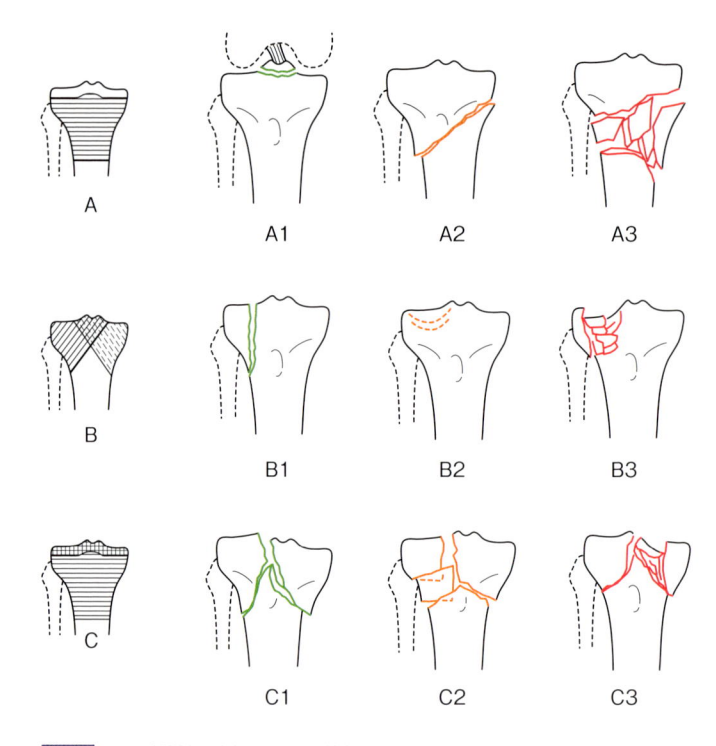

V-1 下腿近位端骨折の AO の分類　文献❸より改変

○数字が図に対応している.

A：関節外骨折
  A1. 関節外骨折，裂離骨折
    1．腓骨骨頭骨折　2．脛骨結節骨折　③．十字靱帯付着部骨折
  A2. 関節外骨折，骨幹端部の単純骨折
    ①．前額面斜骨折　2．矢状面斜骨折　3．横骨折
  A3. 関節外骨折，骨幹端部の多骨片骨折
    1．楔状骨片　2．破片楔状骨片　③．複雑骨折
B：部分的な関節内骨折
  B1. 部分的な関節内骨折，純粋な割裂骨折
    ①．外側関節面の骨折　2．内側関節面の骨折
    3．斜骨折，脛骨隆起とどちらかの関節面を含む
  B2. 部分的な関節内骨折，純粋な陥没骨折
    1．外側全体の骨折　②．外側に限局した骨折　3．内側の骨折
  B3. 部分的な関節内骨折，割裂陥没骨折
    ①．外側　2．内側　3．斜骨折，脛骨隆起とどちらかの関節面を含む
C：完全関節内骨折
  C1. 完全関節内骨折，関節内単純骨折と骨幹端部単純骨折
    1．軽度の転位を伴うT字またはY字型骨折
    ②．一方の顆部の転位を伴うT字またはY字型骨折
    3．両側の顆部に転位を伴う骨折
  C2. 完全関節内骨折，関節内単純骨折と骨幹端部多骨片骨折
    ①．楔状骨片　2．破片楔状骨片　3．複雑骨折
  C3. 完全関節内骨折，多骨片骨折
    1．外側　②．内側　3．外側と内側

❸Muller ME, et al. 骨折手術法マニュアル　AO法の実際　改訂第3版. シュプリンガー・フェラーアーク東京; 1995. p.146-7.

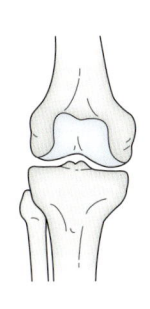

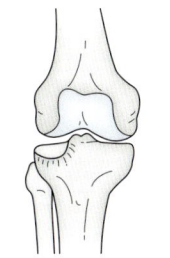

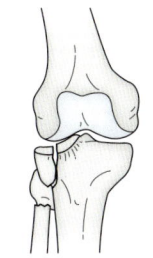

V-2 Hohlの分類　文献❹より改変

Hohlは脛骨高原部の骨折を，非転位骨折（non-displaced fracture）と転位骨折（displaced fracture）に大別し，後者を詳細に分類した．

非転位骨折①
側副靱帯や十字靱帯の損傷を伴うことはあるが，転位や嵌入が3mm未満で，軟骨表面の断裂がほぼないもの．

転位骨折
局所陥没骨折
　中央陥没骨折②：モザイク様に陥没した骨片が認められるもの．
　割裂陥没骨折③：脛骨の外側部が割裂骨折し，中央部の顆部が陥没骨片を呈したもの．内側側副靱帯の損傷を合併することもある．
全体陥没骨折④：顆部全体が嵌入骨折となるもので軟骨表面の粉砕はない．膝関節の変形を生じる．
割裂骨折⑤：顆部の前方または後方の辺縁が骨折したもの．中央部の大きな陥没は伴わない．
脛骨近位端の粉砕骨折⑥：内側と外側の顆部が両側とも骨折し，T字またはY字骨折と称される．
通常，半月板にも高度の損傷があり，顆部の下方に横骨折を認めることもある．

①非転位骨折　②中央陥没骨折　③割裂陥没骨折
局所陥没骨折
④全体陥没骨折　⑤割裂骨折　⑥粉砕骨折

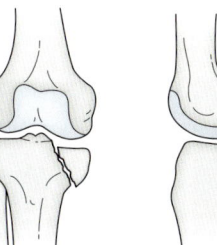

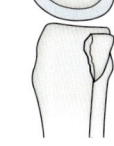

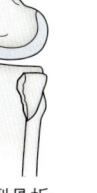

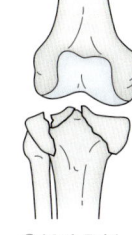

整形外科的治療 • orthopedic procedure

　保存療法は，関節面の転位が2～3mm以下で不安定性がない場合に選択される．3～4週の外固定が行われ，部分荷重が8週以後に許可されることが多い．

　手術療法は，関節内骨折で関節面に縦骨折がある場合や陥没が5mm以上であれば整復が行われ，プレート，スクリュー，髄内釘，創外固定などで固定される．本骨折の多くは関節内骨折で，適正な大腿骨と脛骨のアライメントの獲得のために関節面の正確な整復と固定が重要である．整復の確認は，透視だけでなく関節鏡視下にて行われることもあり，骨欠損がある場合は，骨移植や骨補填剤の充填が行われる V-3 ．関節面や下肢のアライメントに異常をきたす場合は，膝関節の機能障害が残存するばかりでなく，二次的な変形性膝関節症に発展することもある．

　術後は，固定性が良く皮膚の状態が良ければ，早期より可動域練習が可能である．本章では，手術後の評価と運動療法について解説する．

❹ Hohl M. J Bone Joint Surg Am. 1967; 49: 1455-67.

Knowledge 陥没が5mm以上で，手術療法が選択される1つの理由

渡部[5]らは，関節面に5mm以上の陥没が残存すると，下肢のアライメントが変化し関節面へ加わる圧縮応力が50％以上増大すると報告しています．また，応力の集中は関節症性変化をもたらし，大腿骨と脛骨のアライメント異常を起こしやすくなります．

徳永[6]は，脛骨近位端での内反や外反変形が5°起これば，膝関節を通過するMikulicz lineは20％ずつ内側や外側へ移動するため，3mm程度の陥没でも手術療法を選択することもあると報告しています．

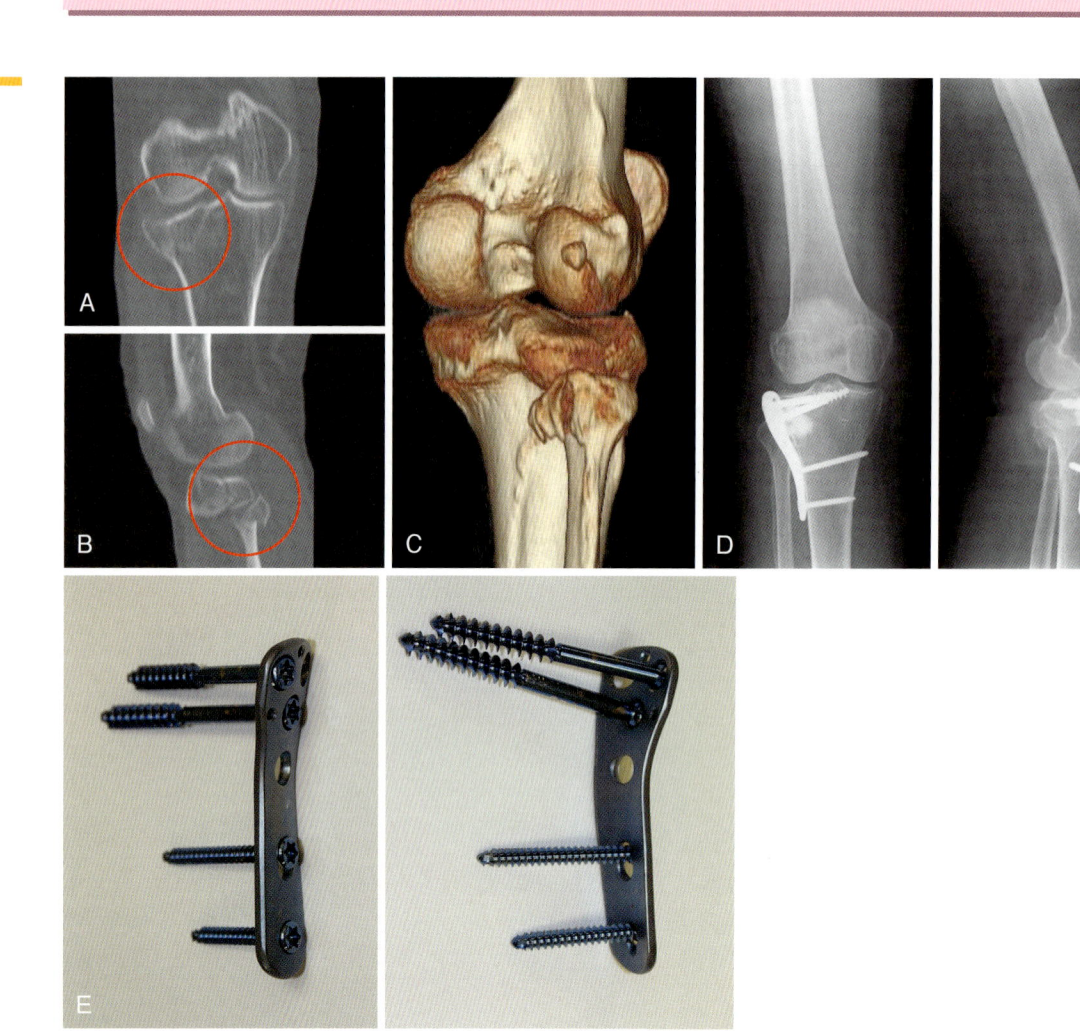

V-3 脛骨近位端骨折例（割裂陥没型）

A B：受傷時CT像　C：受傷時3D-CT像
外側の割裂陥没型の骨折と腓骨頭の骨折を認める．
D：プレートとスクリューにて固定され，骨欠損が認められたため骨補填剤が充填された．
E：使用された物と同型のバットレスプレート
転位が危惧される方向にバットレスプレートを設置することが，本骨折に対するプレート固定の基本とされている．近年は，ロッキングプレートによる固定も数多く行われ，良好な成績が報告されている．

[5] 渡部欣忍，他．整形・災害．2001; 44: 563-73.
[6] 徳永真巳．関節外科．2013; 32（10増刊号）: 142-56.

F　　　　　　　　　　　　　　　　　　　G

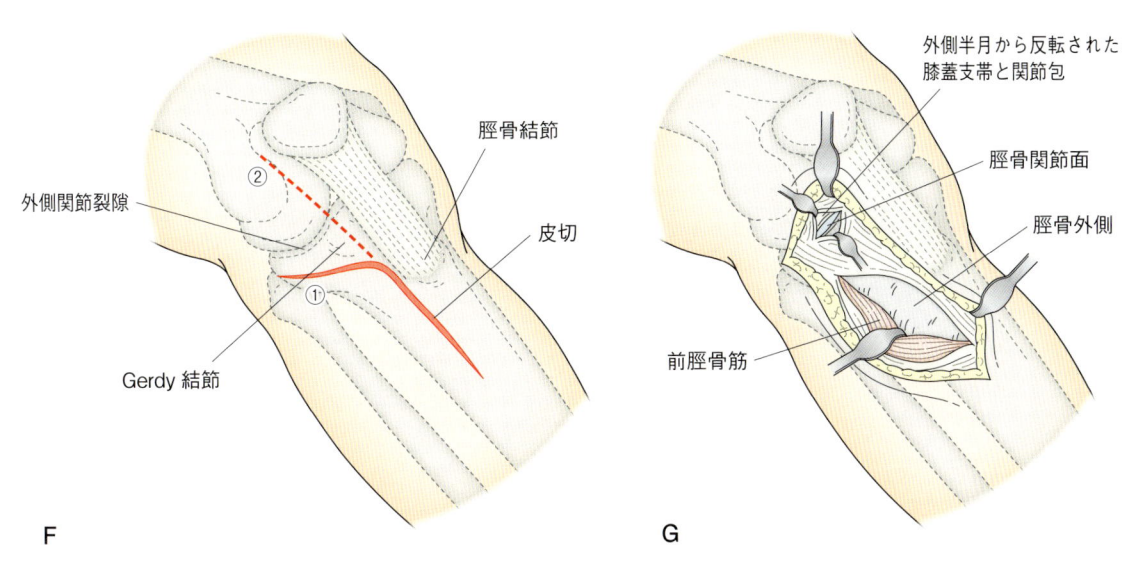

V-3 つづき

FG：脛骨外側プラトーへの前外側アプローチ
①脛骨粗面外側縁から近位方向に切開を加え，Gerdy結節付近で外側に弯曲させ皮膚切開を行う．関節包を露出し外側半月下面と脛骨高原部との間で展開する．また遠位では，前脛骨筋を骨膜下に剥離し脛骨へ達する．
②脛骨関節面を直接観察したい場合は，Gerdy結節付近で弯曲せず直線的に近位へ皮膚切開を加え，関節包などを切開し関節内へ達する．

評価 evaluation of the fracture

　通常は外固定が行われることなく可動域練習が開始されるので，膝関節に対し基本項目を評価する．**Warp!!** 評価の基本項目（p. 20）

　画像の評価は大腿骨遠位部骨折に準じるが，それに加え，術後は関節面の整復状態を確認することが重要である．鏡視が行われているようであれば同時に半月板損傷の有無を，整形外科医に確認する．また，十字靱帯の損傷の有無とその処置についても確認すると良い．

　本骨折の可動域改善は，得られやすいとされているが[7]，130°以上の深屈曲域で可動域制限に付随して前方部と後方部に膝関節痛を訴えることを経験する．深屈曲位では，多くの組織の柔軟性・伸張性・滑走性が必要となる Ⅲ-13 V-4 ．整復不良などの骨性因子を除いた前方部痛の原因として，皮膚の伸張性の低下，浮腫や関節水腫の残存，大腿四頭筋の柔軟性や伸張性の低下，膝蓋支帯 V-5 と膝蓋骨周囲靱帯の柔軟性の低下 V-6 ，膝蓋下脂肪体の柔軟性の低下 V-7 などが挙げられる．前方部痛を訴える部位に，可動域制限の因子があることが多いので，その出現部位を確認し制限因子を推察する．

　後方部痛の原因としては前方部痛の原因に加え，下腿の内旋不足や半月板や関節包など後方組織のインピンジメントが考えられる．中川ら[8]は，オープンMRIを使用し正座位における膝関節を分析し，正常膝においても内側の大腿骨後面と脛骨関節面の間で半月板や軟部組織がインピンジメントすることを述べている．この現象から，半月板や関

[7]徳永真巳. MB Orthop. 2012; 26（11）: 113-28..
[8]中川　滋. 他. 関節外科. 2008; 27（9）: 63-72.

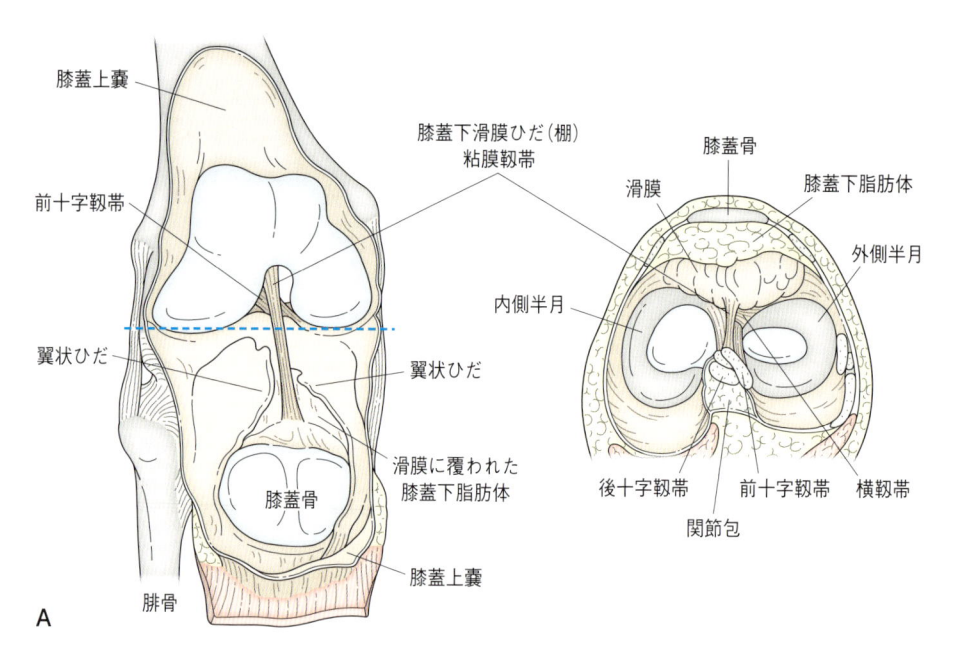

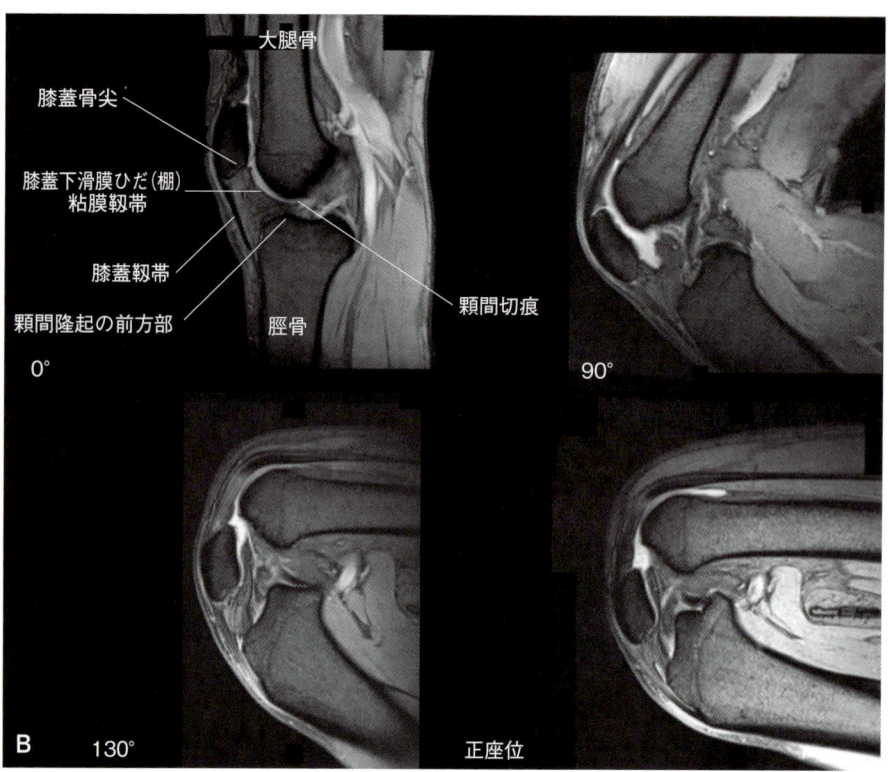

V-4 膝蓋下脂肪体の構造

A：滑膜に覆われた膝蓋下脂肪体（左：文献❾より改変，右：文献❿より改変）
B：MRIを用いた膝蓋下滑膜ひだ（棚）による，膝蓋下脂肪体の誘導の観察
膝蓋下滑膜ひだ（棚）は，膝蓋骨尖と大腿骨の顆間切痕の奥に付着している．伸展位から屈曲位にかけて大きく反転し，それに伴い膝蓋下脂肪体も反転している．

❾ Kahle VW, et al. 解剖学カラーアトラス 第3版. 文光堂；1990.
❿ Kapandji IA. カパンディ 関節の生理学Ⅱ 下肢 原著第5版. 医歯薬出版；1988. p. 92-3.

節包など後方組織由来の疼痛が出現する可能性を示唆し，評価の際には後方部痛の部位と下腿の回旋角度を評価する．

その他の注意点は，大腿骨骨幹部骨折，遠位部骨折に準じる．また，外固定が行われた場合は，膝蓋骨骨折の保存療法に準じる．　Warp!!　大腿骨骨幹部骨折の評価（p.79），大腿骨遠位部骨折の評価（p.103）

Knowledge　膝蓋下脂肪体の構造について

膝蓋下脂肪体は非常に柔軟な組織で，正座位では膝蓋骨の後面まで進入します V-4．骨折や手術侵襲による瘢痕化により，その柔軟性は低下し可動域制限の原因の1つになると考えられます．中川ら[8]は，この膝蓋下脂肪体の変形が除圧機構の1つとして機能していると推察しており，運動療法ではこの柔軟性も再獲得する必要があります．

膝蓋下脂肪体は滑膜に覆われ，①膝蓋骨尖，②大腿骨の顆間切痕の奥，③膝蓋靱帯の後面，④脛骨顆間隆起の前方と横靱帯に付着します[11][12] V-4A．特徴的な構造として①と②をつなぐ部分は"膝蓋下滑膜ひだ（棚）（intrapatellar plica）または 粘膜靱帯"と呼ばれ，膝蓋下脂肪体を吊り上げるような構造をしています[13]．この滑膜ひだは，生下時までは膝関節が二つに分かれていたことを意味する遺残物と考えられており，薄く柔軟性に富んだ組織とされています．注目すべきはこの付着部の位置関係で，膝蓋下滑膜ひだは，膝関節の屈曲に伴い反転します．膝蓋下脂肪体は，このひだに吊り下げられているわけですから膝蓋骨の後方へと誘導されることとなり，正座位のMRI V-4B のようになると考えられます[14]．

この現象について，Kapandji[10]は，「膝関節伸展位から最終屈曲位までに膝蓋下脂肪体は何と180°の動きを伴う」と述べています．

運動療法 therapeutic exercise

一般的な屈曲域拡大のための運動療法は，大腿骨骨幹部骨折，遠位部骨折，膝蓋骨骨折に準じる．本章では主に深屈曲域の可動域改善について述べる．

深屈曲域の可動域練習では，大腿に対する下腿の内旋誘導が重要となる．屈曲・内旋誘導の際に前方部痛を訴える場合は，その制限因子を評価した上で伸張性と滑走性を改善することで前方部痛の除去を試みる．特に，膝蓋支帯 V-5 ならびに膝蓋骨周囲靱帯 V-6 のストレッチング，膝蓋下脂肪体のモビライセーション V-7 が重要である．

深屈曲運動に伴う後方部痛の多くは，外側もしくは内側の後方に集中し，その疼痛部位に相応した半月板や関節包などのインピンジメントを考える．外側では膝窩筋と関節包との連結 Ⅲ-2C V-8 ，内側では半膜様筋と関節包との連結 Ⅲ-2G が重要で，運動療法としては膝窩筋や半膜様筋の筋収縮を利用し，関節包や半月板のインピンジメントを改善する V-9 V-10 ．

---

[11] Kapandji IA. カパンジー　機能解剖学Ⅱ　下肢　原著第6版. 医歯薬出版. 2010; p.94-5.
[12] J Castaing, et al. 図解　関節・運動器の機能解剖　下肢編. 協同医書出版社; 1986. p.88-94.
[13] 新津　守. 膝蓋下ひだと膝蓋下脂肪体. 臨床画像. 2009; 25（9）: 1058-61.
[14] 猪田茂生, 他. 整形外科リハビリテーション学会誌. 2011; 14: 52-5.

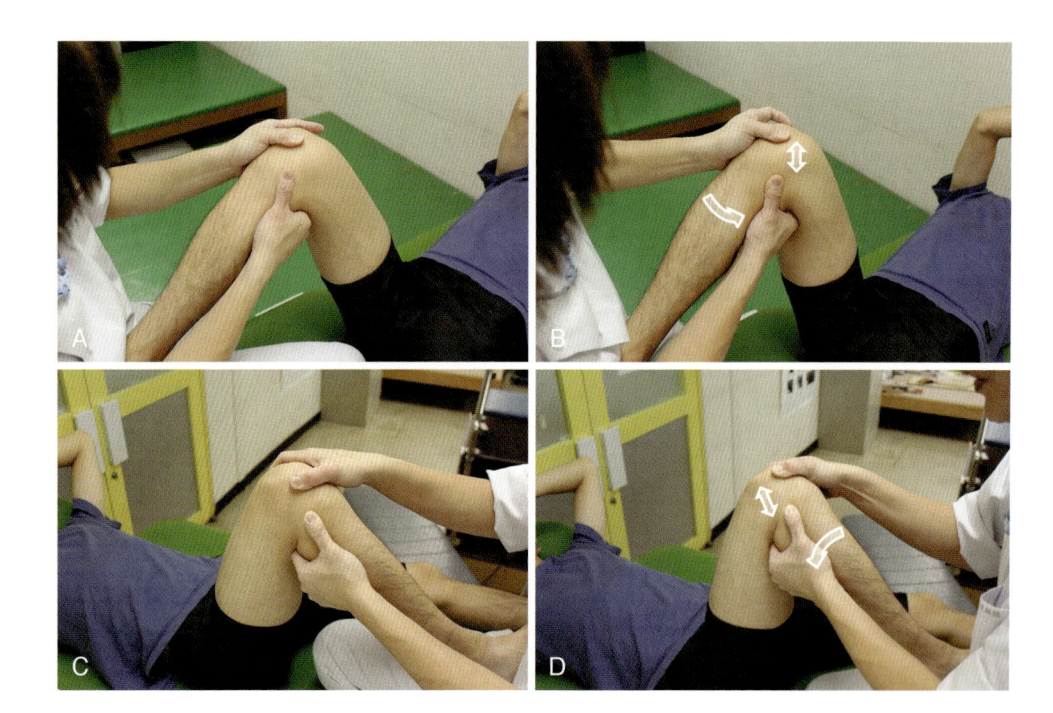

V-5 深屈曲位での膝蓋支帯の伸張性評価とストレッチング

AB：内側膝蓋支帯の評価とストレッチング

疼痛を訴える角度より，少し浅い角度を開始肢位とする．伸張を試みる膝蓋支帯の近位部に一方の指を置き，もう一方の指を膝蓋支帯の遠位付着部付近に置く（A）．膝関節を屈曲させつつ下腿を内旋させ，制限因子となる内側膝蓋支帯の柔軟性を評価する（B）．上図は，一方の指を膝蓋骨の内側縁に置き，もう一方の指を内側側副靱帯の脛骨付着部前方に置いている．膝蓋支帯は広く位置するため，同様の手法を用いていろいろな位置で評価する．

これらの操作を繰り返すことで，同部のストレッチングとなる．

CD：外側膝蓋支帯の評価とストレッチング

同様の手順で外側膝蓋支帯付近に指を置き（C），膝関節の屈曲に下腿の外旋を加え側膝蓋支帯の伸張性評価とストレッチングを行う（D）．

relation Ⅲ-9 膝蓋支帯と膝蓋下脂肪体の柔軟性の評価（p. 107）

　最終的な正座の獲得のためには，持続伸張も有効な可動域改善法である V-11．

　荷重練習や歩行練習ならびに筋力強化練習は，整復位とその固定性に依存するため，整形外科医との協議の上で開始する．一般的に，内側骨折は外側に比べ荷重開始が遅くなる傾向にある．

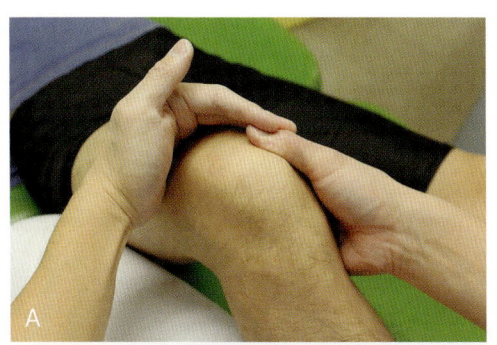

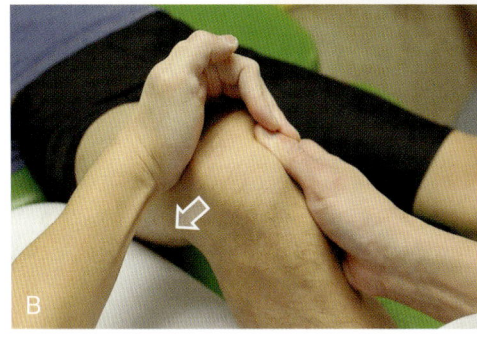

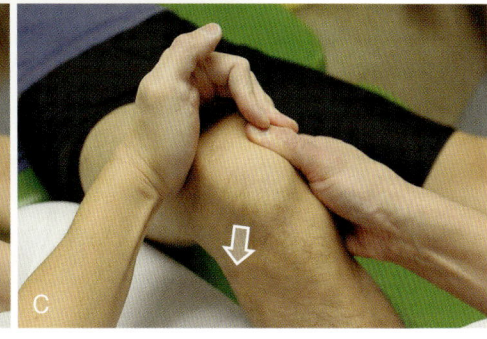

V-6 深屈曲位での膝蓋大腿靱帯と膝蓋脛骨靱帯の柔軟性評価とストレッチング

A: 膝関節屈曲位での開始肢位
B: 外側膝蓋大腿靱帯の評価とストレッチング
C: 外側膝蓋脛骨靱帯の評価とストレッチング

膝関節が屈曲位にあると膝蓋骨は，大腿骨の両顆部にはまり込んでいるため操作の難易度は高くなる．十分に大腿四頭筋の柔軟性を獲得した後に，制限角度より少し手前の角度で（A），大腿骨と膝蓋骨の関節面が衝突しないように膝蓋骨を操作し，膝蓋骨周囲靱帯の柔軟性を評価する（B, C）．これらの操作はそのまま，靱帯のストレッチング技術となる．

relation Ⅲ-7 膝蓋大腿関節の可動域と膝蓋骨周囲靱帯の柔軟性の評価（p. 105）

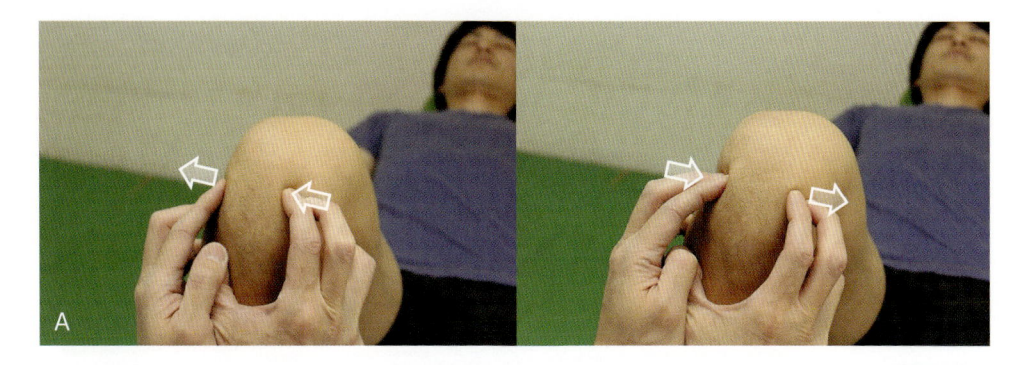

V-7 深屈曲位での膝蓋下脂肪体の柔軟性評価とモビライゼーション

十分に大腿四頭筋の柔軟性を獲得した後に，制限角度より少し手前の角度を評価肢位とする．

A: 横方向の柔軟性の評価とモビライゼーション
　膝蓋靱帯下にて膝蓋下脂肪体をとらえ，左右に動かし柔軟性の評価を行う．この操作を繰り返すことでモビライゼーションとなる．

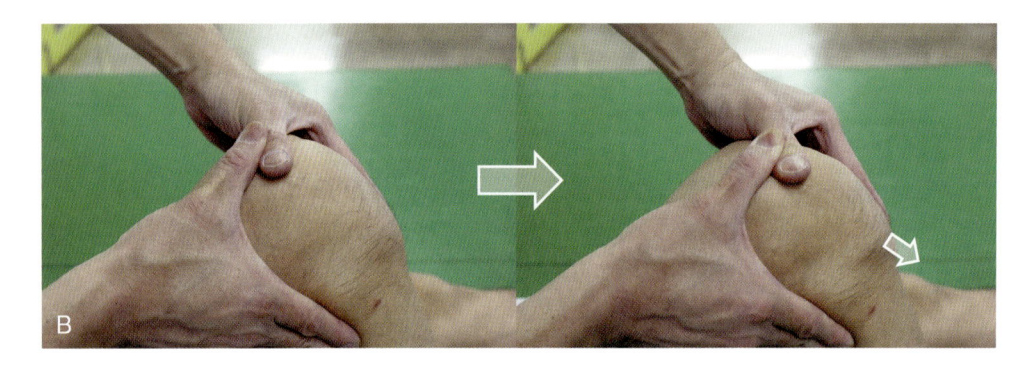

V-7 つづき

B：縦方向の柔軟性の評価とモビライゼーション
　膝蓋骨を下方へ押し下げながら，膝蓋下滑膜ひだ（棚）を引き延ばすように操作しその柔軟性を評価する．
　この操作を繰り返すことでモビライゼーションとする．

relation　Ⅲ-9　膝蓋支帯と膝蓋下脂肪体の柔軟性の評価（p. 107）

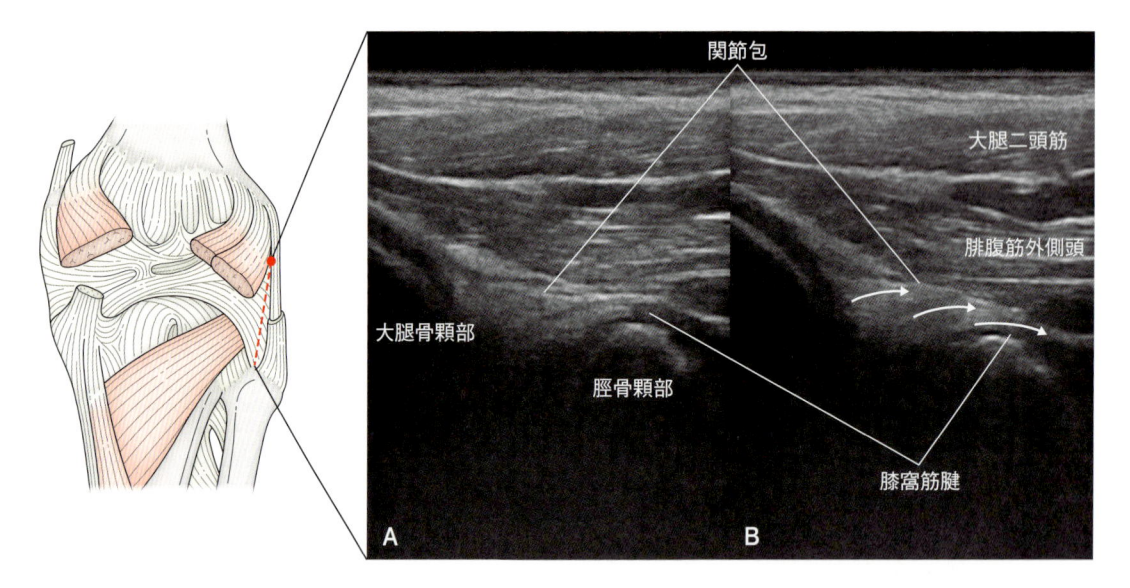

V-8 膝窩筋の関節包との連結

A：膝関節を 30°屈曲位として膝関節後方外側より膝窩筋と関節包を観察している．
B：下腿の内旋を行わせると，関節包が膝窩筋により引き出される様子が観察された．

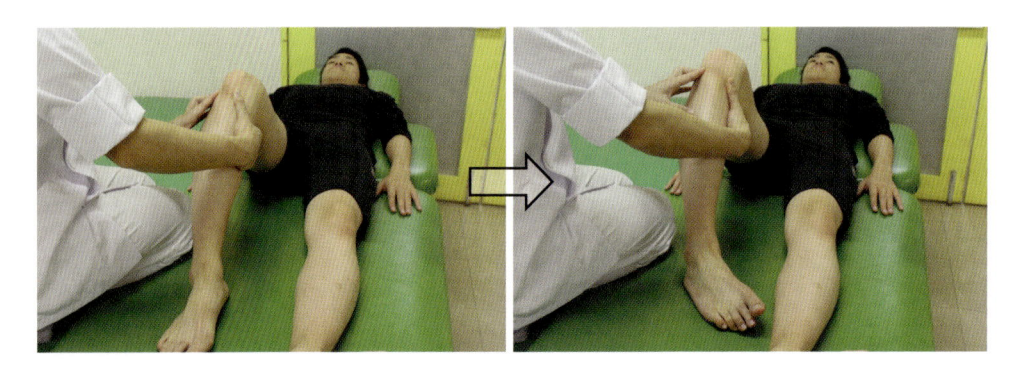

V-9 膝窩筋の筋収縮練習

膝窩筋は，大腿骨の外側上顆下方，外側側副靱帯，関節包に起始し，脛骨後面のヒラメ筋線より近位に停止する．その線維方向に沿って手を置き，反対側の手で外側上顆下方の膝窩筋付着部付近を触知する（左）．
屈曲可能な膝関節の位置より，膝窩筋の走行に対し忠実に膝関節を屈曲・内旋誘導することで筋収縮を誘発する（右）．

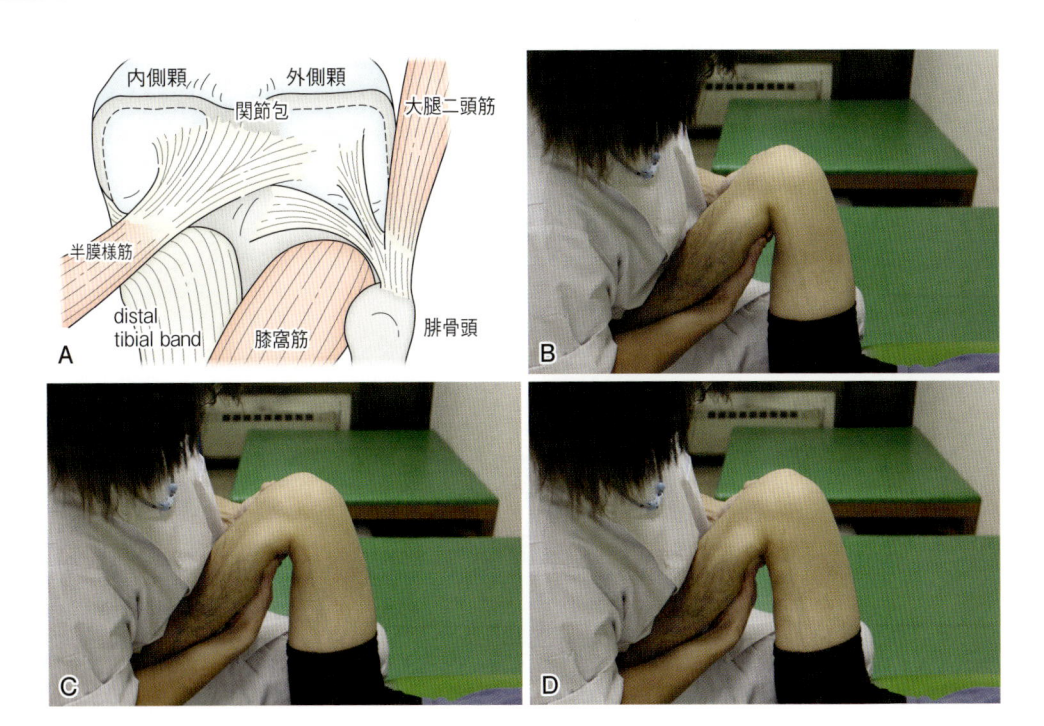

V-10 半膜様筋の筋収縮練習

半膜様筋の付着をイラストで示す（A）．膝屈筋に伴う後方部痛を訴える例では，疼痛が出現する少し手前の角度を開始肢位とし（B），半膜様筋の付着部を大腿の長軸に沿って遠位へ牽引する（C），患者にはセラピストを引きつけるように膝関節を屈曲させ半膜様筋の筋収縮を誘発する（D）．

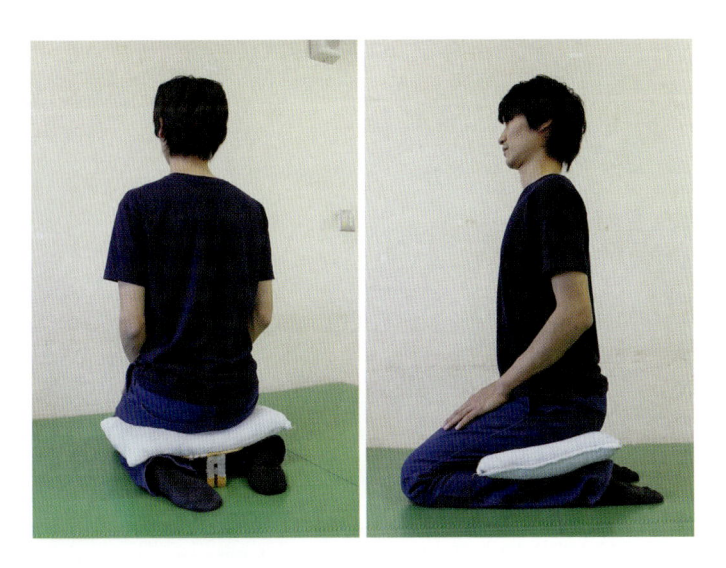

V-11 正座位での持続伸張

殿部の下に座布団などを挿入し，30分程度持続伸張が可能な膝関節の角度を選択する．このような持続伸張は，骨癒合が得られた後に行う．

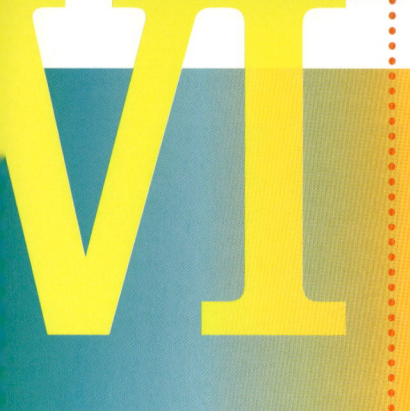

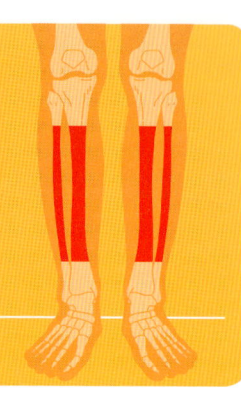

VI 下腿骨骨幹部骨折
fracture of the leg

概要 • general remarks

　脛骨骨幹部の内側前面は軟部組織の被覆が少なく皮下にて容易に触れることができる．ごく浅い位置に骨が存在するため外傷により開放骨折となりやすい．交通事故などでは直達外力により横骨折や粉砕骨折となることが多く，スポーツ外傷では介達外力により捻転力が作用し，螺旋骨折や斜骨折を呈することが多い．

　好発部位は，下腿の中央から遠位1/3の部位である．また，好発年齢は青壮年に多いが，近年では高齢者も増加傾向にある．

　分類は，AOの分類 VI-1 やOTA（orthopaedic trauma association）の分類[1]が用いられることが多い．

　合併症として，コンパートメント症候群 VI-2 ，遷延治癒や偽関節が挙げられる．従来から下腿遠位1/3の骨折は，筋の付着がなく周辺からの血液供給が十分でないことから，骨折により骨髄内の血行が遮断された場合は，偽関節や遷延治癒が起こりやすいとされてきた．骨折に伴う髄内血行の破綻は，逆に骨膜性血行の温存が骨癒合過程に影響することを意味している．徳永[2]は，髄内血行が遮断されると骨膜性血行が旺盛となり皮質骨への代償作用が働くとしている．つまり整復・固定時に骨膜の損傷を防止することがその後の骨癒合に重要な要因となる．

整形外科的治療 • orthopedic procedure

　保存療法は，閉鎖骨折で転位がない場合，転位が少なく整復位の保持が可能な場合，腓骨骨折を伴わない螺旋骨折などで行われる．保存療法の適応とされるこれらの骨折は，下腿骨間膜の損傷が少ないと考えられる．一般的な整復の許容範囲は，X線正面像にて骨短縮が1cm以内，外反変形が10°以内，内反変形が5°以内，回旋変形が10°以内で，側面像では前後屈変形が10°以内とされている．小児の骨折の場合は，特に保存療法が選択されることが多い．

　治療法としては，徒手整復後に長下肢ギプスや副子による固定が10日から2週間程度行われ，ヒール付き膝蓋腱支持ギプス（PTB: patellar tendon bearing cast）やPTB短下肢装具 VI-3 に変更され歩行が開始される．骨癒合が得られる6～12週の期間装着するのが一般的である．

---

[1] Fracture and dislocation compendium. J Orthop Trauma. 1996; 10（supple 1）: 51-5.
[2] 徳永純一．骨折脱臼　改訂第2版．冨士川恭輔，他編．南山堂; 2005. p. 860-77.

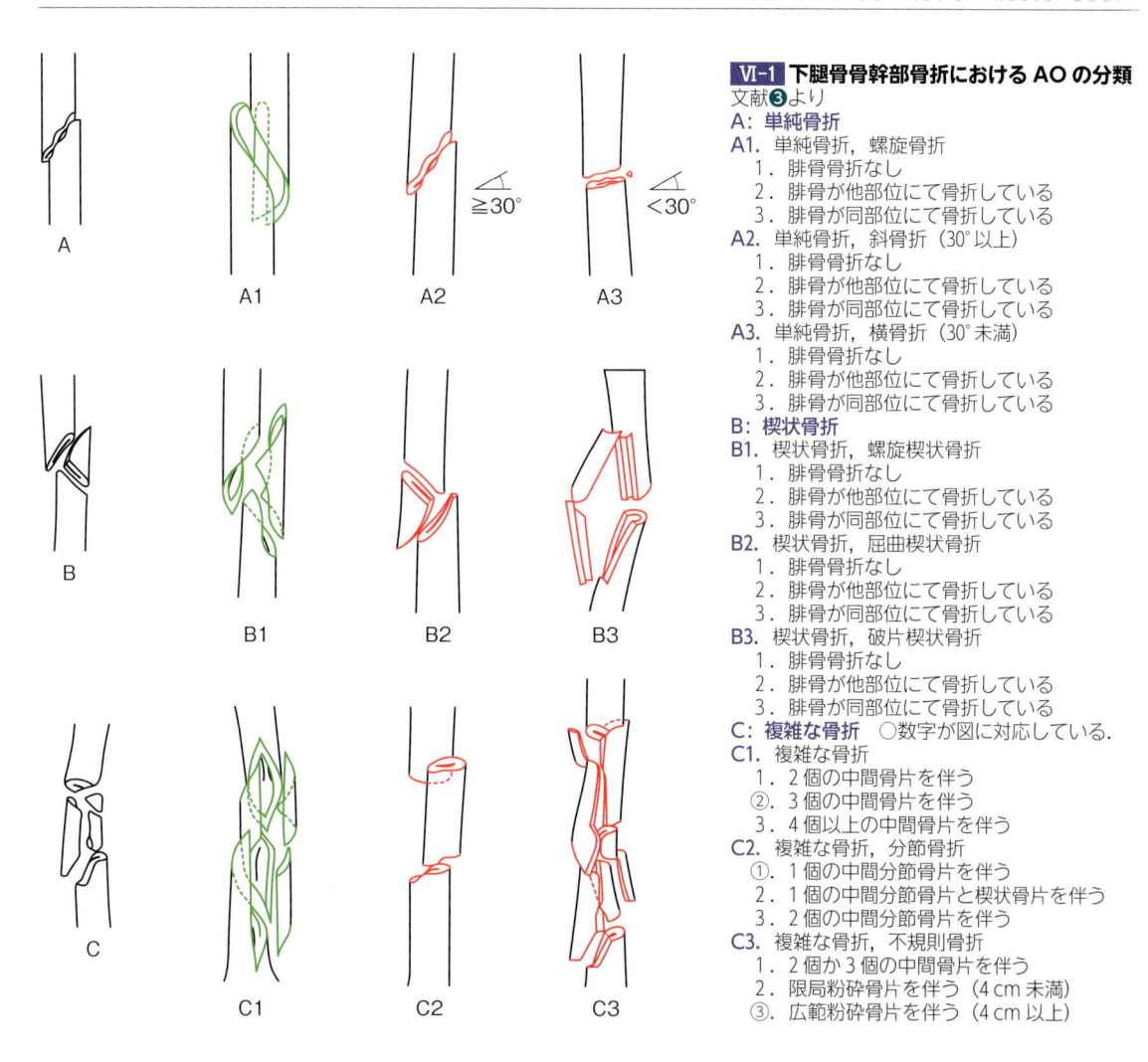

Ⅵ-1 下腿骨骨幹部骨折における AO の分類
文献❸より

A：単純骨折
A1．単純骨折，螺旋骨折
　1．腓骨骨折なし
　2．腓骨が他部位にて骨折している
　3．腓骨が同部位にて骨折している
A2．単純骨折，斜骨折（30°以上）
　1．腓骨骨折なし
　2．腓骨が他部位にて骨折している
　3．腓骨が同部位にて骨折している
A3．単純骨折，横骨折（30°未満）
　1．腓骨骨折なし
　2．腓骨が他部位にて骨折している
　3．腓骨が同部位にて骨折している

B：楔状骨折
B1．楔状骨折，螺旋楔状骨折
　1．腓骨骨折なし
　2．腓骨が他部位にて骨折している
　3．腓骨が同部位にて骨折している
B2．楔状骨折，屈曲楔状骨折
　1．腓骨骨折なし
　2．腓骨が他部位にて骨折している
　3．腓骨が同部位にて骨折している
B3．楔状骨折，破片楔状骨折
　1．腓骨骨折なし
　2．腓骨が他部位にて骨折している
　3．腓骨が同部位にて骨折している

C：複雑な骨折　○数字が図に対応している．
C1．複雑な骨折
　1．2個の中間骨片を伴う
　②．3個の中間骨片を伴う
　3．4個以上の中間骨片を伴う
C2．複雑な骨折，分節骨折
　①．1個の中間分節骨片を伴う
　2．1個の中間分節骨片と楔状骨片を伴う
　3．2個の中間分節骨片を伴う
C3．複雑な骨折，不規則骨折
　1．2個か3個の中間骨片を伴う
　2．限局粉砕骨片を伴う（4 cm 未満）
　③．広範粉砕骨片を伴う（4 cm 以上）

　手術療法は前述した場合以外で行われる．しかし，転位が少ない場合でも就労・就学・早期のスポーツ復帰など，治療期間の短縮を目的に行われることもある．髄内釘 Ⅵ-4 やロッキングプレートが用いられることが多く，髄内釘固定は同部の解剖学的特徴（軟部組織の被覆が少ない）から第一選択とされている❹．

　プレート固定は，骨幹端から骨端へと至る螺旋骨折などで，髄内釘では整復と固定が不十分な場合に行われる．手術創が比較的大きくなるため，腫脹が消退するのを待って行われることが多い．近年は，小皮切（MIPO：minimally invasive plate osteosynthesis）によるプレート固定も行われている．骨欠損が著しい場合は，骨移植が行われる．

　髄内釘固定が行われた安定型骨折では，外固定が行われることは少ない．可動域練習は可及的早期に開始され，部分荷重も術後1～2週間で開始されることが多い．遷延治癒などで骨癒合が不良な場合は，ダイナミゼーション（dynamization）が行われることが多い部位でもある．

Warp!! ダイナミゼーションとは（p.79）

　プレート固定の場合も外固定を必要とすることは少ないが，荷重に関しては骨癒合の

---

❸Muller ME, et al. 骨折手術法マニュアル　AO 法の実際　改訂第3版. シュプリンガー・フェラーアーク東京; 1995. p. 146-7.
❹衣笠清人. 関節外科. 2013; 328（10）: 168-75.

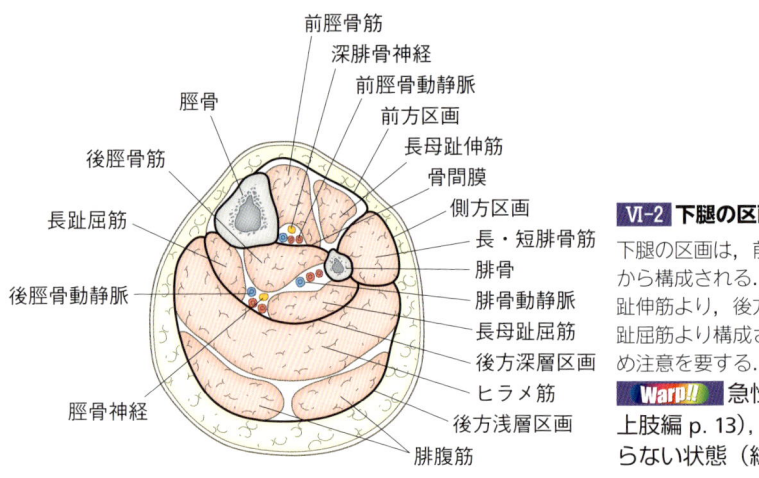

Ⅵ-2 下腿の区画

下腿の区画は，前方，側方，後方の浅層と深層の4区画から構成される．前方区画は前脛骨筋，長母趾伸筋，長趾伸筋より，後方深層区画は後脛骨筋，長母趾屈筋，長趾屈筋より構成される．この2つの区画は障害が多いため注意を要する．

Warp!! 急性コンパートメント症候群（総論・上肢編 p. 13），急性コンパートメント症候群に至らない状態（総論・上肢編 p. 14）

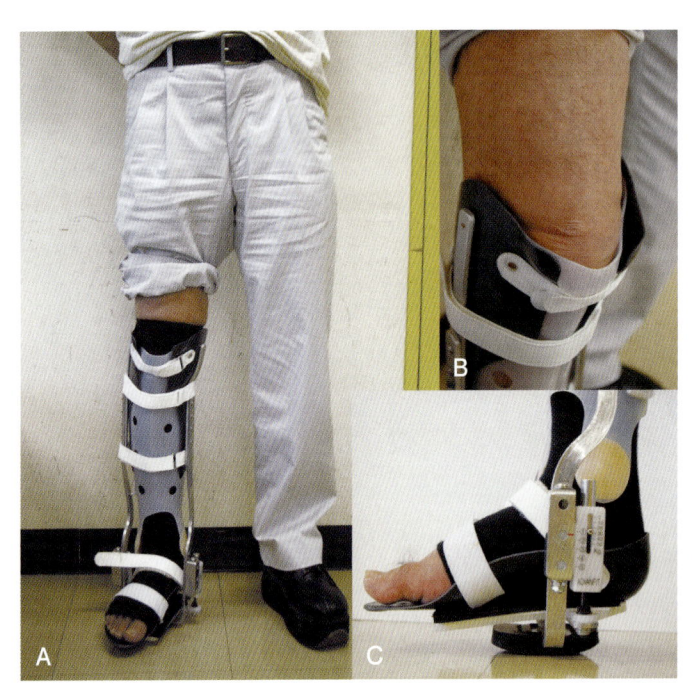

Ⅵ-3 PTB短下肢装具

PTB短下肢装具を示す（A）．膝蓋腱部，脛骨の前面で体重を受け（B），金属製の側方支柱を介し"あぶみ"に体重が抜けるように作成する．骨癒合を待たずに早期より歩行が可能となる（C）．

状況に応じて開始される．早期の歩行獲得のために，PTB短下肢装具を装着することもある．

　開放骨折では，感染予防や骨癒合を得るために創部の閉鎖を優先しなければならない．通常，受傷後早期に創面清掃（debridement：デブリドマン）として開放創周囲や創内の清浄化と挫滅組織の切除が行われる．原則的には，感染による骨髄炎などの危険性から，内固定は避けられるため，一時的にUnilateral型などを用いた簡易な創外固定が行われる場合が多い．その後，開放創の状態により内固定や，固定性の高いilizarov創外固定器などの外固定に変更される．

　本章では，閉鎖骨折における髄内釘固定とプレート固定後の評価と運動療法について解説する．

Warp!! 創外固定（総論・上肢編 p. 22）

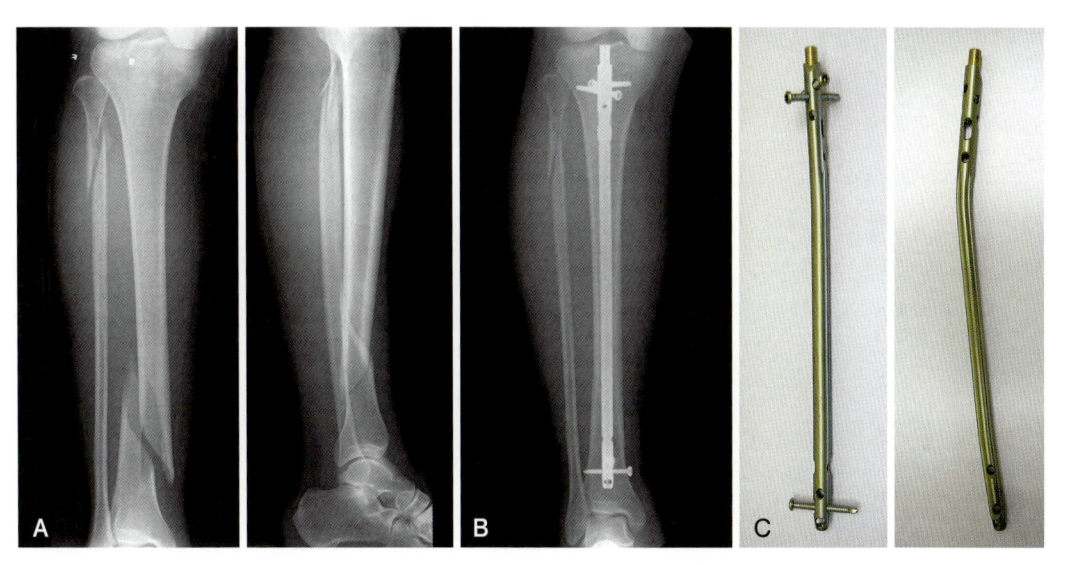

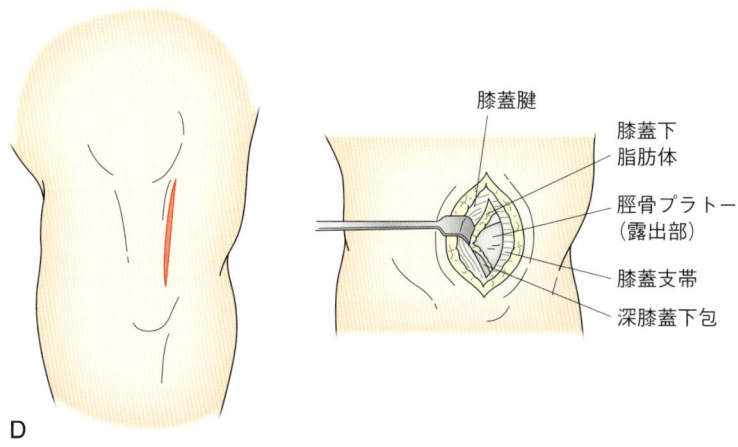

Post-Fracture Rehabilitation Master Book　139

VI-4 下腿骨骨折例

A：腓骨の近位と脛骨遠位 1/3 に螺旋骨折を認める．
B：髄内釘による固定が行われた．
C：使用されたものと同型の髄内釘
D：脛骨近位部へのアプローチ（paratendon approach）
膝蓋骨の下端より脛骨粗面に至る皮膚切開を行い展開する．膝蓋腱の内側で筋膜を縦切し，深膝蓋下包 III-13 を露出し膝蓋下脂肪体をわけて脛骨高原部に達する．
この他に，膝蓋腱を縦切し脛骨に達する方法もある（patellar tendon-splitting approach）．

評価 evaluation of the fracture

髄内釘固定が行われた場合は，膝関節と足関節に対し基本項目を評価する．
プレート固定の場合は，足関節に対し基本項目を評価する．

Warp!! 評価の基本項目（p. 20）

受傷時の X 線画像より，骨折型の確認と筋や神経などの損傷状態を推察する．
術後の画像からはその固定性を推察し，整形外科医にアプローチと固定性を確認する．
特に，プレート固定の場合は，アプローチを理解し周辺組織の癒着の予防に努めなけれ

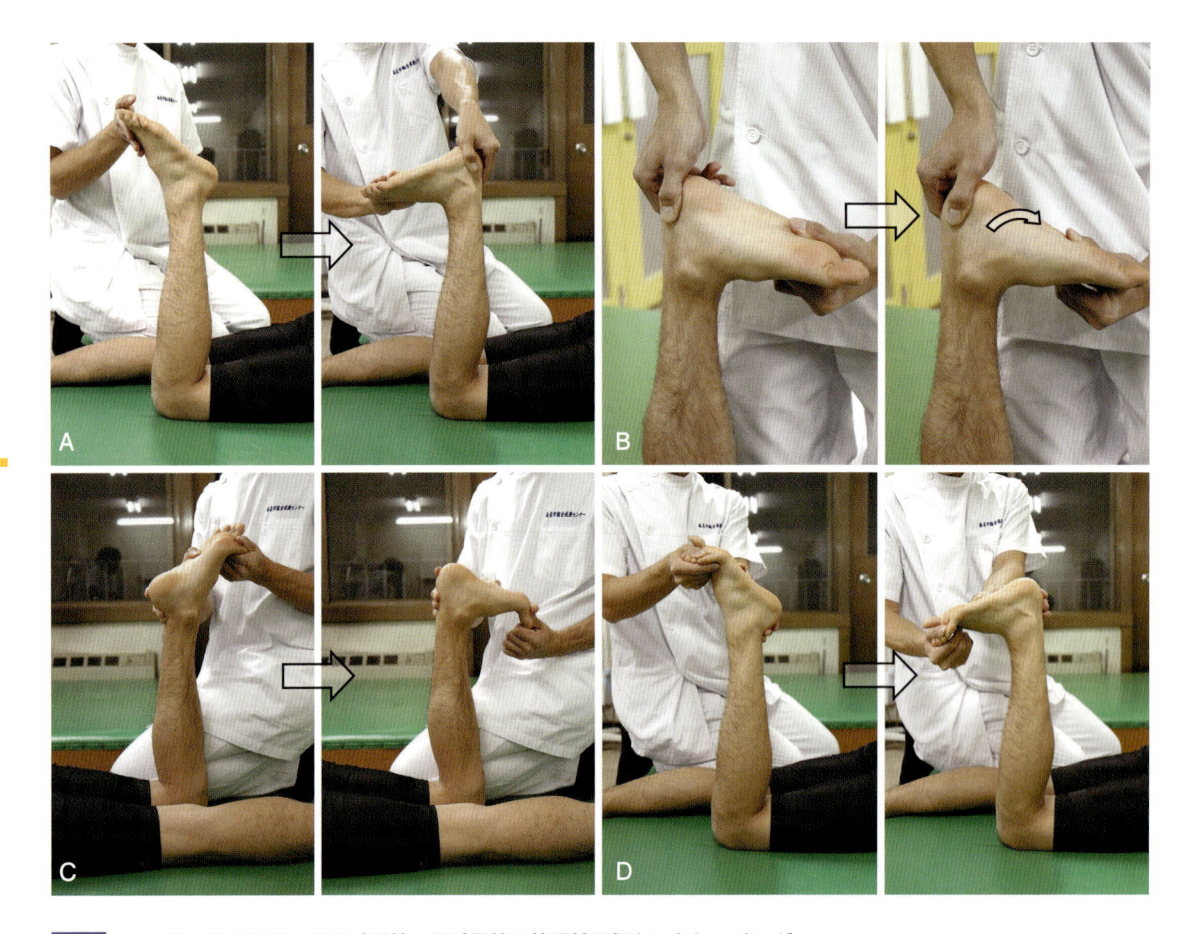

VI-5 ヒラメ筋・後脛骨筋・長母趾屈筋・長趾屈筋の伸張性評価とストレッチング

A：**ヒラメ筋の伸張性評価**　足趾MTP関節とIP関節を固定せずに底屈位より，踵骨を引上げるように足関節を背屈させ，健側との比較にてヒラメ筋部の抵抗感や伸張痛の部位を評価する．
健側と同程度であれば，問題なしと判断する．

B：**後脛骨筋の伸張性評価**　ヒラメ筋の伸張性を評価した背屈位より，舟状骨粗面を内果から引き離すように外反させ，その際の後脛骨筋の抵抗感や伸張痛を健患差にて評価する．

C：**長母趾屈筋の伸張性評価**　ウインドラス機構 VI-8 を考慮し，足関節を底屈位とし母趾のMTP関節とIP関節を過伸展位にする．この状態で足関節を背屈させ，長母指屈筋の抵抗感や伸張痛を健患差にて評価する

D：**長趾屈筋の伸張性評価**　長母指屈筋と同様に2～5趾を伸展させ評価する．

　ばならない．
　運動療法評価として，髄内釘固定の場合は，その挿入路である膝蓋支帯，膝蓋骨周囲靱帯，膝蓋下脂肪体の柔軟性を評価する Ⅲ-7 Ⅲ-9 Ⅴ-5 ～ Ⅴ-7 ．プレート固定の場合は，皮膚切開部の状態を確認するとともに，アプローチ周囲の組織の柔軟性を評価する．
　本骨折では足関節に拘縮が生じることが多い．しかし，その原因は関節性の拘縮ではなく，多くは筋性の拘縮であることに留意する必要がある．可動域の評価とともに，各筋の伸張性 Ⅵ-5 ～ Ⅵ-7 ，圧痛，皮膚の色調を評価し各筋の損傷の程度を推察する．

Warp!! 急性コンパートメント症候群に至らない状態（総論・上肢編 p. 14）

　足趾や足底感覚の低下は，歩行に影響を与えるだけでなく，糖尿病などを合併している場合は同部の壊死の危険性も伴うため感覚検査は必ず行う．
　骨折部より遠位の浮腫を評価するために，周径の計測を経時的に行う．

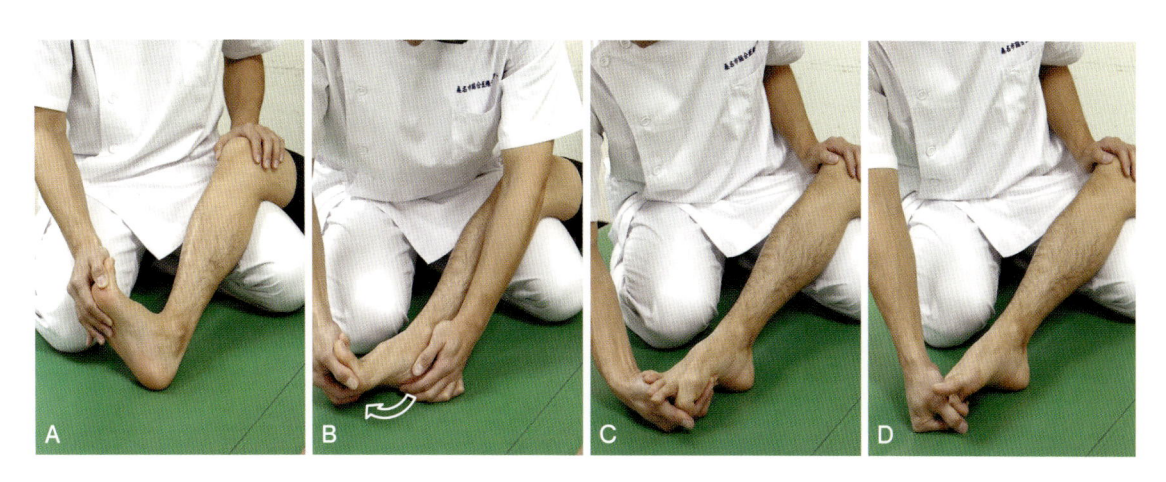

Ⅵ-6 前脛骨筋・長母趾伸筋・長趾伸筋の伸張性評価とストレッチング

ＡＢ：前脛骨筋の伸張性評価
　長母趾屈筋と長趾屈筋の影響を軽減するために，1〜5趾のMTP関節とIP関節を伸展位とし（A），足関節を背屈位より底屈・外反させ，健側との比較にて前脛骨筋の抵抗感や伸張痛を評価する．健側と同程度であれば，問題なしと判断する（B）．

Ｃ：長母趾伸筋の伸張性評価
　後脛骨筋の伸張性を評価した後に，足関節を背屈位とし2〜5趾を固定せず母趾を屈曲位とし，足関節を底屈させる．

Ｄ：長趾伸筋の伸張性評価
　同様に，足関節背屈位で2〜5趾を屈曲位とし，足関節を底屈・内反させ評価する．

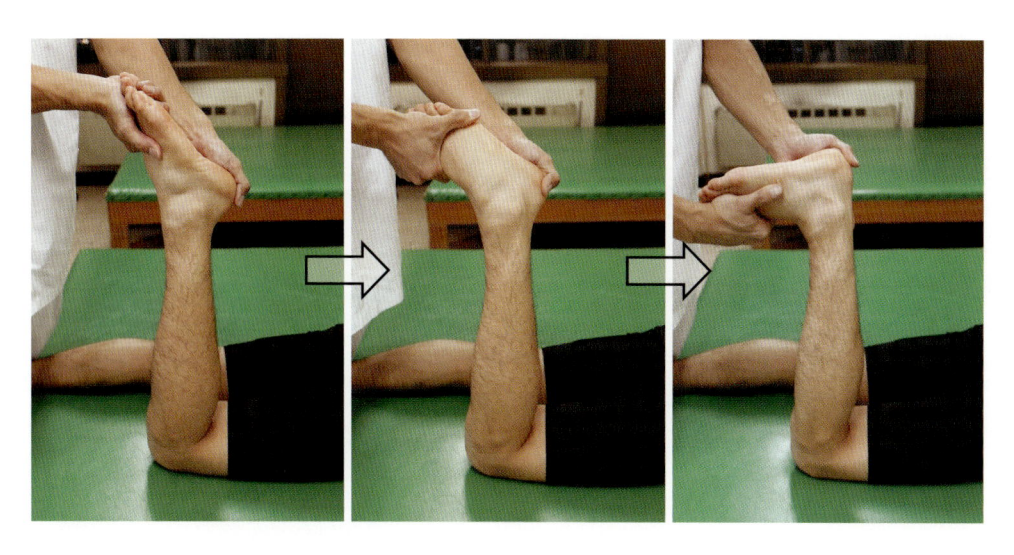

Ⅵ-7 長腓骨筋・短腓骨筋の伸張性評価とストレッチング

足関節を底屈位とし，第5中足骨粗面を外果から引き離すように内反させる．内反位のまま足関節を可能な限り背屈させ長・短腓骨筋を伸張する．健側との比較にて抵抗感や伸張痛を評価する．

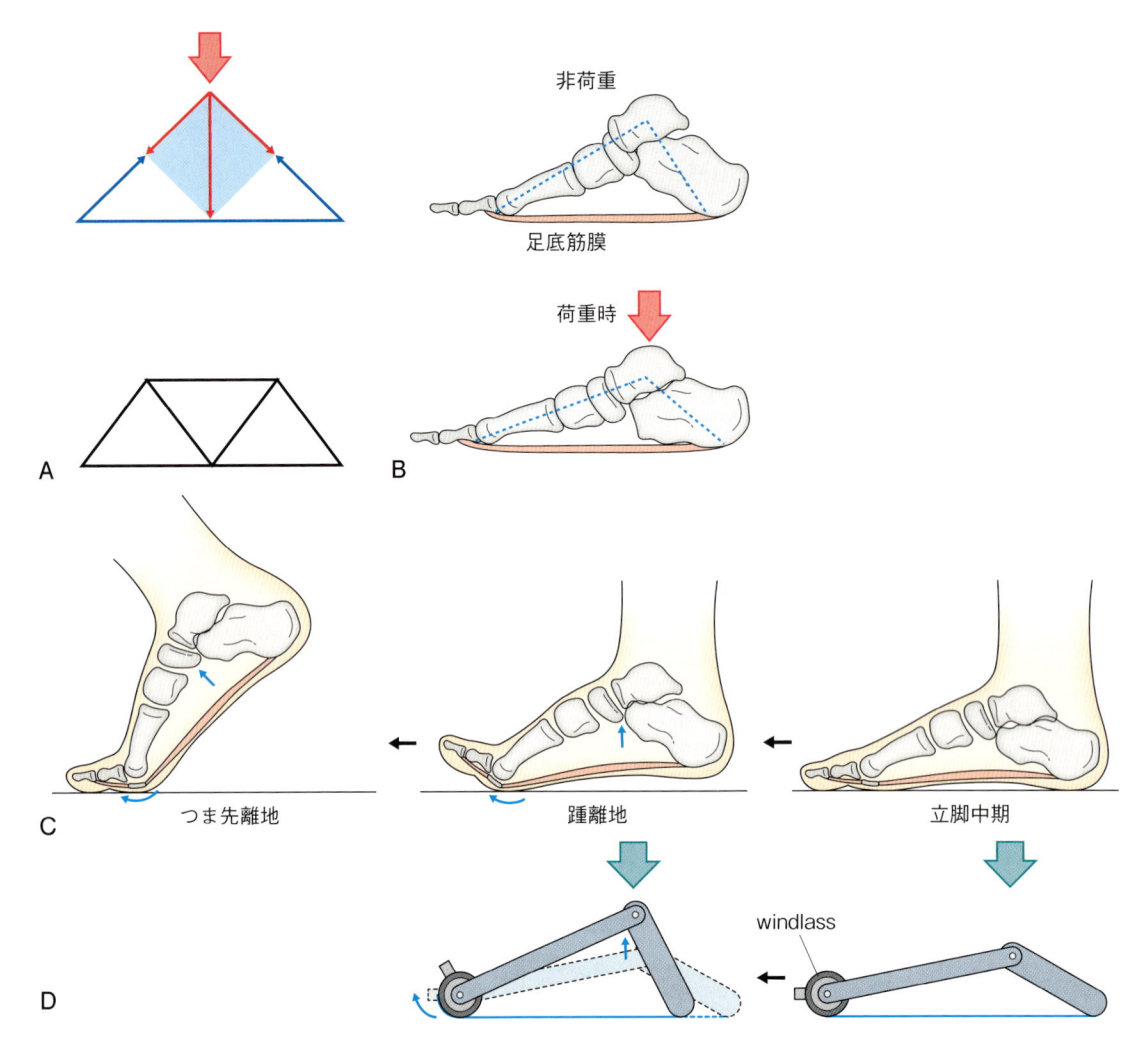

VI-8 トラス機構とウインドラス機構（B：文献❺より，CD：文献❻より改変）

Knowledge トラス機構（truss mechanism）とウインドラス機構（windlass mechanism）

　物質は圧縮や引張応力など縦方向の力に強く，曲げや回旋力に弱いという特徴があります．truss（トラス）構造（VI-8A 上）は，この特徴を利用しています．三角形を基礎とした構造で，上方からの圧力をベクトル分解し物質に対し軸圧方向に圧が加わるように変換しています．三角構造とも言われ，この構造を利用した橋をトラス橋といいます（VI-8A 下）．

　足部も同様の構造をしており，骨の位置関係を保つために靱帯，筋が存在しています（VI-8B 上）．特に底辺が，足底腱膜でつながれているため荷重により沈み込み，荷重負荷を分散させることができます（VI-8B 下）．これをトラス機構といい，踵接地から踵離地まで働くとされています❺．

　また，ウインドラスは，船の「いかり」や水くみなどで巻き上げる機械を指します．足底腱膜は，踵骨隆起から起こり足趾へ放散します．そして，横方向への広がりを抑制するために横走線維が存在します．MTP関節と種子骨が巻き上げ機となり縦アーチが挙上する機構をウインドラス機構といい，歩行においては踵離地からつま先離地にかけてスプリング様の働きをしスムーズな歩行に役立っています．

運動療法 therapeutic exercise

髄内釘の挿入に伴う膝関節への運動療法は，下腿近位端骨折後の運動療法に準じる．
　術後早期は，骨折部より遠位で浮腫を伴うことが多いため，その軽減を行う VI-9 ．足部外在筋の収縮を個々に促すことで各筋の柔軟性・伸張性・滑走性を維持することが重要で，柔軟性や伸張性が低下している筋は，骨折により損傷を受けている可能性が高く，痛みを伴わない程度での筋収縮練習 VI-10 ～ VI-12 とストレッチングを行う．その回復とともに，足関節に対し徒手的な可動域練習 VII-26 を行う．特に，プレート固定が行われた場合は，手術アプローチを考慮して実施する必要がある．

Warp!! 筋収縮練習とストレッチングのコツ（p. 67）

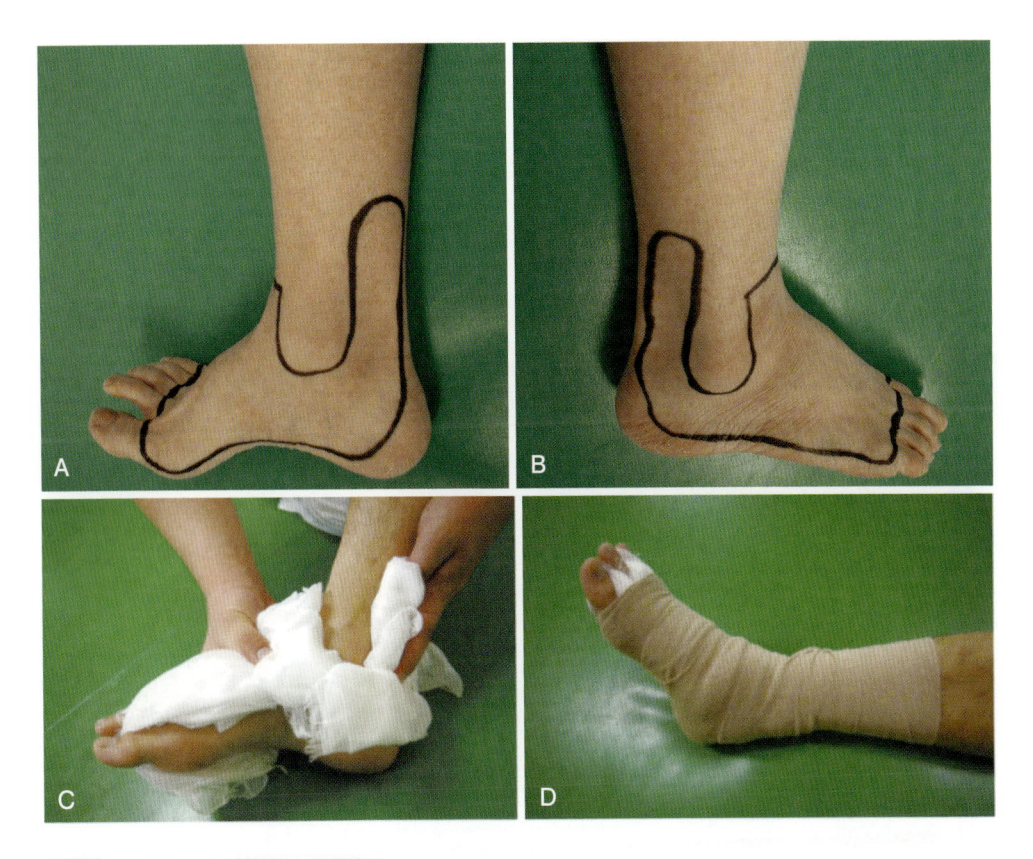

VI-9 運動療法時の足関節の浮腫管理

A B：浮腫が生じやすい位置を示す．
C：骨の隆起部や筋の膨隆の少ない箇所に，介在物としてガーゼを置く．
D：末梢より弾性包帯を，置く程度の圧迫力で巻く．
弾力包帯による浮腫の軽減を行いつつ，筋収縮練習やタオルギャザー練習を同時に行っている．運動療法終了後は，伸張性の低い包帯に巻き替えて浮腫管理を継続する IX-12 ．また，アイシングは伸張性の低い包帯の上から行っている IX-13 ．

---

5) 橋本健史. 関節外科. 2015; 34（1）: 28-32.
6) 整形外科リハビリテーション学会. 整形外科運動療法ナビゲーション　下肢. 改訂第2版. メジカルビュー社; 2014.

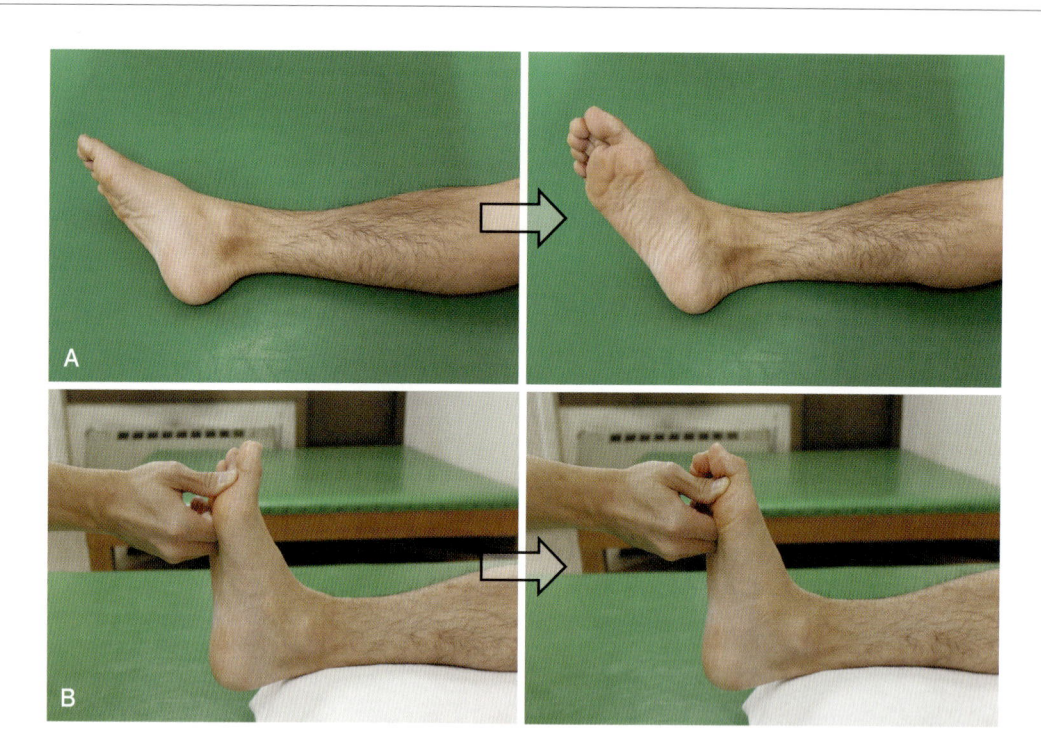

Ⅵ-10 後脛骨筋・長母趾屈筋・長趾屈筋の筋収縮練習

A：後脛骨筋の筋収縮練習
　　足関節を軽度底屈位とし，舟状骨粗面が内果後方へと近づくように動かし，後脛骨筋を収縮させる．

B：長母趾屈筋・長趾屈筋の筋収縮練習
　　長母趾屈筋と長趾屈筋は，それぞれ末節骨底に停止する．したがって，母趾ではIP関節，2〜5趾ではDIP関節を屈曲させることが重要である．長母趾屈筋は，基節骨を固定しIP関節を単独で屈曲させる．MTP関節しか動かない運動は短母趾屈筋の作用によるものであり注意が必要である．
長趾屈筋は，中節骨を固定し収縮を誘発する．

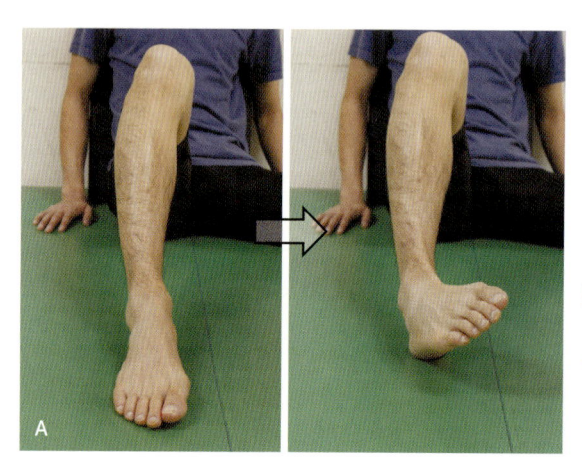

Ⅵ-11 前脛骨筋・長母趾伸筋・長趾伸筋の筋収縮練習

A：前脛骨筋の筋収縮練習
　　足趾を握らせ長母趾伸筋と長趾伸筋の作用を抑制する．足関節を底屈位から，背屈・内反させ前脛骨筋を収縮させる．

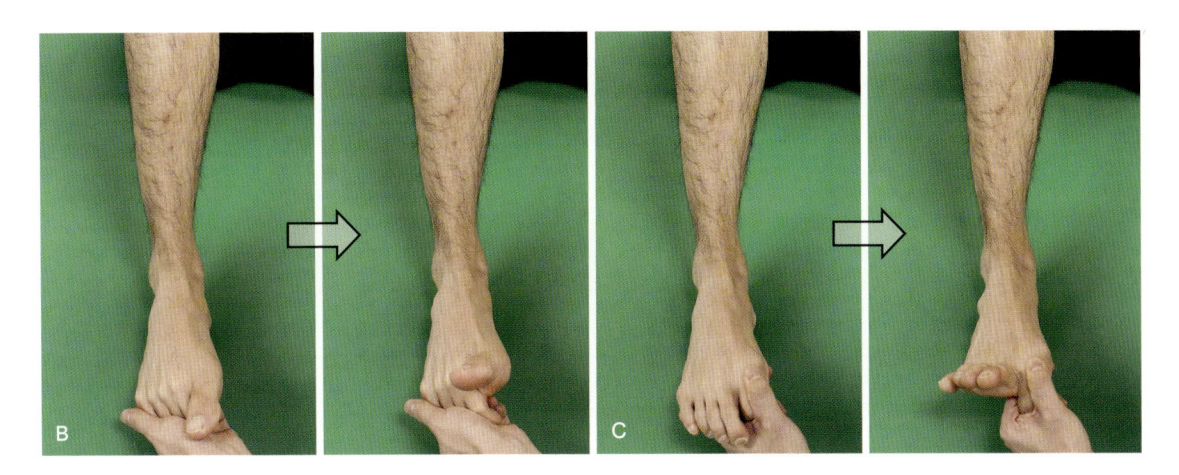

Ⅵ-11 つづき
B：長母趾伸筋の筋収縮練習　2〜5趾を他動的に屈曲することで長趾伸筋の働きを抑制し，母趾を伸展させる．長趾伸筋が有効に働いている場合，末節骨が伸展している．さらに，足関節の角度を変化させ筋収縮練習を行う．

C：長趾屈筋の筋収縮練習　母趾を他動的に屈曲することで長母趾伸筋の働きを抑制し，2〜5趾を伸展させる．長趾伸筋が有効に働いている場合，中節骨と末節骨が伸展している．足関節の角度を変化させ筋収縮練習を行う．

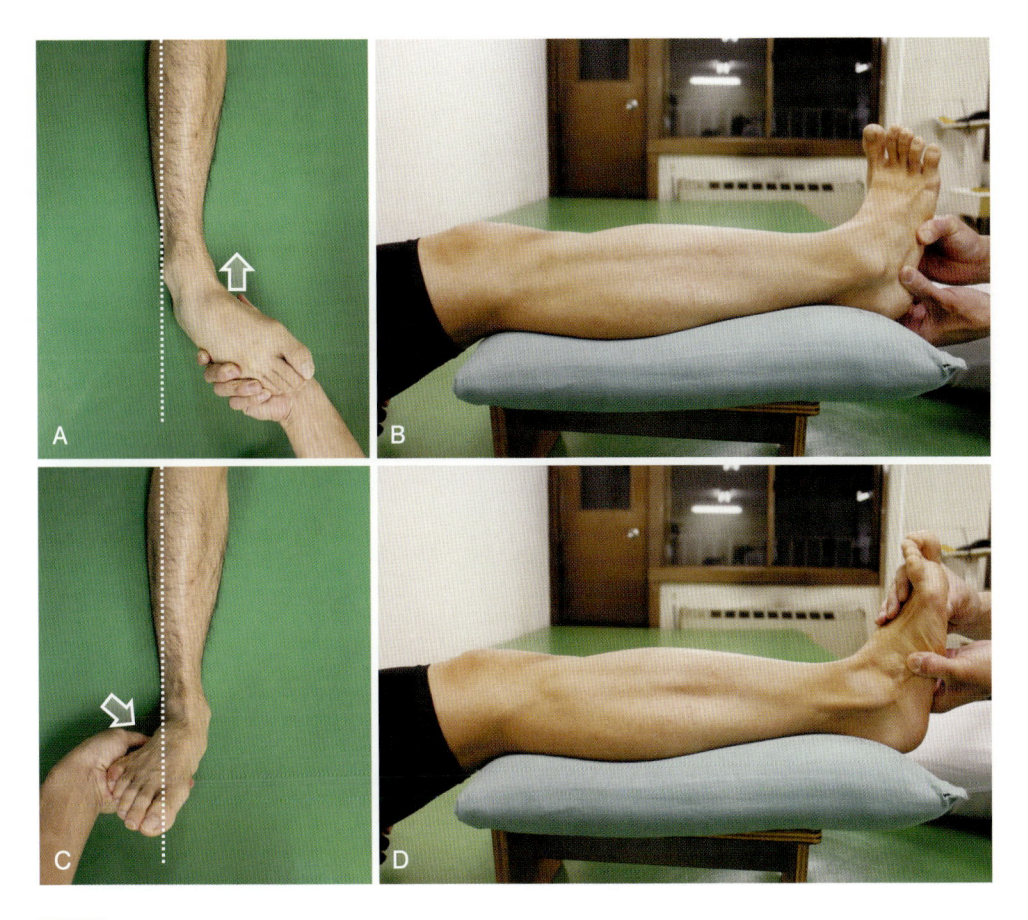

Ⅵ-12 長腓骨筋・短腓骨筋の筋収縮練習
AB：長腓骨筋の選択的な筋収縮練習　腓骨頭と外果を結ぶ線を点線で示す（A，C）．足関節を，底屈内反位とし内側楔状骨と第1中足骨底を，中枢側へと持ち上げる抵抗に対し患者自身が抗することで（A），長腓骨筋の筋収縮を誘発する（B）．第5中足骨底が点線を越えないことがコツである．

CD：短腓骨筋の選択的な筋収縮練習　第5中足骨粗面が点線を越えた位置で行う．第5中足骨粗面が内反方向へと向かう抵抗に対し患者自身が抗することで（C），短腓骨筋の筋収縮を誘発する（D）．

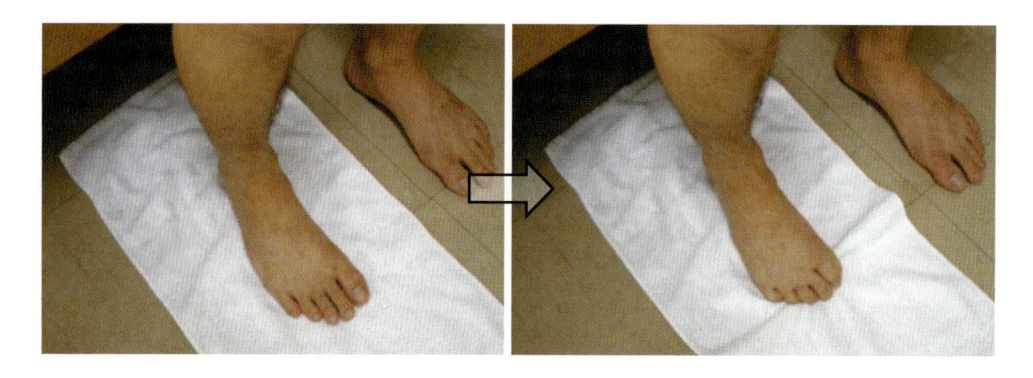

Ⅵ-13 タオルギャザー練習（towel gather exercise）
足部外在筋（extrinsic muscle）の筋収縮を目的としている．IP関節の屈曲を反復しながらタオルを引き寄せる（gather）練習を行う．

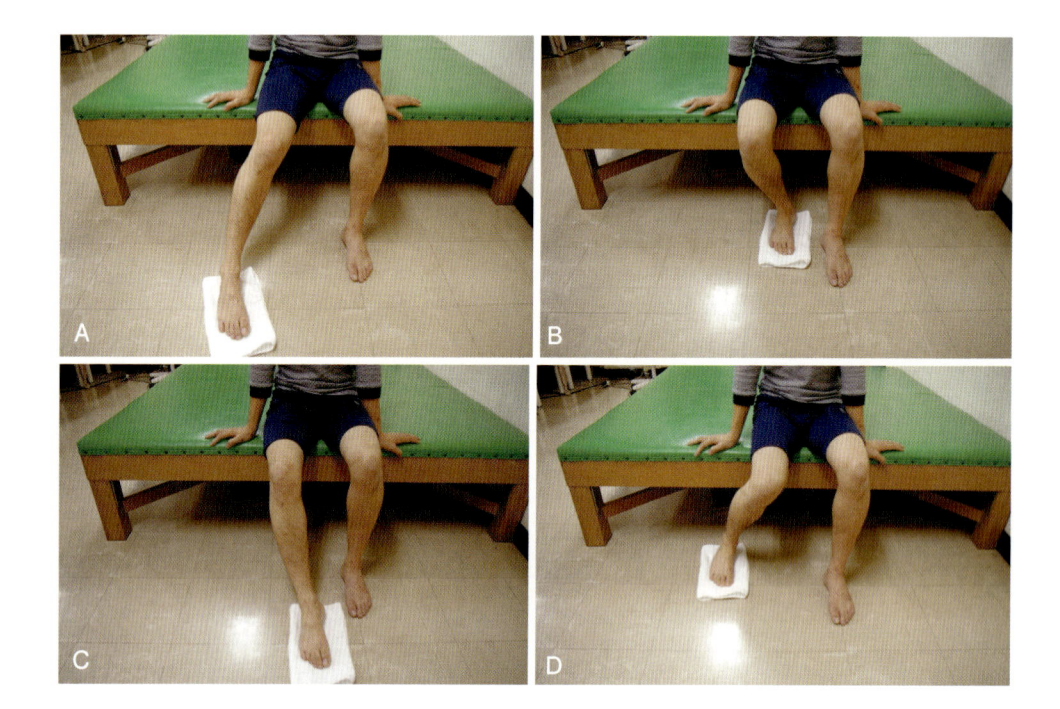

Ⅵ-14 ワイピング練習（wiping exercise）
A：足底部が常に床面に接するように，足関節を底屈・内反させる．
B：背屈・外反させる．
C：底屈・外反させる．
D：背屈・内反させる．
足関節は運動軸の関係から，背屈時に外反（回内）と外転を伴い，底屈時では内反（回外）と内転を伴う．初期の可動域練習は，健側を参考に足関節の生理的な運動を再現する（A—B）．膝の位置が変化しないように行わせるのがコツである．

　自主練習は，筋収縮練習としてタオルギャザー練習（towel gather exercise）Ⅵ-13 を行わせ，可動域練習としてワイピング練習（wiping exercise）Ⅵ-14 を行わせると効果的である．

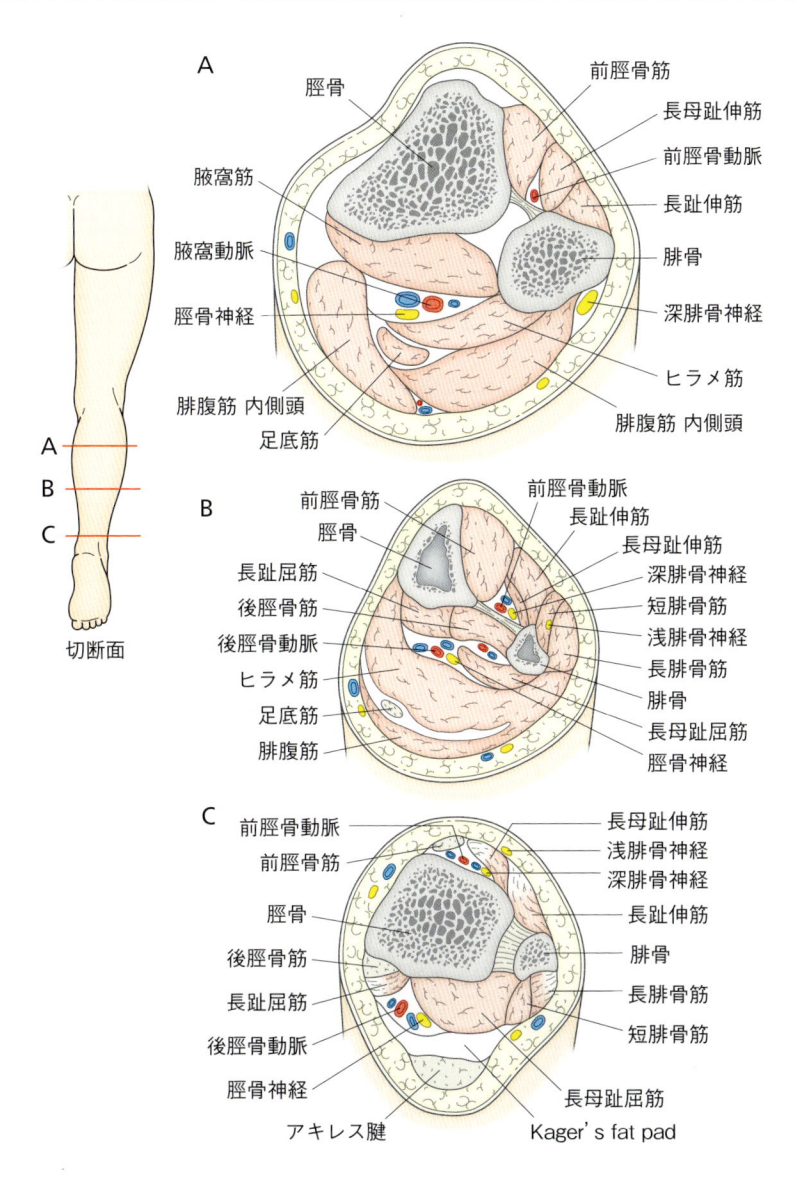

Post-Fracture Rehabilitation Master Book 147

Ⅵ-15 下腿の解剖 文献❼より

A：下腿骨近位部の解剖
B：中央部の解剖
C：遠位部の解剖

受傷時の組織損傷と，手術侵襲による組織の損傷を推察する．

　骨折後，2週間ほど経過してなお筋の柔軟性や伸張性が回復してこない場合は，筋の深層部の瘢痕化や癒着 Ⅱ-6 Ⅶ-15 の可能性があり，同部に対し通常の筋長軸方向のストレッチングだけでなく，筋の位置や深さを確認した上で Ⅵ-15 ，骨折部周囲より筋肉を引き離すようなモビライセーションを行う Ⅵ-16 Ⅵ-17 ．

　筋力維持・強化練習は，早期より股関節と膝関節周囲筋に対して行い，足部外在筋に対しては，手術後2週頃より漸増的に抵抗運動を開始することが多い．

❼越智淳三，訳．解剖学アトラス．第3版．文光堂；1990．p. 128．

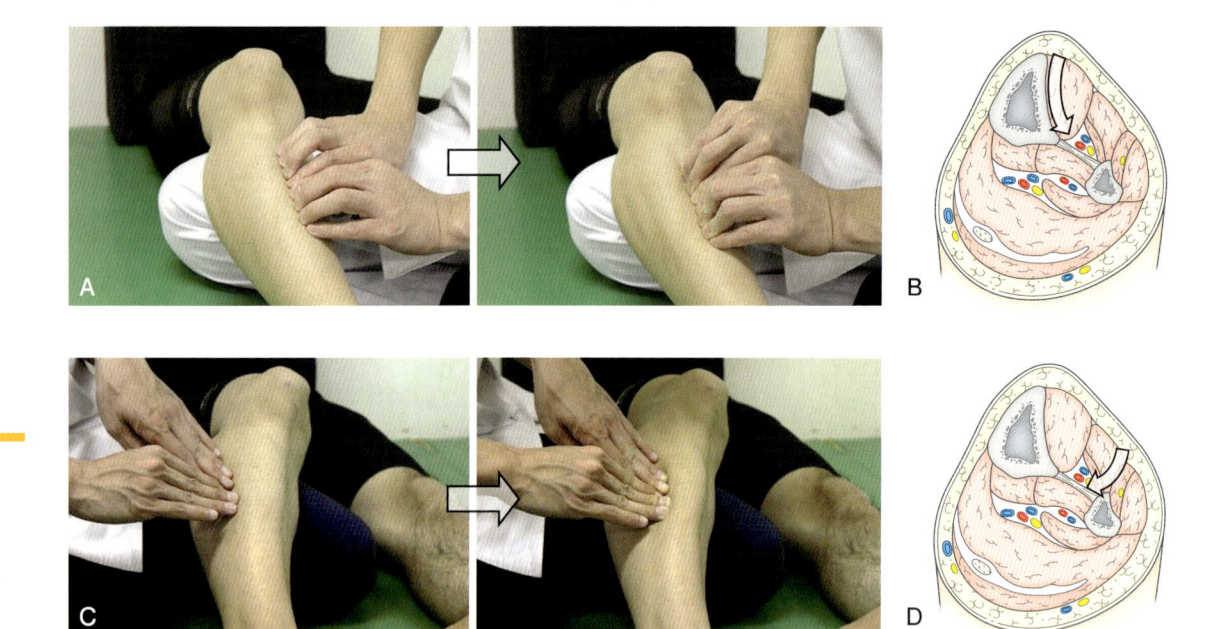

Ⅵ-16 下腿中央骨幹部での前脛骨筋，長母趾伸筋，長趾伸筋のモビライゼーション

ＡＢ：前脛骨筋のモビライゼーション 脛骨の外側縁に沿って指を置き，深部へと指を押し進め，脛骨より前脛骨筋を引き離すようにモビライゼーションを行う（A）．操作イメージ（B）

ＣＤ：長母趾伸筋，長趾伸筋のモビライゼーション 腓骨筋の内側に沿って指を置き，腓骨筋と長趾伸筋の間より腓骨と骨間膜に向かい指を押し進めることで長母趾伸筋と長趾伸筋筋のモビライゼーションを行う（C）．操作イメージ（D）

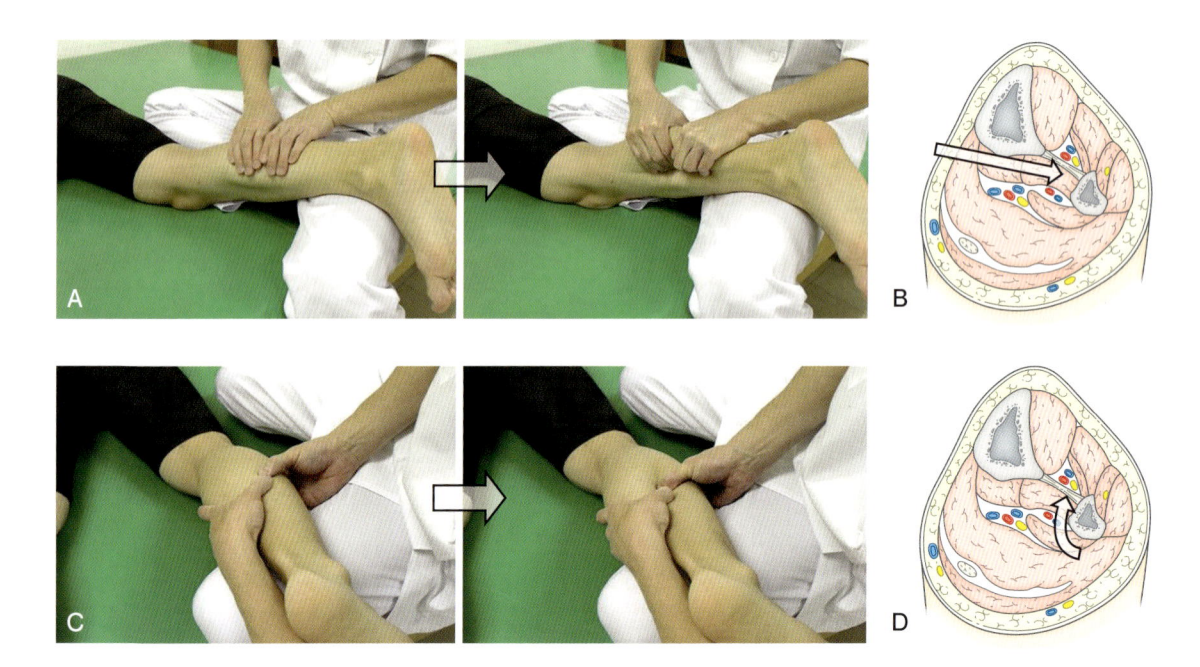

Ⅵ-17 下腿中央骨幹部での後脛骨筋，長母趾屈筋，長趾屈筋のモビライゼーション

ＡＢ：後脛骨筋と長趾屈筋のモビライゼーション 膝関節を屈曲位とし腓腹筋の緊張を除去し，セラピストは脛骨の内側縁に沿って指を置く．脛骨後縁に沿って指を押し進め，脛骨と骨間膜から，後脛骨筋と長趾屈筋を横方向へすべらすように剪断力を加えモビライゼーションを行う（A）．操作イメージ（B）

ＣＤ：長母趾屈筋と後脛骨筋のモビライゼーション セラピストは腓骨の内側に沿って指を置く．腓骨の回りを長母趾屈筋が回転し，後脛骨筋が骨間膜上で外側に動くようにモビライゼーションを行う（C）．操作イメージ（D）

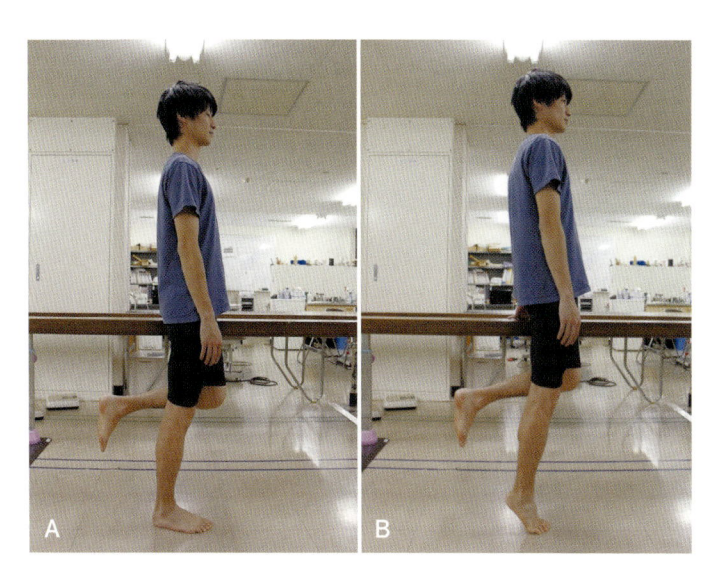

> **Ⅵ-18 片脚立位練習**
> A：患側での片脚立位練習
> B：患側でのつま先立練習
>
> つま先立ち練習を行う場合は，両側でのつま先立ちから開始し，徐々に患側へ荷重量を増やすと行いやすい．

> **Ⅵ-19 後ろ向きでの階段昇降練習**
>
> 患側（写真では左）を軸足として後ろ向きにて昇降練習を行い，足部外在筋の筋力強化練習を行う．低い段差より開始し，徐々に段差を高くする．

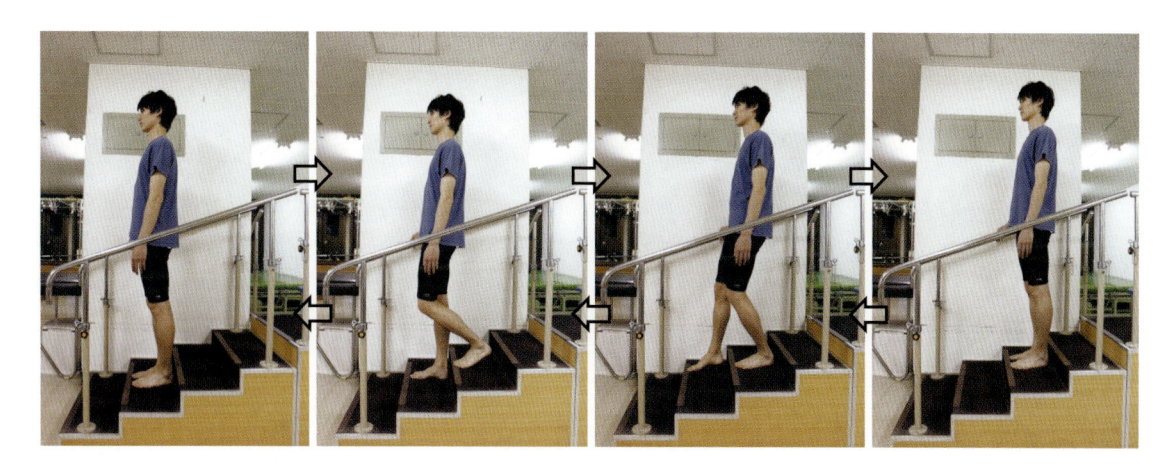

　　　歩行練習は部分荷重から開始されることが多く，骨折型や固定性などから整形外科医と協議し開始する．全荷重が許可された後に，患側での起立練習，つま先立ち練習 Ⅵ-18 を徐々に行う．また，階段の降段が障害されることが多いが，そのような場合には平地での後ろ歩き練習や，後ろ向きでの階段昇降練習 Ⅵ-19 を行うと効果的である．

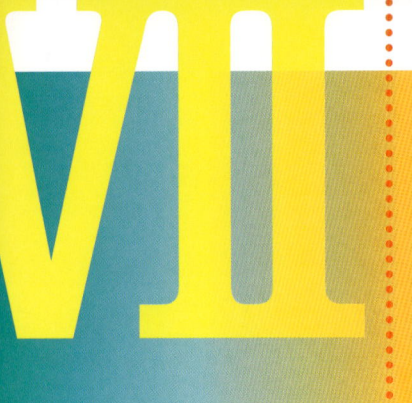

VII 下腿骨遠位部骨折
果部骨折と脛骨天蓋骨折を中心に
fracture of the malleolus
plafond fracture, pilon fracture

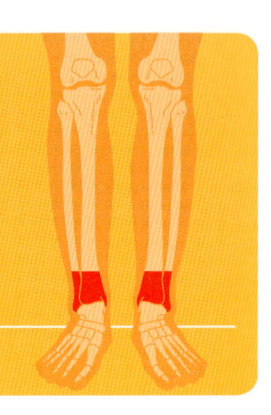

概要 • general remarks

　下腿骨遠位部骨折は，足関節に障害をもたらす骨折である．一般的に足関節は後足部をさし，距腿関節（狭義の足関節）と距骨下関節（距踵関節）とからなる複合体である．距腿関節の静的安定性は，脛骨（内果と天蓋）と腓骨（外果）とが骨間膜と脛腓靱帯によって連結され，それらが外側と内側の側副靱帯により距骨と連結することで得られている．これらの構成単位はあたかも一つの円の中で安定した状態を示しているため，阪本[1]は，この関係を ankle ring VII-1 と名づけている．

　果部骨折（足関節骨折）は，転倒やスポーツ外傷などで起こることが多い．足部が内反位や外反位に固定され，その上に足関節に捻転力や内・外転力が加わることで起こる．外力の程度が強ければ距骨の脱臼骨折となる．本骨折には，Lauge-Hansen（L-H）分類[2] VII-2 や AO 分類が用いられることが多い．L-H 分類は，切断肢を用いた骨折実験や解剖所見をもとに，骨折型を受傷時の肢位と外力の働く方向から分類したものである．すなわち，骨折型から靱帯の損傷を推察することが可能であり，臨床的に有用な分類と考えられる．しかし，臨床上合致しない骨折型も存在するのも事実であり，その評価には柔軟な対応が必要である．

　脛骨天蓋骨折は，高所からの転落や交通事故など高エネルギー外傷で受傷することが多く，開放創を伴うこともある．主に下腿への軸圧負荷により生じるとされている．本骨折の分類には，Rüedi（ルエディ）の分類[3] VII-4 や AO の分類が多く用いられている．

　この骨折は，可動域の改善に難渋することが多く，著明な背屈制限を呈することが多いとされている[4]．

　早期の合併症として，皮膚壊死，骨癒合不全や圧壊，神経損傷や血管損傷，関節面の軟骨損傷，コンパートメント症候群を伴うことがあり，遅発性の合併症として距骨の壊死，変形性関節症が挙げられる．

---

[1] 阪本桂造. MB Orthop. 1989; 19 (11): 27-34.
[2] Lauge-Hansen N. Arch Surg. 1950; 60: 957-85.
[3] Ruedi TP. Clin Orthop. 1979; 138: 105-10.
[4] 水野耕作. 関節外科. 1991; 10 (増刊号): 164-73.

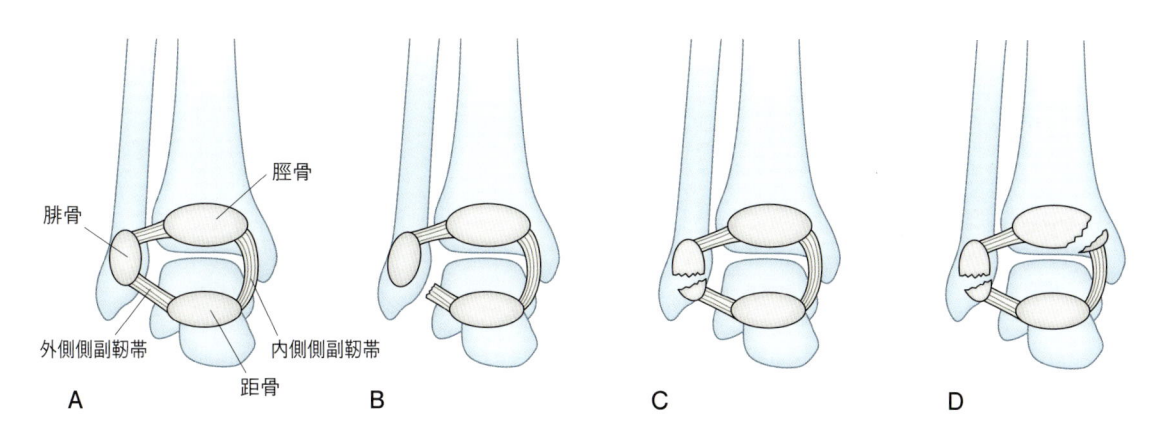

Ⅶ-1 ankle ring 文献❶より改変

A：ankle ring
足関節の安定性は腓骨と脛骨，距骨が適合し，骨間膜と靱帯により一つの円（ankle ring）となり安定した状態にある．
B：外側側副靱帯が断裂した状態　C：外果が骨折した状態（腓骨骨折）
外側支持機構が破綻した状態にあり，内側方向への距骨の安定性が損なわれることとなる．しかし，外側側副靱帯の部分断裂（B）や，転位が少ない場合は（C），比較的安定性は保たれ保存療法が可能である．
D：両側側副靱帯の断裂や両果骨折の状態
前額面の不安定性だけでなく，前後方向にも不安定となり手術的な整復・固定が必要となる．

Knowledge　脛骨天蓋骨折を英語とフランス語で表現すると

　下腿骨遠位部骨折の中で脛骨の荷重部である天蓋骨折を，英語では plafond（プラフォンド）fracture，フランス語では pilon（ピーロン）fracture といいます．plafond は，天井，飾り天井，見上げ面などを意味し，pilon は杵，乳棒，スリコギなどを意味します．

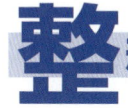

整形外科的治療・orthopedic procedure

❶ 果部骨折

　保存療法は，閉鎖性の骨折で内果あるいは外果の単独骨折 Ⅶ-1C で転位が少なく，さらに，徒手整復が可能で整復位が保持できる場合に行われる．

　Lauge-Hansen の分類を用いれば，内果の単独骨折は PER と PA の stage 1 に相当し，外果の単独骨折は SER stage 2 と SA stage 1 に相当する．徒手整復後に，ギプス包帯による固定が行われる．通常，下腿から足先までの下腿ギプスによる固定が 6 週間程度行われ，この期間は免荷とされることが多い．その後に荷重が開始される．整復位の保持に不安が残る場合は，大腿から足先までの固定が行われることもある．

　上記の骨折以外は，基本的に関節内骨折であるため観血的な整復と固定が行われる Ⅶ-8．骨折形態も多種にわたるため，多くのアプローチ Ⅶ-5 が用いられる．手術の時期は，腫脹が少ない受傷後早期に行われるか，腫脹の消退するのを待ち受傷後 1〜2 週後

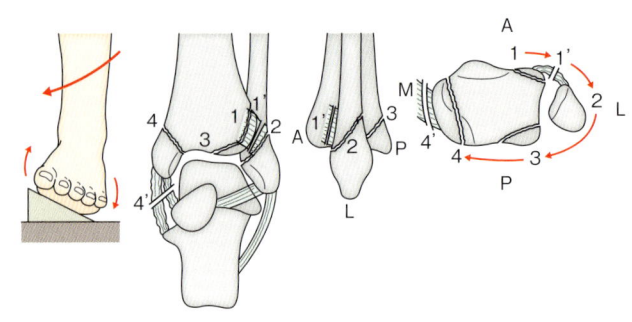

A. 回外-外旋損傷　SER: supination - external rotation

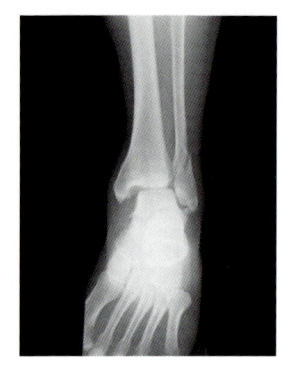

SER stage 4

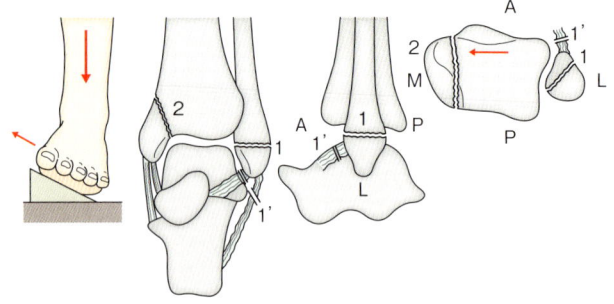

B. 回外-内転損傷　SA: supination - adduction

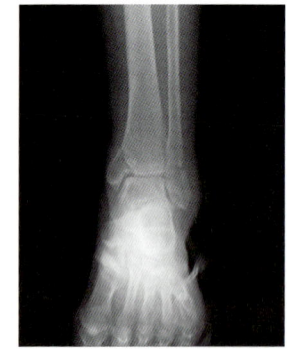

SA stage 2 型

Ⅶ-2 Lauge-Hansen（L-H）分類　文献❺より改変

最初に記載される言葉は受傷時の前足部の肢位を表し，次に記載される言葉は距骨の動きを表している．Lauge-Hansen は，この受傷時の前足部の肢位と距骨の動きにより 4 型に分類し，さらに組織損傷を受ける順に stage 分類を行った．

A：**回外-外旋（SER）損傷**　前足部が回外位となり，下腿が内旋し距骨に外旋強制が加わり受傷する．
　　stage 1：前脛腓靱帯付着部の裂離骨折(1) あるいは前脛腓靱帯損傷（1'）　**stage 2**：脛腓靱帯結合部での螺旋骨折(2)
　　stage 3：後果骨折(3)　骨折の形状は様々である　**stage 4**：内果の横骨折(4) あるいは内側側副靱帯の損傷(4')
B：**回外-内転（SA）損傷**　前足部が最大回外位となり，距骨に内転方向の強制が加わり受傷する．
　　stage 1：外果の横骨折(1) あるいは外側側副靱帯の損傷(1')　**stage 2**：内果の垂直骨折(2)

に行われる．腓骨の回旋転位や短縮は，荷重時の外側の負荷を増加させ，足関節の機能に悪影響を与える❻ことから，整復と固定は腓骨から行われることが多い．したがって，可能な限り正確で強固な内固定が重要となるためプレートで固定されることが多い．次に，内側側副靱帯の縫合や内果骨折の整復・固定が行われる．内果の固定には，中空スクリュー（canulated screw）の一つである，内果骨折用スクリュー（malleolar screw）が用いられることが多い．後果部は距骨の後方への亜脱臼を防止しており，一般的に側面の X 線像にて脛骨関節面の 1/3〜1/4 を越える場合には，手術的に固定した方が良いとされている❼．PER 型や PA 型などで脛腓間が不安定な場合は，前脛腓靱帯の縫合や脛腓間固定のために同部を貫通するスクリュー固定（positioning screw）Ⅶ-6 が行われることがある．このスクリューは荷重により破損する恐れがあり，抜去は骨折部ならびに縫合靱帯が安定する術後 6〜8 週程度で行われ，荷重が開始されることが多い．

術後は，可能な限り早期より可動域練習を開始すべきであるが，骨折型，整復状態，固定性等が考慮され，3〜4 週間のギプス包帯固定が行われることも少なくない．

❺仁木久照．関節外科．2004; 23（9）: 36-48.
❻Thordarson DB, et al. J Bone Joint Surg. 1976; 79-A: 1809-15.
❼山本晴康．骨折脱臼　改訂第 2 版．冨士川恭輔，他編．南山堂; 2005. p. 881-917.

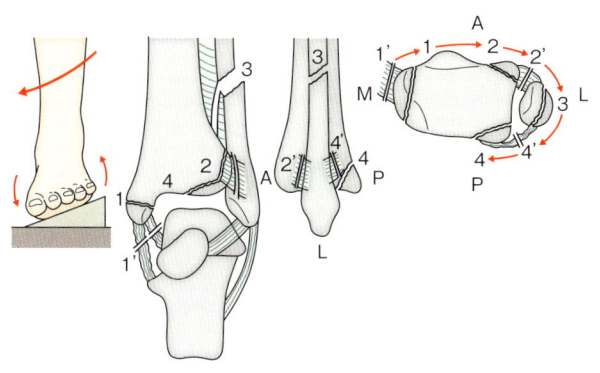

C. 回内-外旋損傷　PER: pronation - external rotation

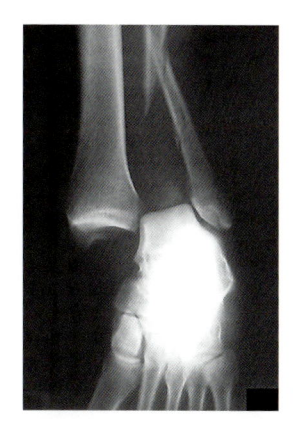

PER stage 4
整復前

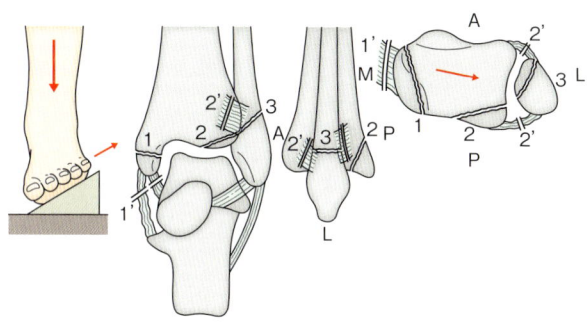

D. 回内-外転損傷　PA: pronation - abduction

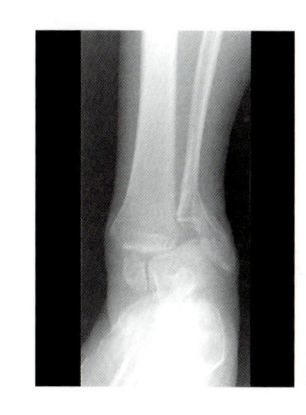

PA stage 3
整復前

VII-2 つづき

C：**回内-外旋（PER）損傷**　前足部が回内位となり，下腿が内旋し距骨に外旋強制が加わり受傷する．
- stage 1： 内果の横骨折（1）あるいは内側側副靱帯の損傷（1'）
- stage 2： 前脛腓靱帯付着部の裂離骨折（2）か前脛腓靱帯の断裂（2'）と骨間膜の損傷
- stage 3： 脛腓靱帯結合部より高位での螺旋骨折か斜骨折（3）
- stage 4： 後果骨折（4）あるいは後脛腓靱帯の損傷（4'）

D：**回内-外転（PA）損傷**　前足部が最大回内位となり，距骨に外転方向の強制が加わり受傷する．
- stage 1： 内果の横骨折（1）あるいは内側側副靱帯の損傷（1'）
- stage 2： 前脛腓靱帯損傷（2'）と，後脛腓靱帯損傷（2'）か後果骨折（2）
- stage 3： 脛腓靱帯結合部での斜骨折か粉砕骨折（3）

ナレッジ Knowledge　後果って？

　脛骨後果は，どこを指すのでしょうか？　この言葉は，正式な解剖学用語ではなく臨床上の便宜的な名称のようです．脛骨遠位部の天蓋部の後方を指し，その大きさも決まっていないようです．

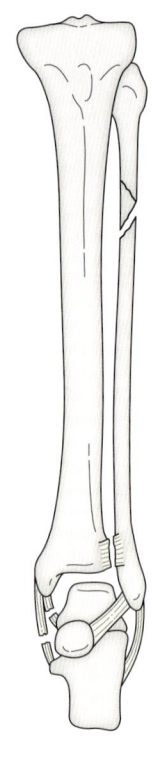

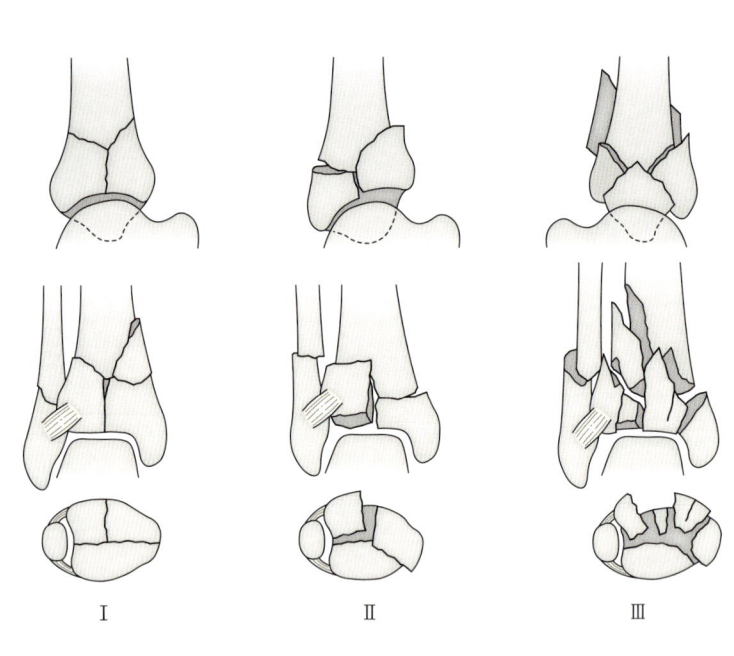

VII-4 Rüedi の分類 文献❸より
Type Ⅰ：骨折の転位を伴わないもの
Type Ⅱ：粉砕骨折のない関節面の重大な転位
Type Ⅲ：脛骨遠位の嵌入骨折と粉砕骨折

VII-3 Maisonneuve fracture

❷ 脛骨天蓋骨折

　　Type Ⅰは，ギプス包帯固定による保存療法が選択されることが多く，荷重は骨癒合が確認されてから行われる．

　　Type Ⅱでは手術療法の適応となることが多く，プレートやスクリューを用いた内固定が行われることが多い．関節鏡視下で関節面の整復が行われることもある．近年は，ロッキングプレートによる固定が行われることが多い VII-7．Type Ⅰ，Ⅱとも関節面の粉砕は少なく解剖学的整復が得られやすいため，治療成績は良好であるとの報告が多い．

　　Type Ⅲは，開放骨折となることが多く，皮質骨と海綿骨の破壊と欠損，関節軟骨の損傷，高度な軟部組織の損傷を合併することが多いため手術療法が適応とされるが，成績不良例の報告が多い．開放創がある場合は，まずその閉鎖を目的に受傷後1〜2週間待機してから，整復と内固定，あるいは創外固定が行われる．関節面の破壊や骨欠損を生じることが多く骨移植や骨補充剤が用いられることもある．合併症として，神経や血管の損傷，距骨の壊死，遅発性の関節症などが挙げられる．

　　後療法は果部骨折と同様に，可能な限り術後早期より可動域練習を開始する．荷重時期は，骨折型，整復状態，固定性に依存する．早期の歩行獲得のためにPTB短下肢装具 VI-3 が用いられることもある．

Knowledge Maisonneuve fracture

内側側副靱帯の損傷による内側関節裂隙の拡大，脛腓間の離開，後果骨折，腓骨高位での骨折を，Maisonneuve fracture VII-3 といいます．この骨折は，PER：stage 4 にあたります．

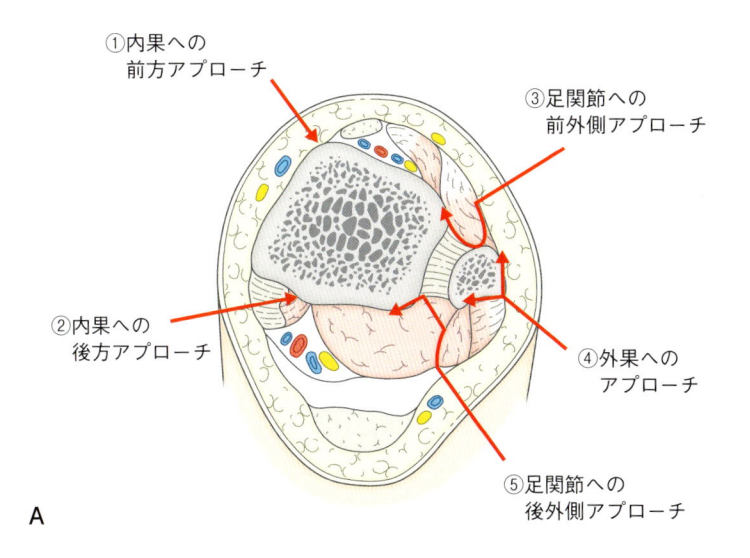

①内果への前方アプローチ
③足関節への前外側アプローチ
②内果への後方アプローチ
④外果へのアプローチ
⑤足関節への後外側アプローチ

A

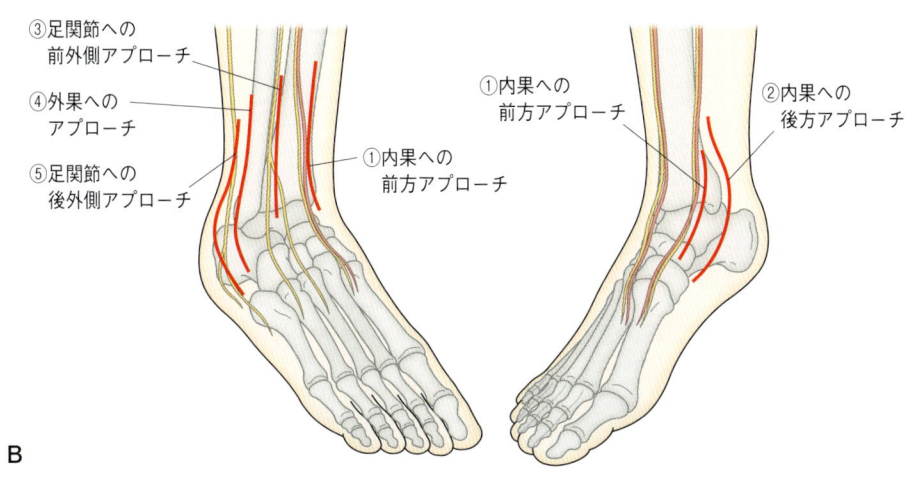

③足関節への前外側アプローチ
④外果へのアプローチ
⑤足関節への後外側アプローチ
①内果への前方アプローチ
①内果への前方アプローチ
②内果への後方アプローチ

B

VII-5 足関節骨折のためのアプローチ

①内果への前方（前内側）アプローチ
内果の前方先端で愛護的に皮膚切開を行い大伏在静脈とともに伏在神経を温存する．伸筋支帯，三角靱帯の一部，関節包を切開し内果へ達する．

②内果への後方（後内側）アプローチ
内果の後縁に沿って皮膚切開を行い内果後方の屈筋支帯を縦切する．後脛骨筋を前方へ長趾屈筋を後方へ引き，内果の後方へ達する

③足関節への前外側アプローチ
足関節の前外側で10〜15 cm程度の皮膚切開を行い，下腿深筋膜と上・下伸筋支帯を縦切する．長趾伸筋を内側へよけ，腓骨前面と脛骨前面へ達する．前脛腓靱帯なども観察することができる．

④外果へのアプローチ
腓骨後縁に沿って10〜15 cmの皮膚切開を行い，骨膜を縦切し腓骨へ達する．

⑤足関節への後外側アプローチ
アキレス腱と短腓骨筋の間で10 cm程度の皮膚切開を行い，下腿深筋膜を縦切し長・短腓骨筋を筋膜ごと外側によけ，腓骨に付着する長母趾屈筋の外側線維を部分的に縦切し，脛骨の後外側へ至る．

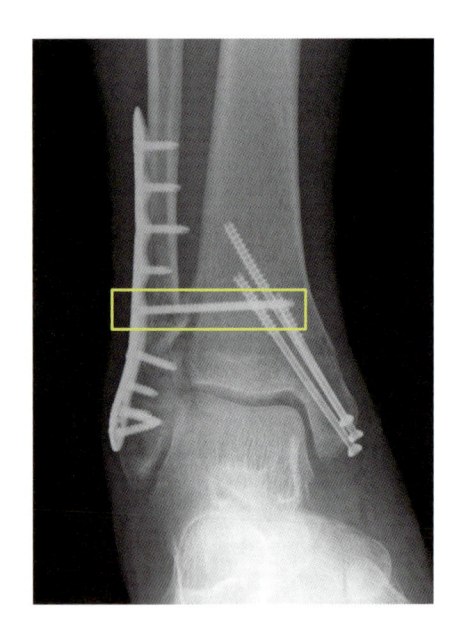

Ⅶ-6 positioning screw

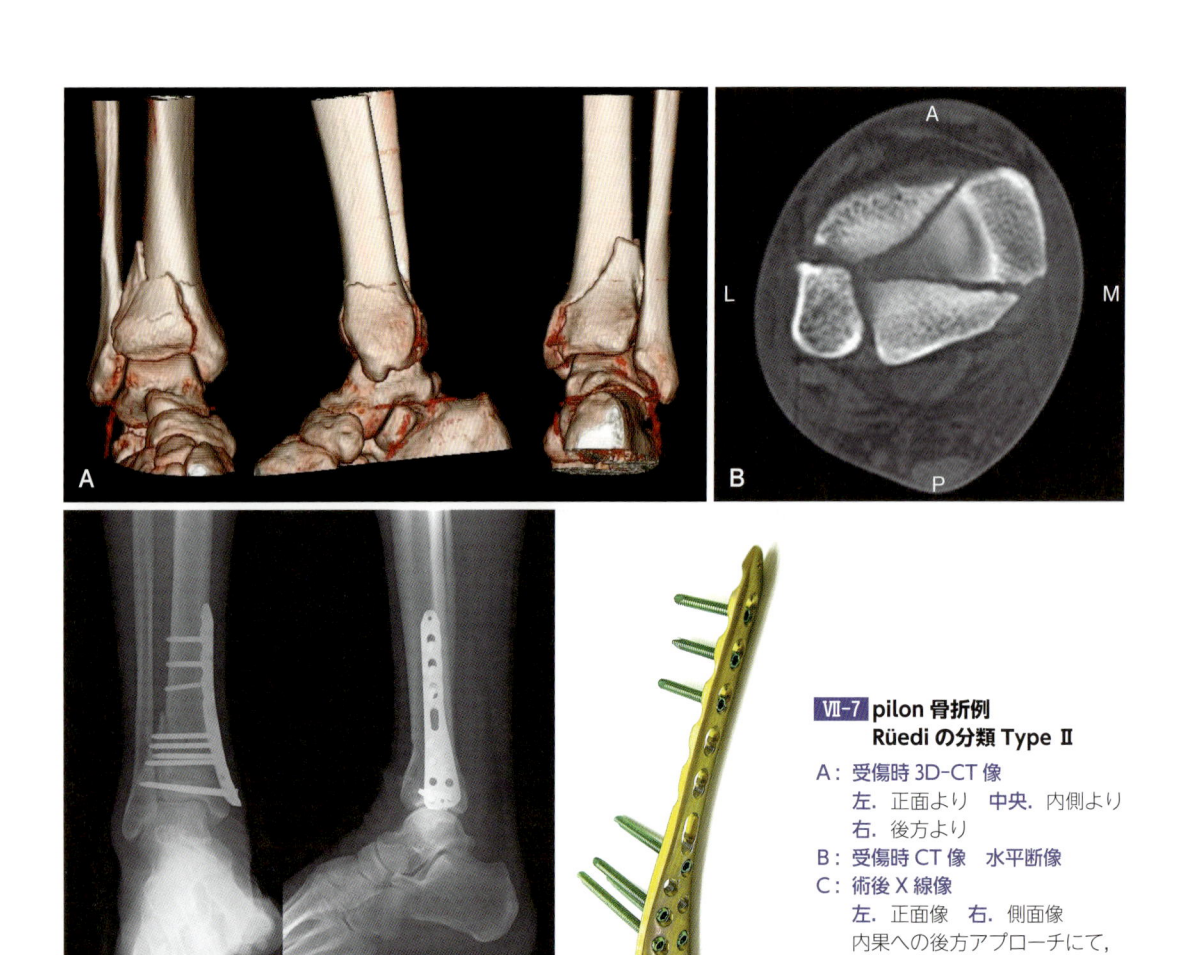

Ⅶ-7 pilon 骨折例
　　　Rüedi の分類 Type Ⅱ

A： 受傷時 3D-CT 像
　　左．正面より　中央．内側より
　　右．後方より
B： 受傷時 CT 像　水平断像
C： 術後 X 線像
　　左．正面像　右．側面像
　　内果への後方アプローチにて，
　　整復と固定が行われた．
D： 使用された物と同型のロッキングプレート

Opinion 一見SER stage 4と見られる骨折型について

Ⅶ-8A と Ⅶ-9A のX線像を比較してみてください．両画像とも整復後の状態です．腓骨の骨折，後果の骨折，距骨の後方への亜脱臼，Ⅶ-8 では内側側副靱帯の損傷が認められ，Ⅶ-9 では内果の骨折が認められます．一見どちらも SER stage 4に見えます．ここで，CT像を確認してみましょう．Ⅶ-8B の水平断像では脛腓間の離開が認められ，後果の骨折も小さいため距骨の外旋に伴う後果の裂離骨折と考えられます．さらに，3D-CT像では腓骨の螺旋骨折が認められ，受傷機転からも SER stage 4であると推測されます．しかし，Ⅶ-9B の水平断像からは脛腓間の離開が認められず，後果骨折も Ⅶ-8B の水平断像と比較すれば大きな骨片といえます．さらに，3D-CT像では腓骨が斜骨折であることから，足底から後果方向に抜ける軸圧によるpilon骨折のType Ⅰ～Ⅱと考えられます．

Ⅶ-8 の骨折であれば，骨折に伴い前脛腓靱帯の損傷，後方の関節包の損傷，内側側副靱帯の損傷などの軟部組織損傷を想像する必要があります．また，Ⅶ-9 の骨折の場合は，前方の関節包と脂肪組織，前距腓靱帯，関節軟骨などの損傷が考えられます．さらにいずれの骨折においても長母趾屈筋，後脛骨筋，長趾屈筋などの筋損傷や骨折に伴う炎症の波及が予測されます．

一見，SER stage 4に見える骨折ですが，実は軸圧損傷の可能性もあります．受傷機転を明確に覚えていることは少ないため足関節骨折の評価では，画像所見を読み取る能力が運動療法を立案する上で非常に重要となります．

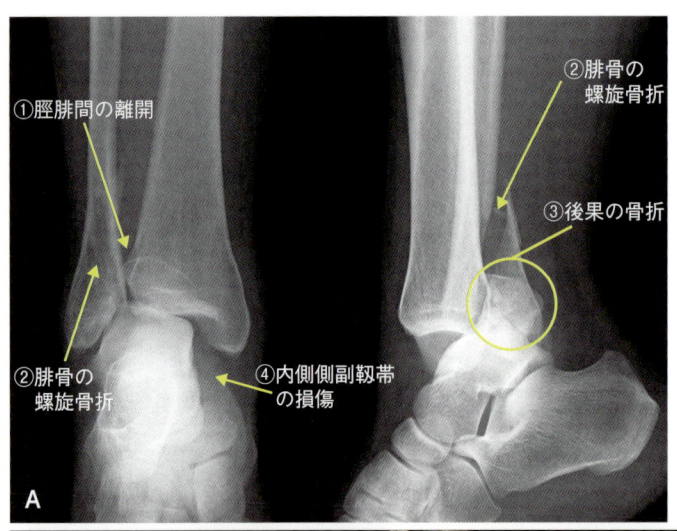

VII-8 足関節骨折例 L-H 分類 SER stage Ⅳ

A：受傷時 X 線像
（女性, 60 歳代後半）
左. 正面像
右. 側面像
ジョギング中に, 足をひねり転倒し受傷. 脛腓間の離開, 外果の螺旋骨折, 後果骨折, 内側側副靱帯損傷が認められた.

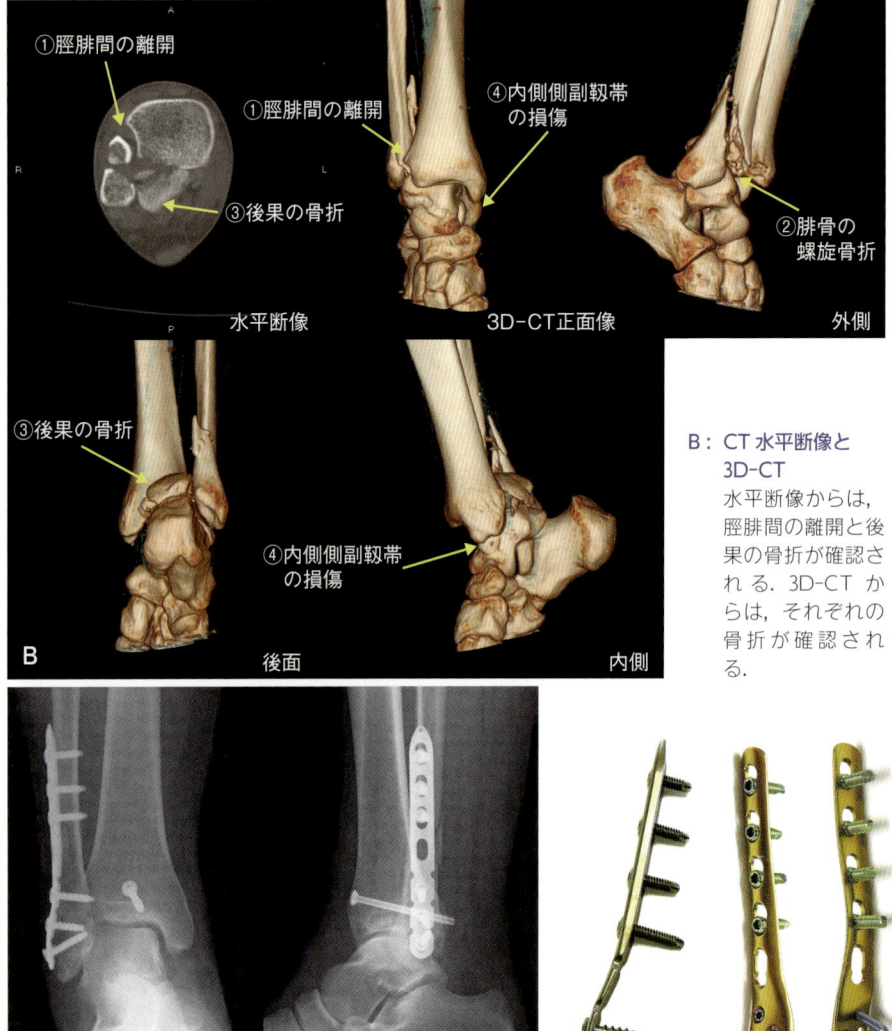

図中ラベル：
①脛腓間の離開
②腓骨の螺旋骨折
③後果の骨折
④内側側副靱帯の損傷

水平断像　3D-CT 正面像　外側　後面　内側

B：CT 水平断像と 3D-CT
水平断像からは, 脛腓間の離開と後果の骨折が確認される. 3D-CT からは, それぞれの骨折が確認される.

C：手術後のX線像　腓骨はプレートにて固定され, 内側側副靱帯は縫合された. 後果は転位が大きかったため前方から中空スクリュー（canulated screw）にて固定された.
D：同型の腓骨用プレート
E：近年は腓骨の固定にもロッキングプレートが用いられることが多い.

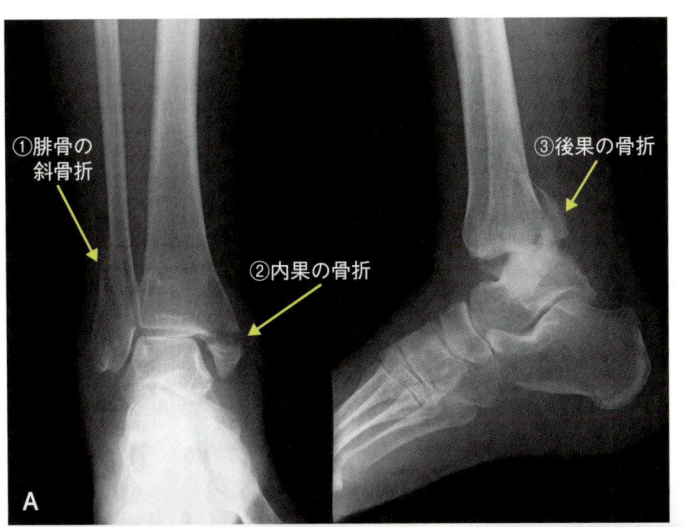

Post-Fracture Rehabilitation Master Book 159

VII-9 SER stage 4 様の pilon 骨折

A：受傷時 X 線像（女性, 60 歳代後半）
左. 正面像　右. 側面像
自宅の毛布につまずいて, 転倒し受傷した. 骨折時の詳細な足部の肢位は不明.
外果骨折, 後果骨折, 内果骨折が認められた. このような内果・外果・後果（まれに前方天蓋部）の骨折を, 三果骨折（trimalleolar fracture）, または Cotton（コットン）fracture という.

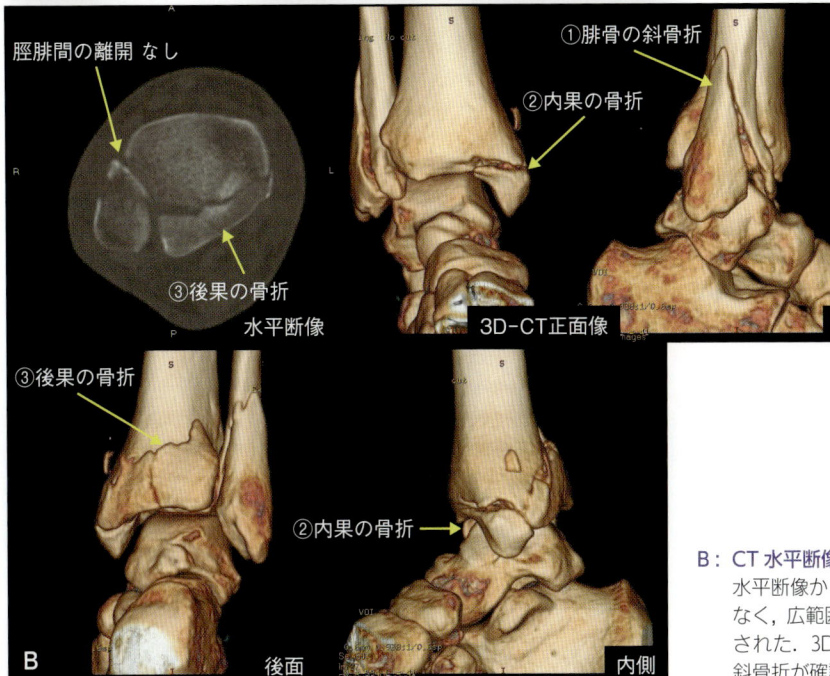

①腓骨の斜骨折
②内果の骨折
③後果の骨折

脛腓間の離開 なし
①腓骨の斜骨折
②内果の骨折
③後果の骨折
水平断像
3D-CT 正面像
外側

③後果の骨折
②内果の骨折
後面
内側

B：CT 水平断像と 3D-CT
水平断像から, 脛腓間の離開はなく, 広範囲の後果骨折が確認された. 3D-CT から, 外果の斜骨折が確認された.

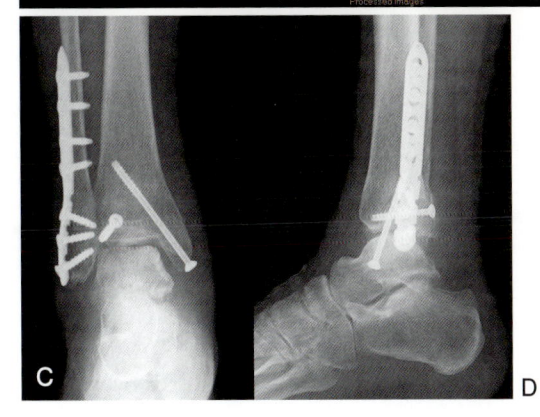

C：手術後
腓骨はプレートにて固定され, 後果は後方より中空スクリュー（canulated screw）にて固定された. 内果も, 内果骨折用スクリュー（malleolar screw）にて固定された.

D：malleolar screw

下腿骨遠位部骨折（果部骨折と脛骨天蓋骨折を中心に）

評価 evaluation of the fracture

　セラピストが目にする受傷時のX線像やCT像は，整復後に撮影されることが多い．そのため，それらの画像から整復前の状態 Ⅶ-2CD を推測し，靱帯や筋，神経など損傷を受けた組織を推察する必要がある．正面像や距腿関節窩撮影（mortise view）Ⅶ-10 から，脛腓間や距腿関節の離開を確認することで，脛腓靱帯，骨間膜，内側・外側側副靱帯の損傷を推察することができる Ⅶ-11．

　また，3D-CTは，骨折型を正確に把握するために有用である．

　手術後は，術後の画像と手術所見を確認した後に，アプローチ，損傷が予測された組織の状態とその修復法，整復状態と固定性，術中の足関節の可動域等を整形外科医に確認する．また，positioning screw Ⅶ-6 が用いられた場合は，スクリューを挿入した際の背屈角度も確認すると良い．Bragonzoni[8]は，足関節が中間位から最大背屈位に至る角度域では脛腓靱帯の開大はほとんどなく，中間位から最大底屈域で1mm程度狭くなることを報告し，原口[9]は positioning screw の挿入角度について，最大背屈位での固定する必要はないが底屈位で固定することは避けた方が良いと述べている．

　術後にギプス包帯固定が行われた場合は，足関節の固定角度を確認する．本骨折は，関節内骨折であるため関節内に血腫が出現する．そのため関節性の拘縮が生じやすい．足関節のギプス固定角度は中間位から軽度背屈位が望ましく Ⅶ-12A，小野らはその角度での固定で良好な成績を報告している[10]．また，ギプスにより足趾の運動が制限されていないかを確認する．この運動に制限がないことが，その後のギプス固定下での運動療法において重要である Ⅶ-12B．さらに可能であれば，アキレス腱周囲のギプスを開窓し，その深部の Kager's fat pad Ⅶ-13B の柔軟性を評価する Ⅶ-14．**Warp!!** 足関節の解剖と構造，ギプス固定角度について（p.162）

　ギプス固定が除去された後，あるいはギプス固定が行われない場合は，足関節に対し基本項目の評価を行う．治療開始時は，いずれの場合も高度な浮腫が存在することが多く，可動域，浮腫の状態，筋力，疼痛，感覚，脂肪組織の柔軟性，皮膚の状態等を評価し，日々変化する状態を治療の中で確認すると良い．**Warp!!** 評価の基本項目（p.20）

　可動域では，その改善とともに筋の伸張性の評価を追加する Ⅵ-5 〜 Ⅵ-7．

　長母趾屈筋は筋腹の遠位部が骨折部付近にあるため，特に可動域の制限因子となりやすい Ⅶ-15．

　屈筋支帯の深部を後脛骨筋腱，長趾屈筋腱，脛骨神経，後脛骨動静脈，長母趾屈筋腱が走行し，これを足根管という．足根管における浮腫は，腱の滑走性の低下や癒着を招くだけでなく，神経障害や血流の低下をもたらす可能性がある．したがって，同部の浮腫管理を徹底した上で，触診にて筋収縮 Ⅵ-10 に伴う腱の滑走性を評価する．さらに，足底の感覚検査，Tinel sign，足部内在筋の筋収縮を評価することで脛骨神経の損傷を確認する．また，上伸筋支帯下を走行する前脛骨筋・長母趾伸筋・長趾伸筋の筋収縮 Ⅵ-11 に伴う滑走性も評価する．

　脂肪組織の柔軟性評価では，Kager's fat pad Ⅶ-14 に加え，上伸筋支帯と共に pretalar fat pad Ⅶ-13B の評価も行う Ⅶ-16．

---

[8] Bragonzoni L, et al. Arch Orthop Trauma Surg. 2006; 126: 304-8.
[9] 原口直樹. 関節外科. 2015; 34（1）: 44-8.
[10] 小野昌代. 他. 整形外科リハビリテーション研究会誌. 1995; 1: 43-5.

Post-Fracture Rehabilitation Master Book

Ⅶ-10 足関節の正面像と距腿関節窩撮影像

A: 通常の足関節正面像
B: 距腿関節窩撮影像（mortise view）
C: 術後の距腿関節窩撮影像

Rüediの分類 Type Ⅱの骨折であったが，整復状態も良く良好な可動域と歩行能力が再獲得された．

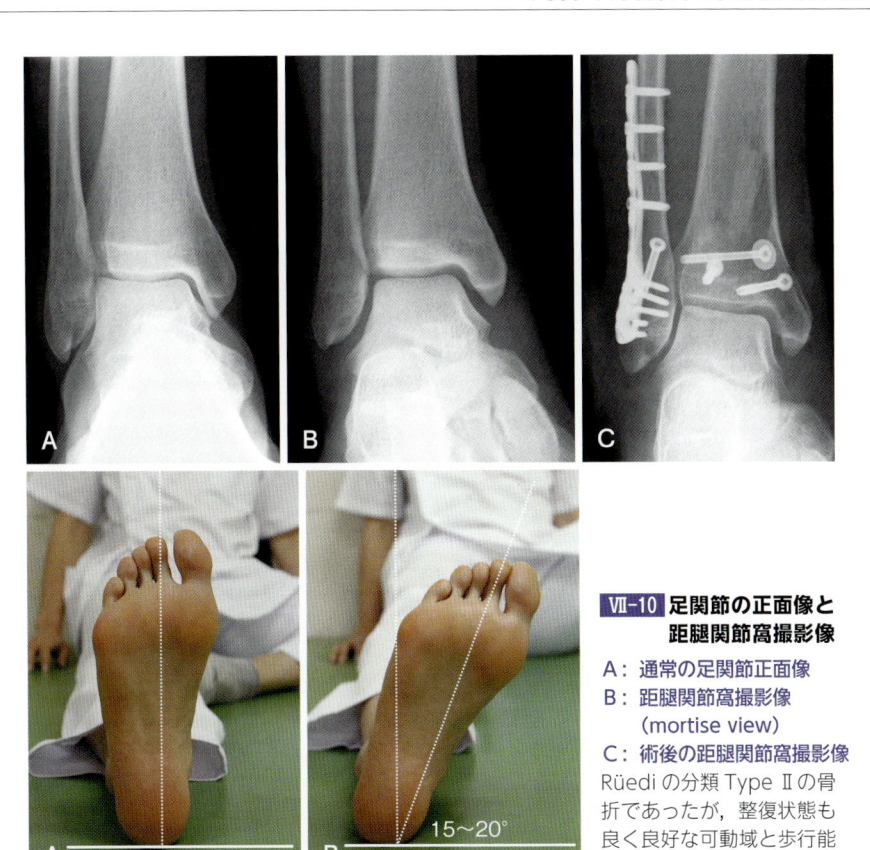

Knowledge 距腿関節窩撮影（mortise view）

　通常の足関節正面像は，足関節を中間位として足基準線（第2趾と踵を通る線）が，フィルムに対し垂直になるように設定し撮影されます Ⅶ-10A ．また，足基準線が15°〜20°内旋させた肢位で撮影されるのが，距腿関節窩撮影 Ⅶ-10B で，「mortise view」という言葉がよく使われます．正常であれば距腿関節で外果，天蓋，内果に対する距骨との間隙がほぼ等しい幅で描出されます．これを利用すれば，側副靱帯の損傷を推察することができます．

　また，術後画像で間隙が均等な状態で整復されていれば，良好な整復位が得られていると考えられ術後成績が良いともされています[11]．

---

[11] Summers HD, et al. J Orthop Trauma. 2013; 27（4）: 196-200.

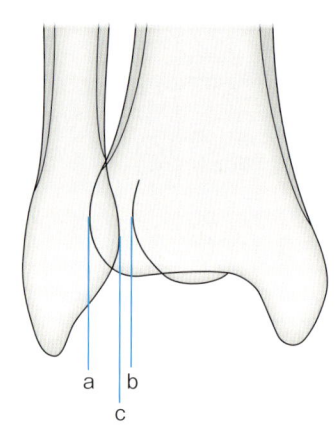

Ⅶ-11 脛腓間離開の計測法
文献⑫より

足関節の正面像を用いる．a-c 間距離（脛骨後結節の外側縁と腓骨内側縁の距離）より，b-c 間距離（脛骨前結節の外側縁と腓骨内側縁の距離）が長い場合，脛腓間の離開が疑われる．

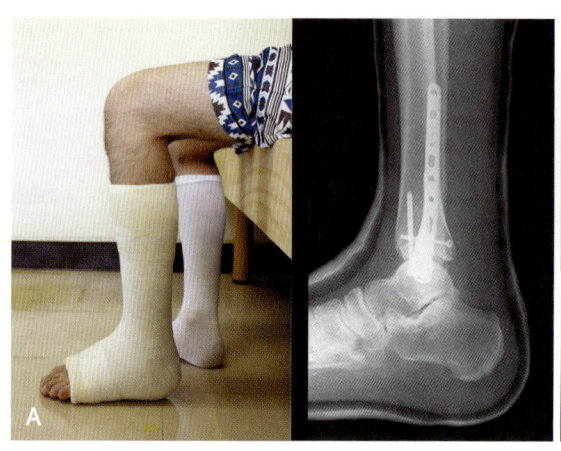

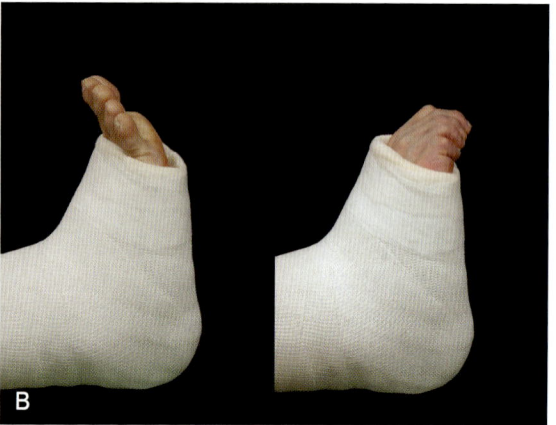

Ⅶ-12 足関節中間位でのギプス固定と足趾の運動
A：中間位でのギプス固定とその X 線像（側面像）．B：自動・他動運動にて，MTP 関節に制限がないことを確認する．

Knowledge & Opinion　足関節の解剖と構造，ギプス固定角度について

　距骨は足関節運動の中心であり，表面の 2/3 を関節軟骨で覆われています．頭部，頸部，体部に分けられ，体部の上面は距骨滑車と呼ばれ脛骨と腓骨とともに距腿関節を形成しています．距骨滑車の内側縁と外側縁を結ぶ線は，約 25°の前方開角を示し Ⅶ-13A ，矢状面より見た上面の関節軟骨部の開角は 120～130°，脛骨関節面は約 70°とされています Ⅶ-13B ．

　足関節において，脛骨（内果と天蓋）と腓骨（外果）は距骨を受け入れるソケットとなり，Dupuytren[13]は，この構造が"ほぞ（tenon）"と"ほぞ穴（mortise）"の関係に相当することから ankle mortise と名づけました Ⅶ-13 ．

　足関節の運動学的な特徴として，距骨の形態に合わせ脛腓間が動くため，背屈に伴い同部は開き底屈すると狭くなります．したがって，足関節をまたぐ靱帯，骨間膜，関節包はこれを許容するための柔軟性と伸張性が必要となり，歩行時は常に脛腓間は開閉していることになります．した

---

⑫髙倉義典．編．足の臨床．メジカルビュー社；2010. p. 303.
⑬Dupuytren BG. Lecons Orales de Clinique Chirurgicale. Recueilliés et publiés par Briette de Boisment et Mark. Tome 1. G. Bailliere；1839. p. 285-92.

がって，多くの報告で positioning screw Ⅶ-7 は底屈位ではなく背屈位で挿入すべきとされ，歩行練習が始まる前に抜去されています．

近年では，6週間の固定では脛腓間の修復が十分ではなく術後3カ月程度で抜去するという報告が多いようです[14]．

ギプスの固定角度も同様の理由で，足関節が底屈位で長期間固定された場合は，脛腓間の狭小化だけでなく関節包や靱帯，Kager's fat pad などの後方組織は短縮位となるため，背屈制限は必発します．背屈制限が問題となることの多い足関節では，中間位から軽度背屈位でのギプス固定がその後の機能回復を考えると有利と思われます．

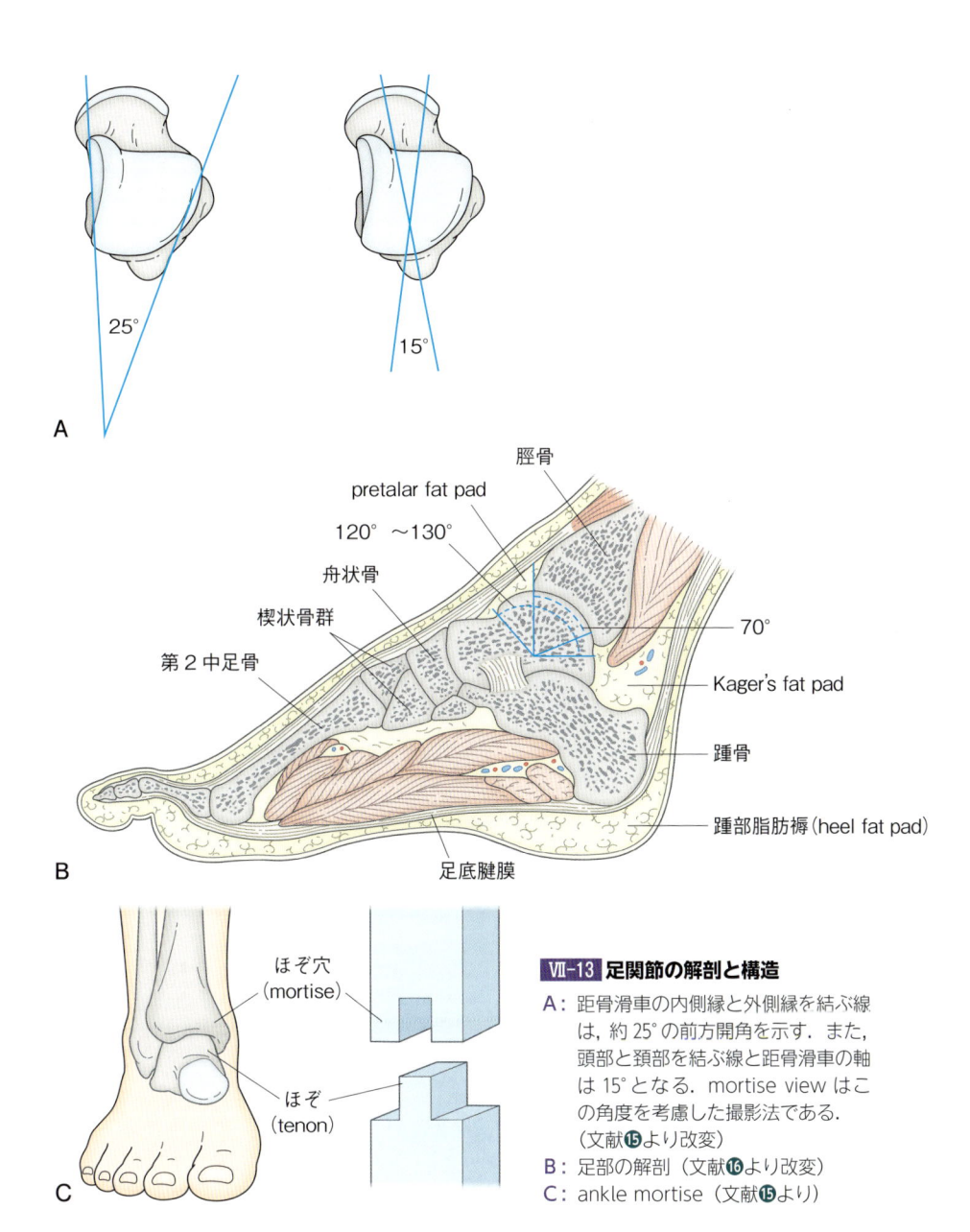

Ⅶ-13 足関節の解剖と構造

A：距骨滑車の内側縁と外側縁を結ぶ線は，約25°の前方開角を示す．また，頭部と頸部を結ぶ線と距骨滑車の軸は15°となる．mortise view はこの角度を考慮した撮影法である．（文献⑮より改変）
B：足部の解剖（文献⑯より改変）
C：ankle mortise（文献⑮より）

---

⑭小林　誠．足関節骨折．MB Orthop. 2013; 26 (11): 173-9.
⑮水野耕作．関節外科．1990; 9 (増刊号): 153-66.
⑯坂井健雄，監訳．プロメテウス解剖学アトラス．医学書院; 2007.

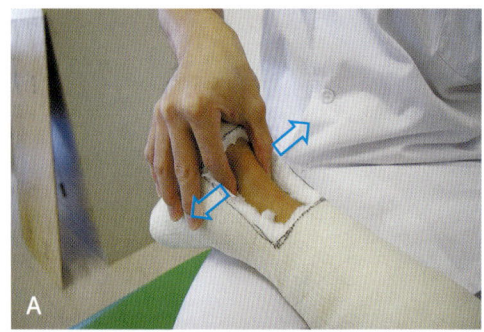

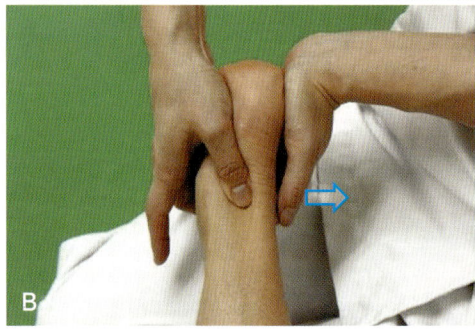

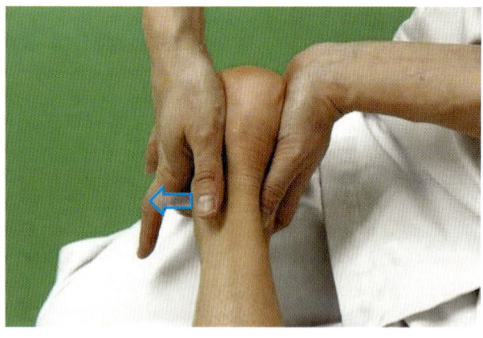

Ⅶ-14 Kager's fat pad の評価およびモビライゼーション

Kager's fat pad とはアキレス腱深部の脂肪組織をさし，足関節周囲の骨折では固定による影響で組織自体が硬化する．ギプス固定下（A）では，踵骨隆起からアキレス腱周囲のギプスを開窓した上で，Kager's fat pad を左右に動かし，その硬さを評価する．また，同様の操作を繰り返すことで，モビライゼーションを行う．
ギプス固定除去後は，Kager's fat pad の位置関係 Ⅶ-13B を理解した上で，遠位部は踵骨隆起の上方，深部は距骨後結節付近，近位部はアキレス腱の深層でヒラメ筋が触れられる程度の位置までモビライゼーションを行う（B）．

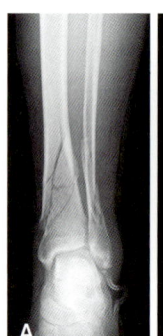

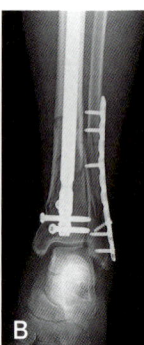

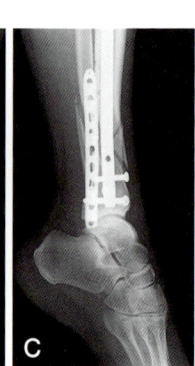

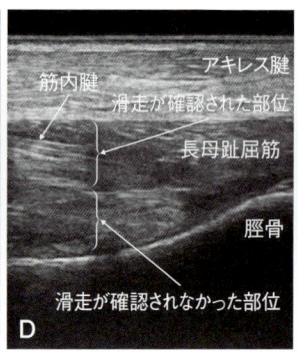

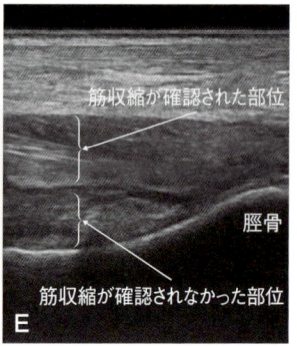

Ⅶ-15 下腿遠位部粉砕骨折後の長母趾屈筋の状態

A：骨折時
BC：脛骨はインターロッキングネイル，腓骨はロッキングプレートにより固定され，2週間の外固定がなされた．
D：**術後2週のエコー画像** 足関節中間位で，長母趾屈筋を他動的に伸張した際のエコー像
　筋内腱より表層の筋線維だけが滑走し，深層部が活動する様子を確認することはできなかった．
E：**術後2週のエコー画像** Dと同肢位で長母趾屈筋を収縮させたときのエコー像
　表層の長母趾屈筋のみが収縮し，深層部は収縮できない状態が観察された．
　また，表層と深層の間には，通常観察されることがない low density area が確認され筋線維が裂けているようにも観察された．
　通常，骨折部の周囲では，このように深部の筋が収縮や弛緩ができない状態に陥ることが多く，骨折時の損傷や炎症の波及によるものと考えられる．
　この場合，徒手的にこの深部筋の柔軟性と伸張性を改善する操作が必要であると考えられる．

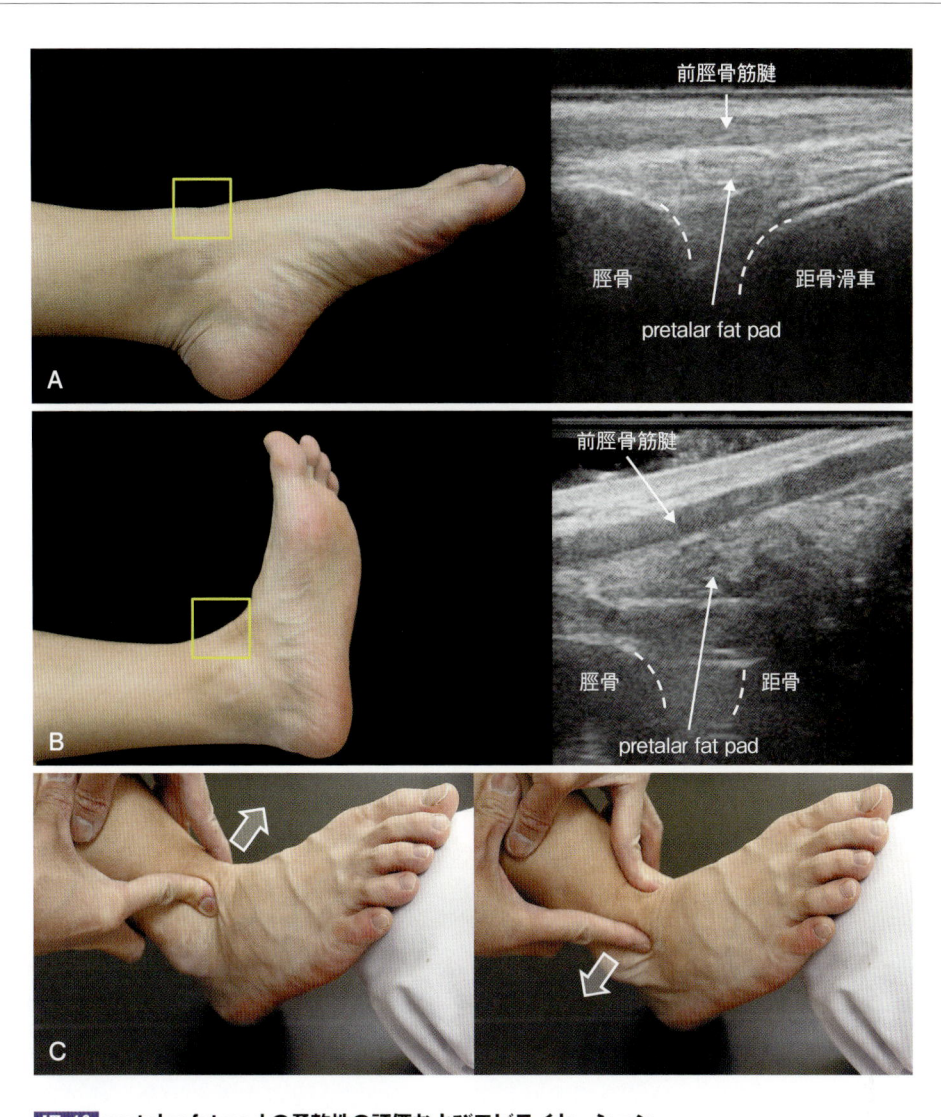

Ⅶ-16 pretalar fat pad の柔軟性の評価およびモビライゼーション

ＡＢ：足関節の肢位の違いによる上伸筋支帯と pretalar fat pad の変化

Ａ．足関節を最大底屈位とし，四角枠部をエコーにて観察した．脛骨の前縁と距骨滑車の前面に張り付くように存在する pretalar fat pad が確認される．

Ｂ．足関節を自動で中間位まで背屈させ，同部にて観察した．pretalar fat pad が大きく広がっている状態が確認される．また，この変化を許容するためには上伸筋支帯の柔軟性と伸張性が必要である．

Ｃ：前脛骨筋腱，長母趾伸筋腱，長趾伸筋腱の深層へ指を進め，左右に動かし柔軟性と伸張性を評価する．Ｃは，足関節中間位で行っているが背屈位や底屈位に肢位を変化させ硬さの評価とともにモビライゼーションを行う．

運動療法 therapeutic exercise

1 ギプス固定中の運動療法

　患部外練習として，股関節と膝関節の筋力低下を予防する Ⅶ-17．
　患部に対しては，ギプス内で底屈，背屈，内返し，外返し等尺性収縮練習や，towel gather exercise Ⅶ-18 を行わせる．また，長母趾屈筋，長趾屈筋，長母趾伸筋，長趾伸筋に対し筋収縮練習とストレッチングを行うことで，柔軟性と伸張性を維持し骨折部周囲の癒着を予防する Ⅶ-19．これらの操作は，骨間膜の柔軟性維持にも役立つ Ⅶ-20．
　また，アキレス腱開窓部より，Kager's fat pad の柔軟性を維持する Ⅶ-14．これらの運動は，痛みを伴わない程度で行う．

2 ギプス除去後，またはギプス固定が行われない場合の運動療法

　足関節に高度な浮腫を伴うため第一に浮腫管理を行う Ⅵ-9．評価より得られた情報を基に，towel gather exercise Ⅵ-13，各筋の収縮練習 Ⅵ-10 〜 Ⅵ-12，ストレッチング Ⅵ-5 〜 Ⅵ-7 と骨折部周囲筋のモビライセーション Ⅶ-21 〜 Ⅶ-23 など筋に対するアプローチを種々選択し行う．その後に，wiping exercise Ⅵ-14，靱帯のストレッチング Ⅶ-24 Ⅶ-25，徒手的な足関節への可動域練習 Ⅶ-26 を行う．筋と関節包・靱帯に対するアプローチを交互に繰り返すことが重要で，十分な足関節の可動域を得るためには，十分な筋の伸張性が必要である Ⅶ-27．また，夜間装具を用いた持続伸張も有効な手段である Ⅶ-28．
　歩行練習は，下腿骨の骨幹部骨折と同様に部分荷重から開始されることが多い．骨折型や固定性などから整形外科医と協議し開始する．全荷重が許可された後に，患側での起立練習，つま先立ち練習 Ⅵ-18 を徐々に行う．また，階段の降段が障害されることが多い．十分な足関節可動域の獲得とともに，平地での後ろ歩き練習や，後ろ向きでの階段昇降練習 Ⅵ-19 を行うと効果的である．

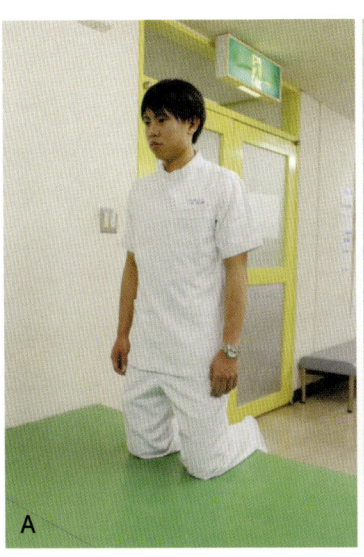

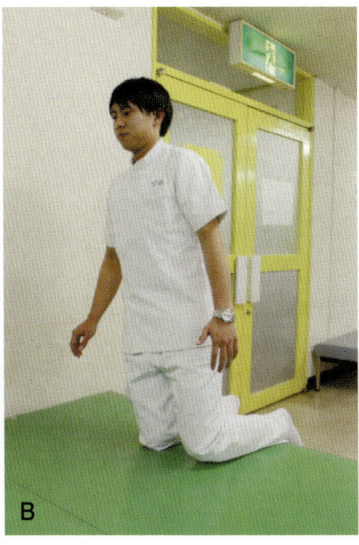

Post-Fracture Rehabilitation Master Book　　**167**

Ⅶ-17 患部外練習例　膝立ち練習
患側の股関節周囲筋の筋力維持のために両膝立ち（A），患側での片脚膝立ち保持（B），膝立ち歩行などを行う．

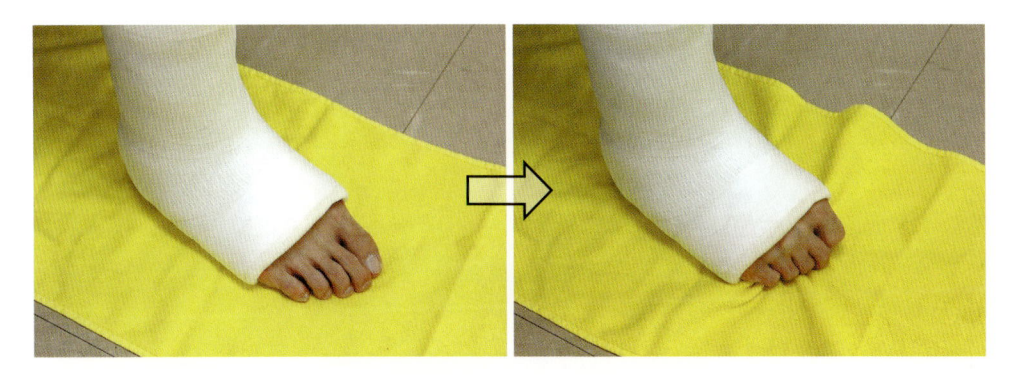

Ⅶ-18 ギプス固定化でのタオルギャザー練習（towel gather exercise）

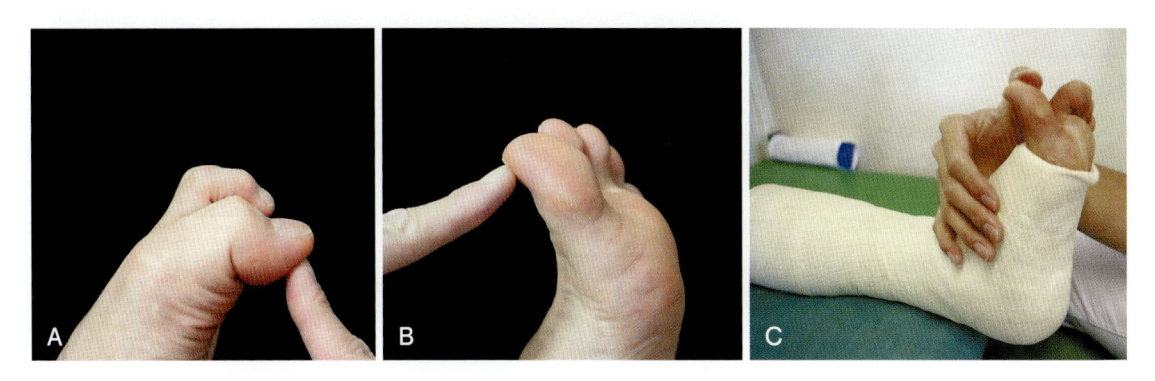

Ⅶ-19 長母趾屈筋と長母趾伸筋の筋収縮練習とストレッチング
A：**長母趾屈筋に対する筋収縮練習**　等張性収縮後に等尺性収縮を行わせる．IP関節より遠位で抵抗を加える．
B：**長母趾伸筋に対する筋収縮**　IP関節より遠位で抵抗を加え，等張性収縮後に等尺性収縮を行わせる．
C：**長母趾屈筋と長趾屈筋のストレッチング**　IP関節とMTP関節がともに伸展していることを確認し，ストレッチングを行う．同様の操作を屈曲方向にも行う．また，他の4趾にもこれらの操作を行う．
　　ギプス固定中も筋収縮距離と筋伸張距離の維持を試みる．

Warp!! 筋収縮練習とストレッチングのコツ（p. 67）

Ⅶ　下腿骨遠位部骨折（果部骨折と脛骨天蓋骨折を中心に）

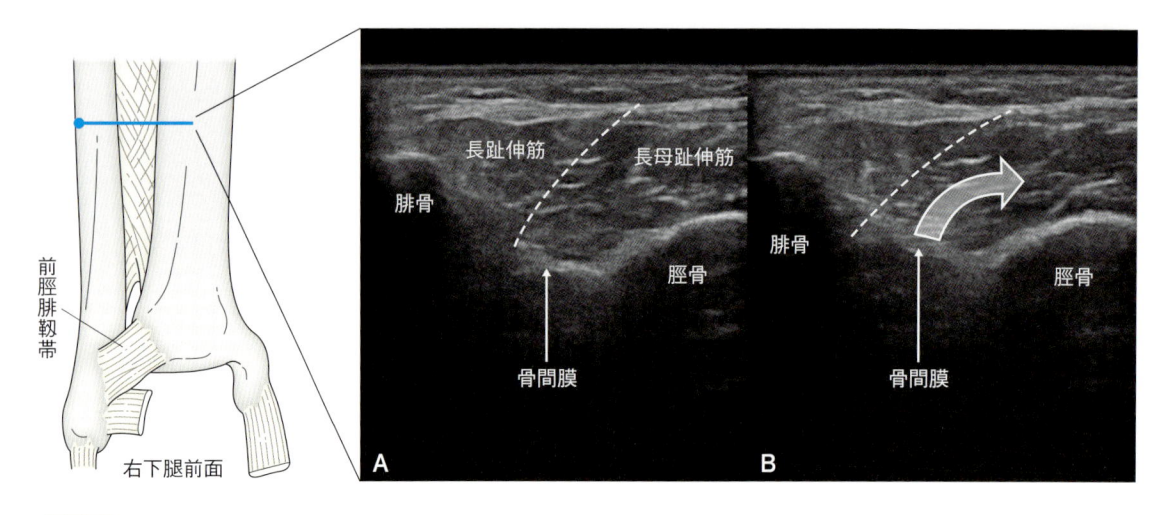

Ⅶ-20 長母趾伸筋の収縮に伴う骨間膜の変化
足関節を中間位とし，距腿関節面から 10 cm 程度中枢側の前面からのエコー像
A： 長母趾伸筋が弛緩した状態．
B： 足関節を中間位のまま，母趾 MTP，IP 関節を背屈位とし長母趾伸筋に等尺性収縮を行わせた．収縮に伴う張力により骨間膜が牽引されている．

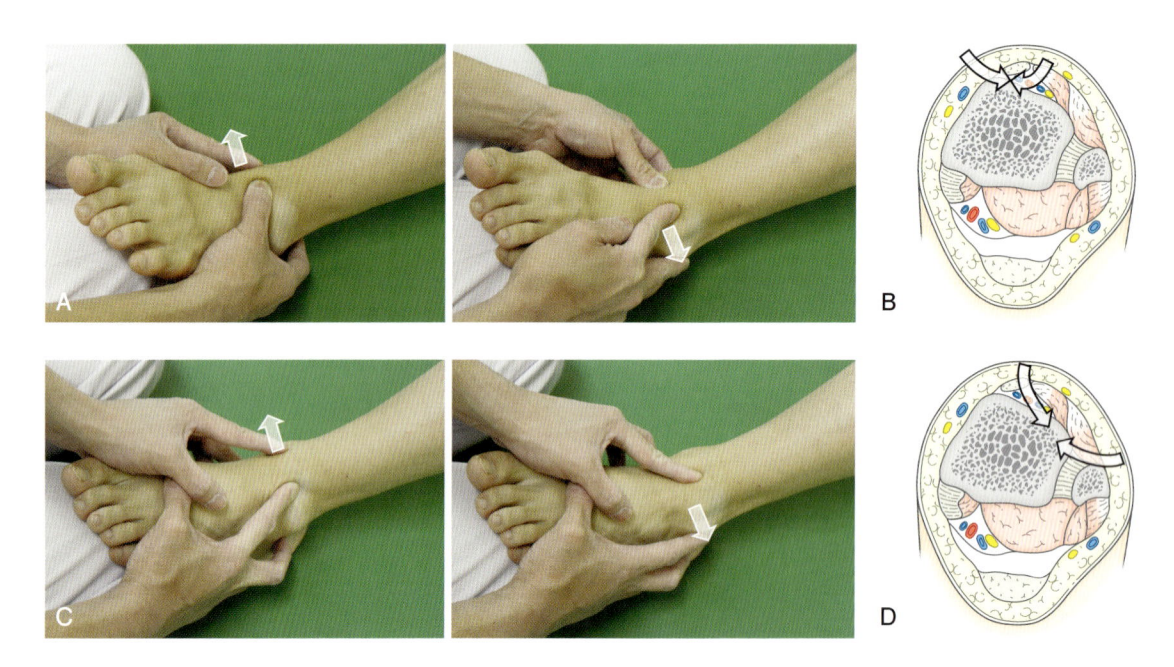

Ⅶ-21 下腿遠位部での前脛骨筋，長母趾伸筋，長趾伸筋のモビライゼーション
ＡＢ： 前脛骨筋のモビライゼーション
　　前脛骨筋腱下に指を滑り込ませ，脛骨より前脛骨筋腱を持ち上げ左右に動かしモビライゼーションを行う（A）．
　　操作イメージ（B）
ＣＤ： 長母趾伸筋，長趾伸筋のモビライゼーション
　　内側は前脛骨筋腱と長母趾伸筋腱の間から腱下へ指を進め，外側は外果の内側から長趾伸筋腱下へ指を進め，脛骨より2つの腱を持ち上げ左右にモビライゼーションを行う（C）．
　　操作イメージ（D）
これらの操作により，上伸筋支帯の伸張と pretalar fat pad のモビライゼーションを行っている．

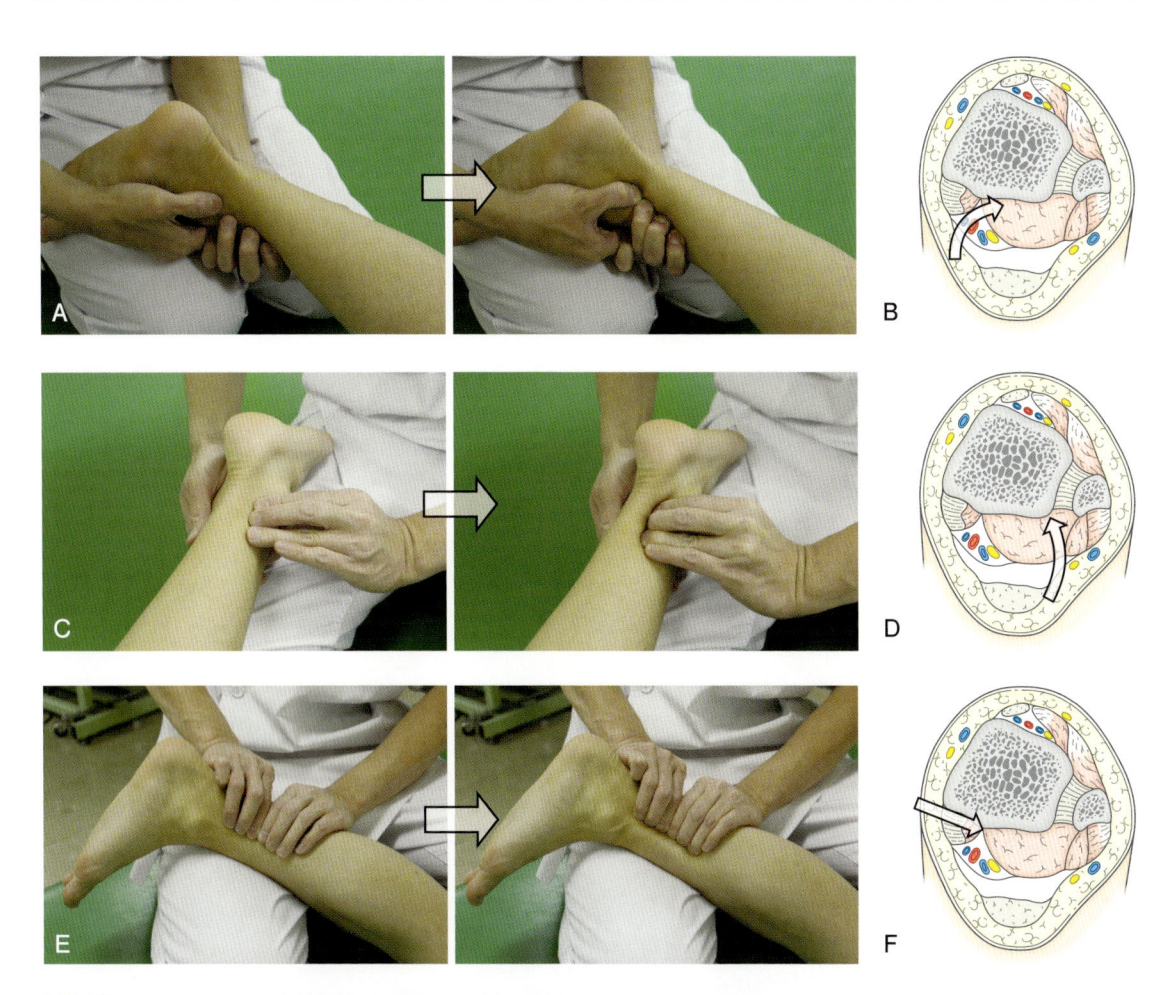

Ⅶ-22 下腿遠位部での長母趾屈筋，後脛骨筋，長趾屈筋のモビライゼーション

ＡＢ：内側からの長母趾屈筋のモビライゼーション
長母趾屈筋は，下腿の遠位端後面で脛骨，骨間膜，腓骨に幅広く位置するため内側と外側よりモビライゼーションを行う．後脛骨筋腱と長趾屈筋腱の後方より脛骨後面方向へ指を押し進め，長母趾屈筋を横方向へ押しやるように剪断力を加えモビライゼーションを行う（A）．操作イメージ（B）

ＣＤ：外側からの長母趾屈筋のモビライゼーション
長・短腓骨筋の後方から骨間膜へ向かうように指を押し進め，長母趾屈筋を内側へ押しやるようにモビライゼーションを行う．操作イメージ（D）

ＥＦ：後脛骨筋と長趾屈筋のモビライゼーション
脛骨内側縁を触診し，後脛骨筋腱と長趾屈筋腱を脛骨後面から引き離すようにモビライゼーションを行う．操作イメージ（F）

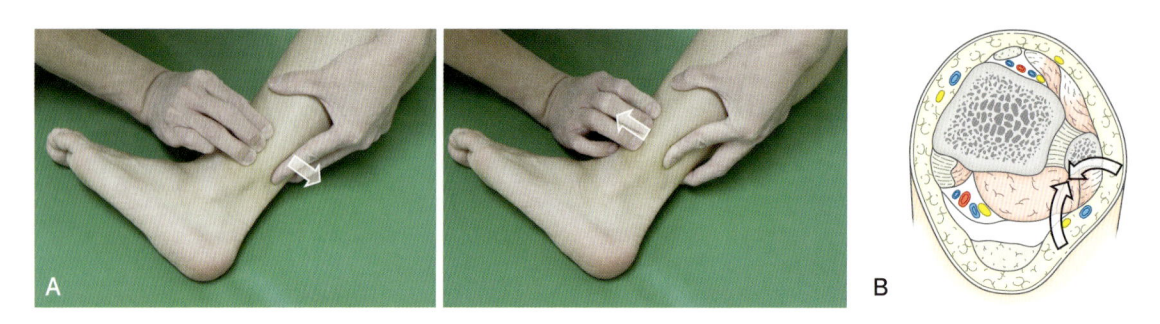

Ⅶ-23 下腿遠位部での長・短腓骨筋のモビライゼーション

腓骨の外側縁より，腓骨に沿って後内側へ剪断力を加え長・短腓骨筋にモビライゼーションを行う．また，その逆に短腓骨筋の後方から腓骨に沿って押し返すようにモビライゼーションを行う（A）．操作イメージ（B）

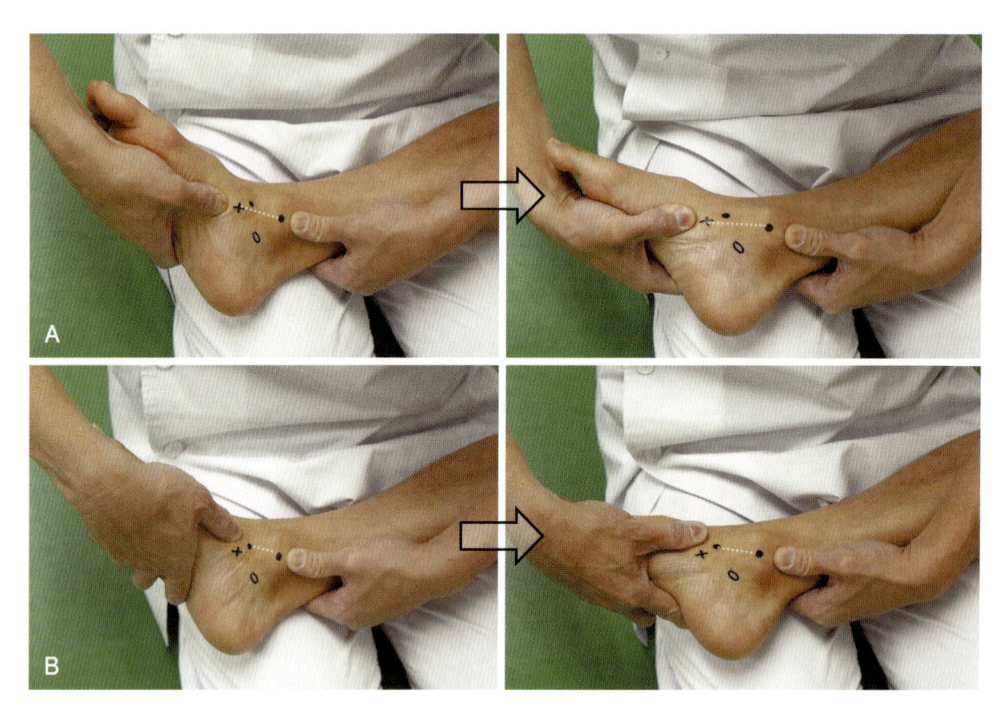

Ⅶ-24 三角靱帯のストレッチング

A：三角靱帯脛舟部のストレッチング
　足関節を最大底屈位から，少し背屈方向へ戻した肢位を開始肢位とする．舟状骨粗面と内果を近づけ三角靱帯脛舟部を弛緩させ（左），その2点を引き離すように伸張を加える（右）．

B：三角靱帯前脛距部のストレッチング
　Aと同様の開始肢位より，距骨頭部と内果を近づけ三角靱帯前脛距部を弛緩させ（左），その2点を引き離すように伸張を加える（右）．

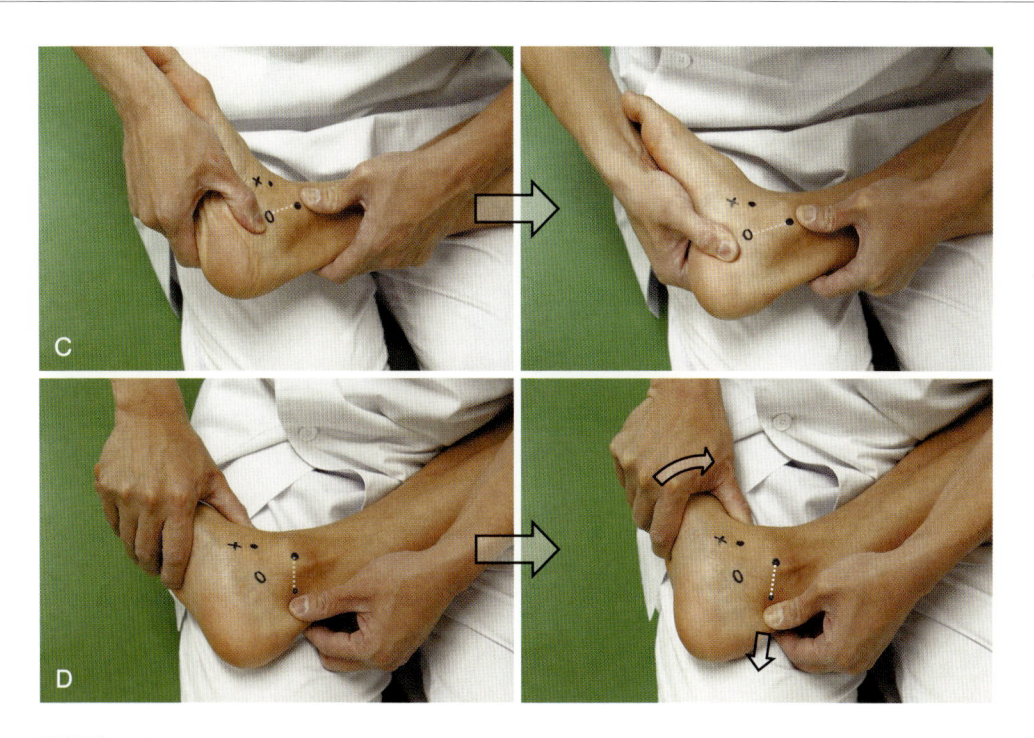

Ⅶ-24 つづき

C：三角靱帯脛踵部のストレッチング
　足関節を中間位とし，距骨下関節にて内反させ載距突起と内果を近づけ（左），その 2 点を引き離すように伸張を加える（右）．

D：三角靱帯後脛距部のストレッチング
　事前に後突起の内側結節を触診しておく．
　最大背屈位から，底屈とともに内果と内側結節を近づけ三角靱帯後脛距部を弛緩させた肢位を開始肢位とする（左）．
　一方の手で前足部，他方で踵骨隆起を把持し背屈に伴い内果と内側結節を引き離すように操作し伸張を加える（右）．
　伸張する強度は，靱帯組織の緊張を触診にて感じる程度とし，何度も繰り返し徐々に伸張してゆく．

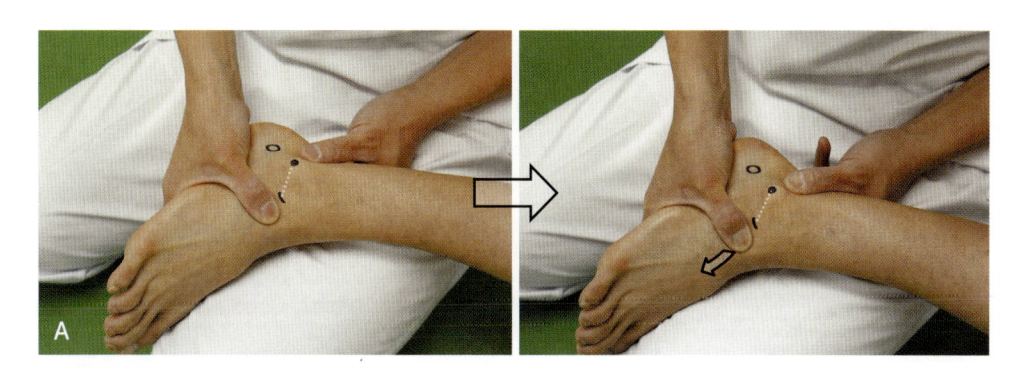

Ⅶ-25 外側側副靱帯のストレッチング

A：前距腓靱帯のストレッチング
　足関節を最大底屈位から少し背屈方向へ戻し，外側距骨滑車の下方の距骨頸部外側部と外果を近づけ前距腓靱帯を弛緩させた肢位を開始肢位とする（左）．その 2 点を引き離すように底屈させ伸張を加える（右）．

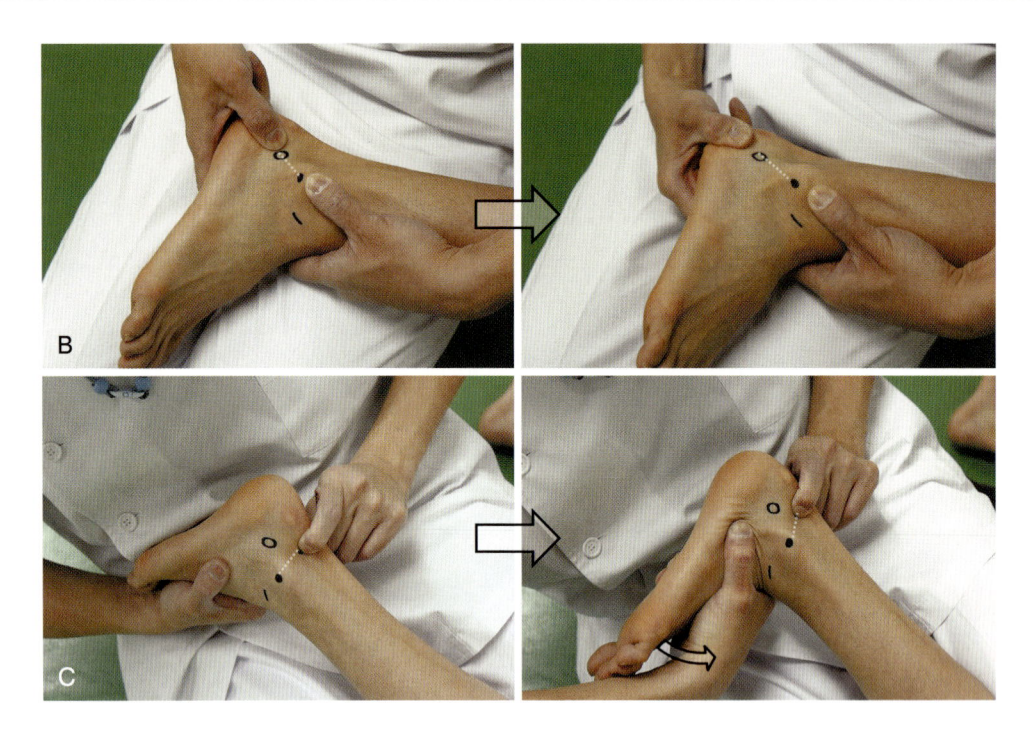

Ⅶ-25 つづき

B：踵腓靱帯のストレッチング
足関節を最大背屈位から少し底屈方向へ戻し，腓骨筋滑車の後方の踵骨外側面と外果を近づけ踵腓靱帯を弛緩させた肢位を開始肢位とする（左）．背屈とともに2点を引き離すように伸張を加える（右）．

C：後距腓靱帯のストレッチング
事前に後突起の外側結節を触診しておく．最大背屈位から少し底屈方向へ戻し，その肢位より底屈とともに外果と外側結節を近づけ，後距腓靱帯を弛緩させた肢位を開始肢位とする（左）．一方の手で前足部，他方で踵骨隆起を把持し背屈に伴い外果と外側結節を引き離すように操作し伸張を加える（右）．

Skill 足関節の可動域改善のコツ

距骨を内側，外側 Ⅶ-26A から観察してみましょう．一見すると，内側の滑車も外側の滑車も同じような形に見えますが，Barnett と Napier[17] は，距骨の標本を152体作成し，距骨滑車の内側と外側の形状を報告しました．それによれば，外側滑車の側面は真円に近い形状をしており（Ⅶ-26B 右），内側滑車の側面は2つの異なる円から構成されるとしました．内側面の前1/3は外側円の半径よりも小さく，背屈の中心軸に仮定され，後2/3は外側円の半径よりも大きく底屈の中心軸に仮定されるともしました（Ⅶ-26B 左）．さらに，2つの円の切り替わりは足関節中間位で起こるとも報告しました．

この構造から足関節の可動域練習に際して，内側の滑車は外側に比べ大きいので Ⅶ-26A，背屈時 Ⅶ-26C にも底屈時 Ⅶ-26D にも関節包や靱帯組織は，より内側で伸張されると考えられます．背屈方向の可動域練習では，mortise view を撮影する肢位を利用し，足基準線が床面に対し垂直になる肢位から20°程度内旋する肢位にします．この肢位では距骨体部の関節面は，外果，天蓋，内果の関節面が平行になるため，ここから背屈を誘導し，最終域で距骨滑車の内側を脛骨下に潜り込ませるように誘導します Ⅶ-26E．腹臥位で行う際は，先の操作に加え，踵骨を上方に引き上げ距骨後方の組織を伸張します Ⅶ-26F．

底屈方向へは，pretalar fat pad の柔軟性の獲得 Ⅶ-16C と三角靱帯の前方部（脛舟・前脛距靱帯）の伸張 Ⅶ-24AB に加え，距骨の前方誘導に伴う前方関節包の伸張が重要と考えています Ⅶ-26G．

---

[17] Barnett CH, et al. J Anat. 1952; 86: 1-9.

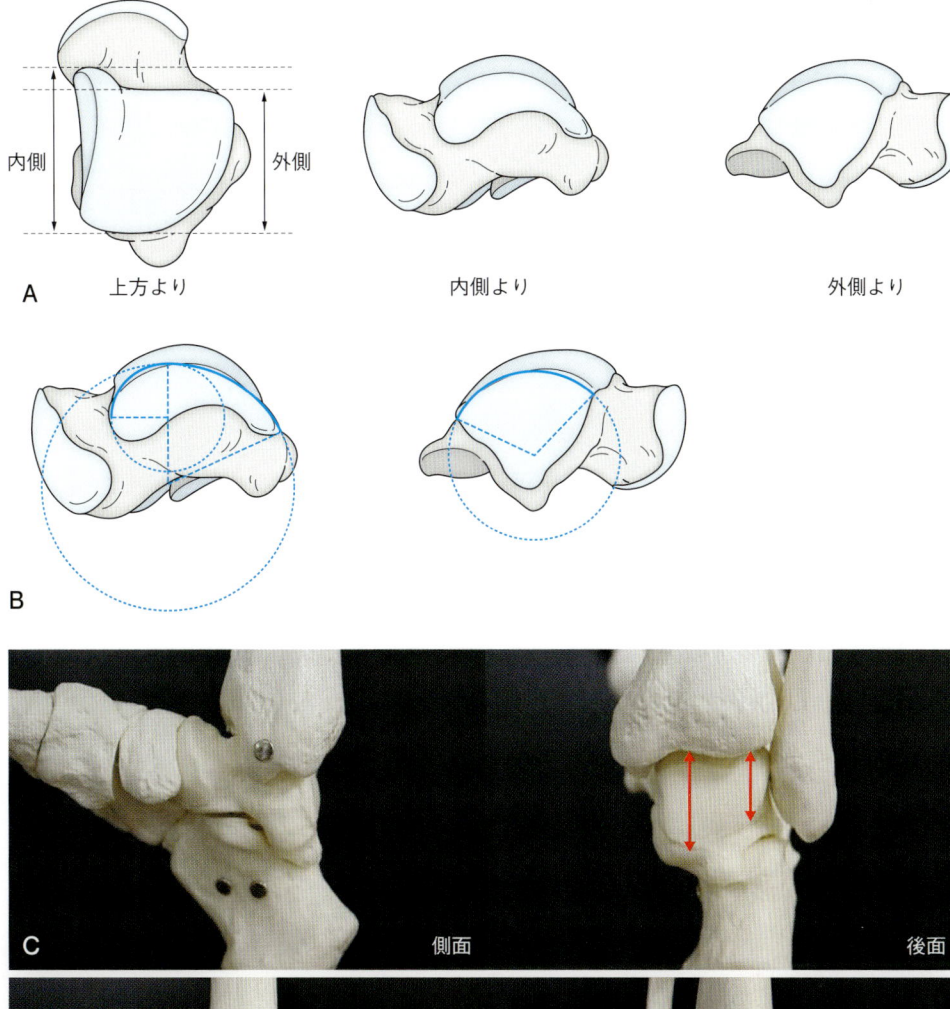

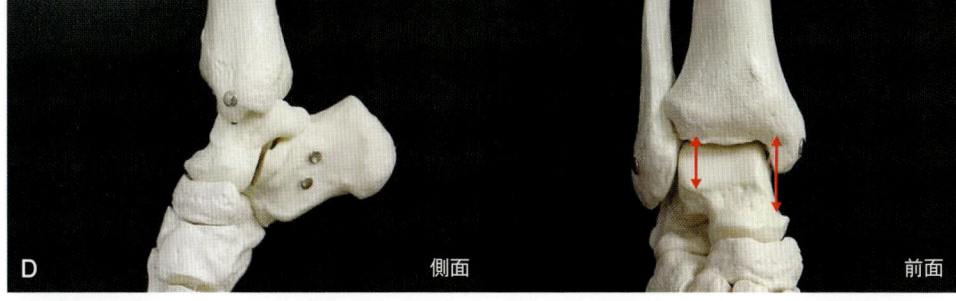

VII-26 距骨の形状と足関節の可動域練習

A：距骨の形状
B：距骨の特徴的な形状
　　外側滑車の側面は真円に近い形状をなし，内側滑車の側面は2つの異なる円から構成される．内側側面の前1/3は外側滑車の半径よりも小さく，後2/3は外側滑車の半径よりも大きい．
C：足関節背屈位での，内側と外側の滑車の状態
D：足関節底屈位での，内側と外側の滑車の状態

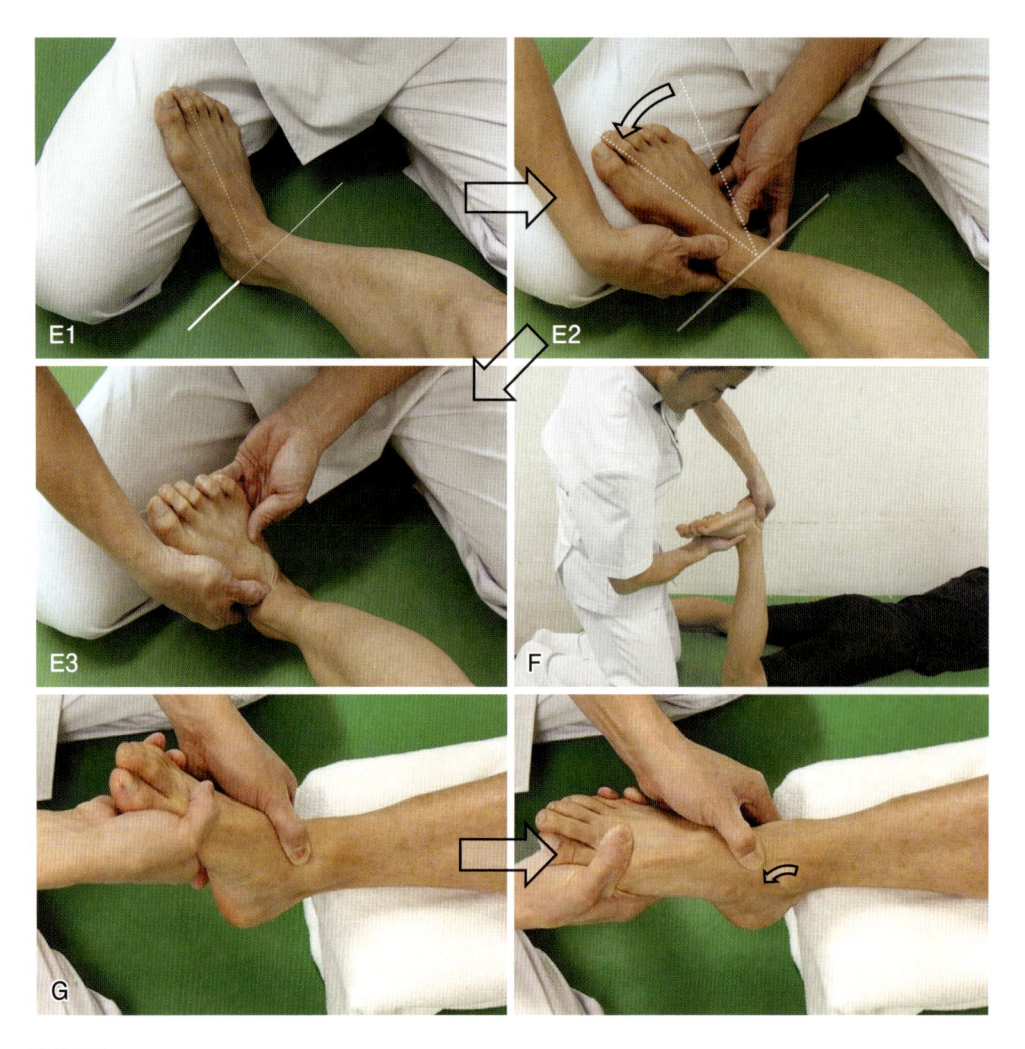

| Ⅶ-26 | つづき

E： mortise view を利用した背屈方向の可動域練習
F： 距腿関節での靱帯・関節包の伸張　踵骨を左手で把持し引き上げることで，距骨後方の組織を伸張する．
G： 底屈方向の可動域練習　右手示指と中指で踵骨隆起を把持し，距骨を介した距骨の前方誘導に伴い，前方関節包の伸張を行う．

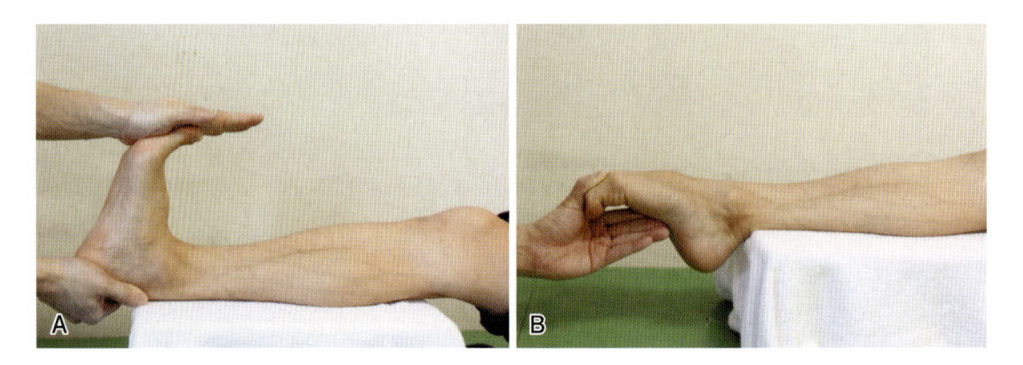

| Ⅶ-27 | 足関節の可動域改善のための十分な筋の伸張性

A： 背屈方向の筋の伸張性　足関節の最大背屈位で，MTP・IP 関節が伸展できる程度を目標とし，後脛骨筋，長母趾屈筋，長趾屈筋，長・短腓骨筋の伸張性を獲得する．
B： 底屈方向の筋の伸張性　足関節の最大底屈位で，MTP・IP 関節が屈曲できる程度を目標とし，前脛骨筋，長母趾伸筋，長趾伸筋の伸張性を獲得する．

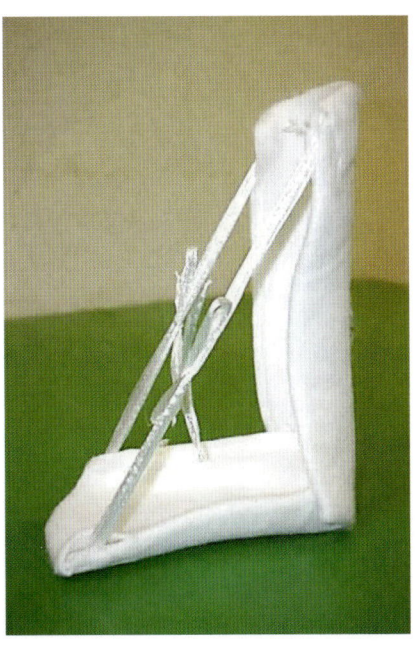

Ⅶ-28 足関節の角度調節が可能な
簡易夜間装具

スキル Skill 簡易夜間装具の作成とその使用法

　簡易夜間装具は，市販の物も発売されています．しかし，足部の形に適合したものでないと夜間使用中にずれが生じたり，局所的な発赤を伴うことがあります．よって，それらを防ぐ装具の制作を試みました[18]．

　素材は BSN Medical Inc 社製 15 cm 幅の ORTHOGLASS を使用します．本素材は，水に濡らし4 分ほどで固まり綿状のフェルトパットが巻いてあるため，特別に内張などをする必要はありません．

　作成方法は，患部の水濡れ防止のためにサランラップなどを巻き Ⅶ-29A ，端坐位にて足関節を中間位〜軽度背屈位として，下腿後面より ORTHOGLASS をあてて踵骨付近で折り返しをつけて包帯で巻き採型を行います Ⅶ-29B ．

　この際，下腿や足部と ORTHOGLASS の間に少し隙間を持たせるのが，快適な装着感を得るためのコツとなります Ⅶ-29C ．

　近位の高さは，腓骨頭より 5 cm 程度下までとし Ⅶ-29D ，遠位部は足趾が全て隠れるようにします Ⅶ-29E ．近位端と遠位端に穴を開け，伸張性のない紐で結び角度調整を可能としている Ⅶ-29F ．

　背屈角度の設定は，夜間を通して装着し続けられる角度を，患者と相談して設定します．1 週間ごとにその角度を漸増していきます．固定は，伸縮性の少ない包帯にて固定します Ⅶ-29F ．本装具は，足部の形状に適合はしていますが，原則的に感覚障害がある場合，体動が困難なために褥瘡などが懸念される場合，認知症などで装具の意味が理解できない場合は，その使用を差し控えています．

　本装具の使用目的は，可動域の改善を期待するのではなく，あくまで獲得した可動域の維持を主眼としています．

[18] 松本正知, 他. 理学療法ジャーナル. 2006; 40: 494.

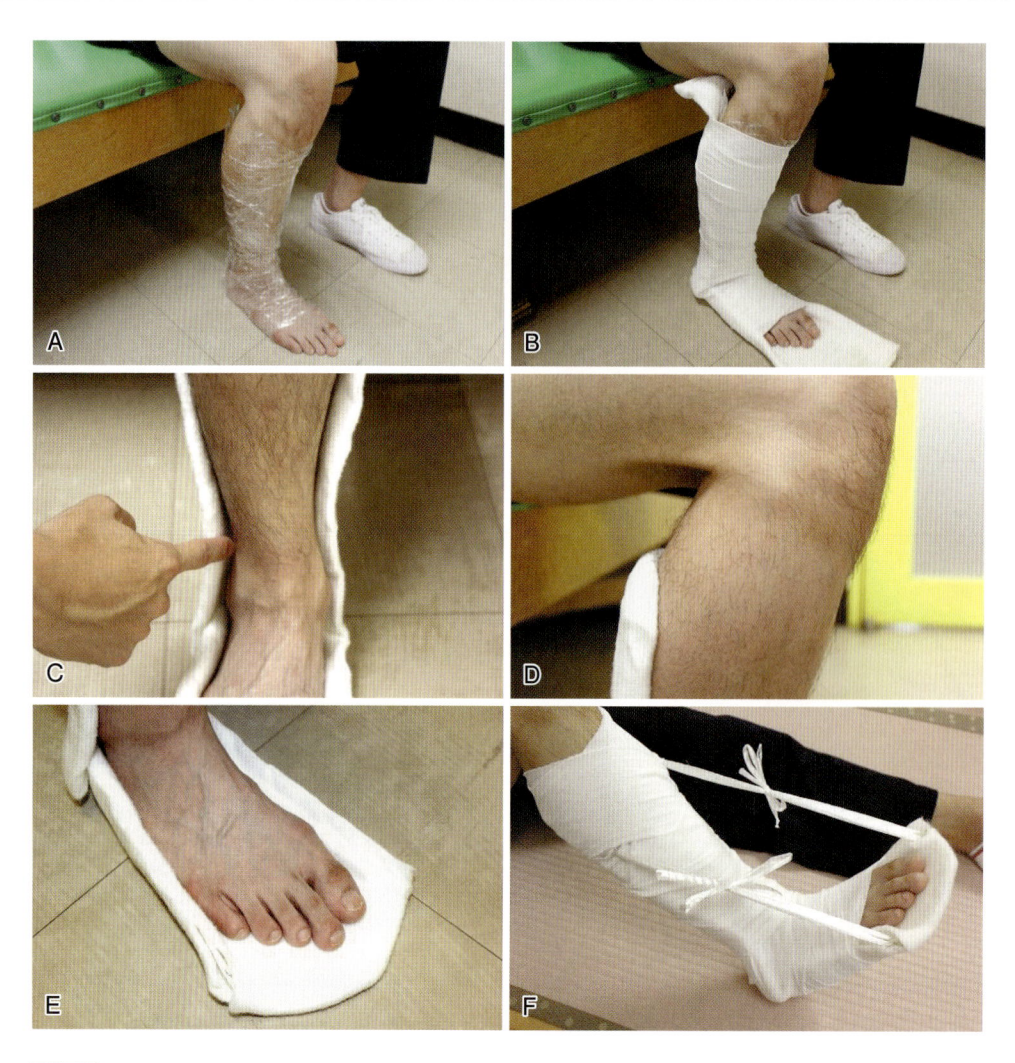

Ⅶ-29 簡易夜間装具の作成方法と装着法

Knwoledge & Skill　足部内返しの可動域改善について

　果部骨折や天蓋骨折に際し，足部の内返しが制限されることは少なくありません．さらに，足関節の最大底屈と足部の内返しは，正座を行う際の肢位 Ⅶ-30 となります．もちろん，骨折後の早期に正座を行わせることはありませんが，抜釘後などで正座を望まれることもあります．ここでは，内返しの可動域の改善について，お話しさせていただきます．

　Kapandji[19]によれば内返しは，内果による骨性制限と外側の靱帯連鎖が，この運動を制限するとしています．非常に多くの組織の柔軟性が必要となり，個体差も大きいように感じます．一概にこの肢位を獲得するためには，この部分の改善が重要ですと申し上げることはできませんが，距骨下関節とショパール関節の柔軟性の獲得は非常に重要です．筆者の足部を用い，長坐位にて足部をこの肢位で固定し 3D-CT にて画像化してみました．参考にしてみてください．

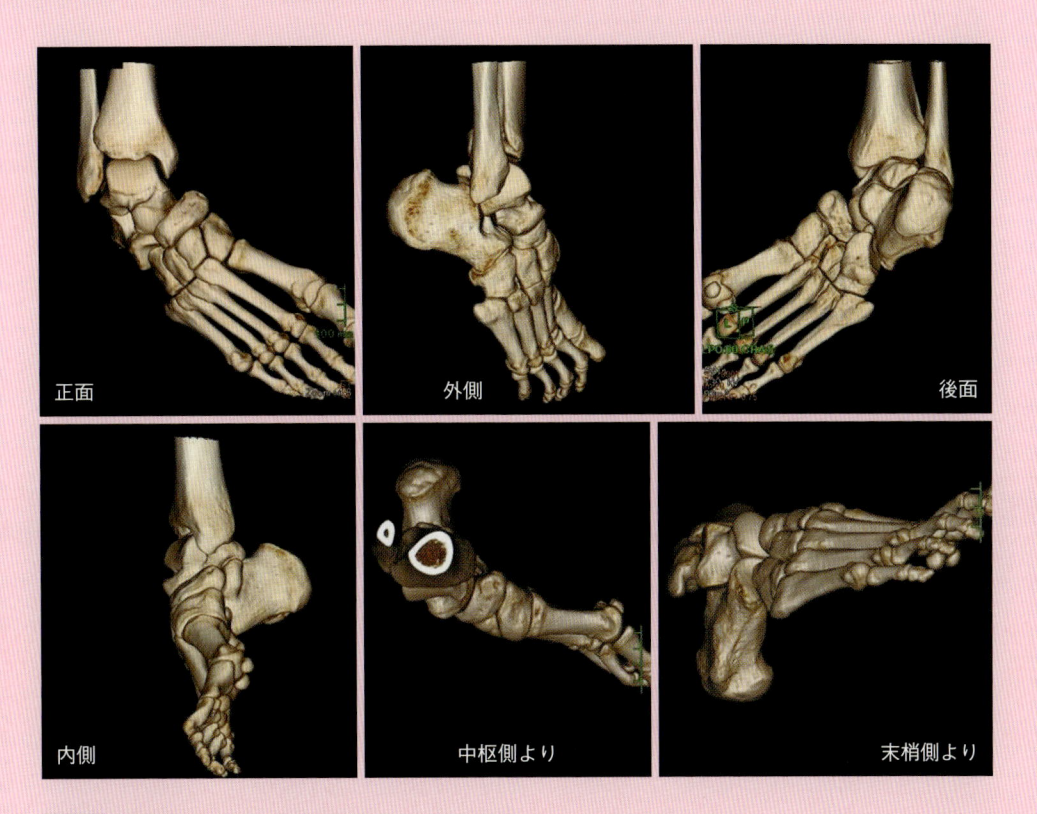

正面　　外側　　後面
内側　　中枢側より　　末梢側より

Ⅶ-30　足関節最大底屈・足部内反位での 3D-CT 像
外側の靱帯連鎖による制限は，外果より始まり前距腓靱帯と骨間距踵靱帯，二分靱帯，背側踵立方靱帯，背側距舟靱帯に伝わり舟状骨へ伝わる．画像上，上記の肢位で距骨は底屈・内転・内旋し，踵骨は内反する．距舟関節と踵立方関節は亜脱臼しているように観察される．

[19] Kapandji IA．カパンディ　関節の生理学Ⅱ　下肢　原著第 5 版．医歯薬出版．1988．p. 192-3．

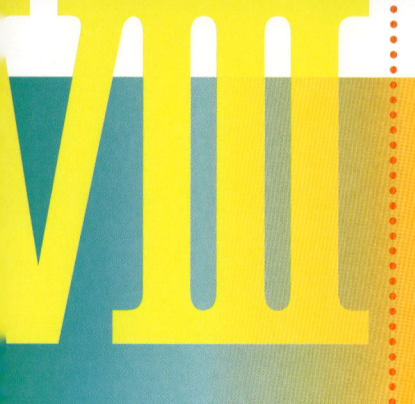

VIII 距骨骨折
fracture of the talus

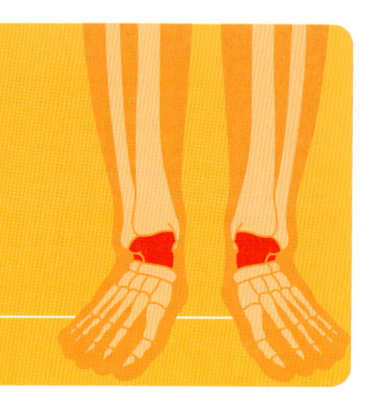

概要 general remarks

　距骨には筋の起始や停止はない．つまり距骨以外に付着する筋により受動的に動かされる骨であることを記憶にとどめたい．

　距骨骨折は，高所からの転落や，交通事故などで足部が過度に背屈強制されて受傷することが多い．頚部骨折と体部骨折に大別され，頚部骨折は背屈強制により距骨が脛骨遠位前縁に衝突し剪断力などで受傷し，外力が大きい場合は果部骨折や距骨の脱臼を伴うこともある．また，足部の内返し（回外）が原因ともされている[1]．体部骨折に比べ頚部骨折の発生率が高く，Hawkins の分類[2] VIII-1 が用いられることが多い．

　体部骨折は，体部に多方向からの剪断力や圧迫力が複合的に作用し受傷するとされ，まれな骨折とされている．分類には，Sneppen の分類[3] VIII-2 や Boyd & Knight の分類が用いられることが多い．

整形外科的治療 orthopedic procedure

1 頚部骨折

　Hawkins の分類で I 型骨折は，ギプス固定による保存療法が選択されることが多い．画像情報を確認しつつ5〜8週間程度の免荷とギプス包帯固定が行われ，その後足関節の可動域練習が開始される．しかし，転位の予防として Herbert screw や中空螺子などで固定されることがある VIII-3．

　II〜IV型は，整復後にスクリュー，プレート，Kirschner 鋼線などで固定され，8〜10週程度のギプス固定が行われることが多い．体部の無腐性壊死を起こす可能性があり，手術は体部への血行温存が重視される．そのため，荷重の開始は3ヵ月以降とされている．免荷や早期から部分荷重歩行を行うために PTB 短下肢装具 VI-3 が用いられることもある．

---

[1] Penny JN, et al. J Trauma. 1980; 20: 1029-37.
[2] Hawkins LG. J Bone Joint Surg. 1970; 52-A: 991-1002.
[3] Sneppen O, et al. Acta Orthop Scand. 1977; 48: 317-24.

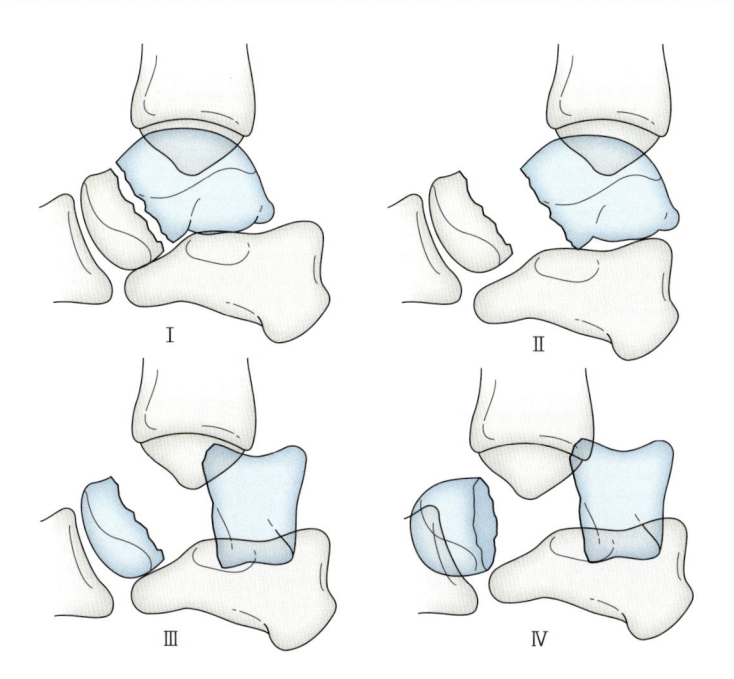

Ⅷ-1 Hawkins の分類　文献❹より

Ⅰ型：転位のない頸部の縦骨折
骨折線が距骨体部に入ることもあり，距腿関節と距踵関節の位置関係は正常である．

Ⅱ型：距踵関節にて転位を伴う縦骨折
距踵関節は，脱臼あるいは亜脱臼しているが，距腿関節は正常な位置関係にある．

Ⅲ型：距骨体部が，距踵関節と距腿関節で脱臼した骨折
骨折線が，距骨体部に入ることもある．
Hawkins の分類はⅢ型までとされているが，Canale[5][6]はⅢ型に距骨の頭部・頸部が距舟関節で脱臼した骨折をⅣ型とした．

❷ 体部骨折

　転位のないものにはギプス包帯固定による保存療法が選択され，転位のあるものでは手術療法が選択されることが多い．距骨体部の壊死が懸念されるため愛護的な整復と固定が行われる．固定期間は，整復位，固定性，骨折型により様々である．

評価　evaluation of the fracture

　受傷時の画像からは，骨折線や転位の状態，受傷機転より血行の損傷を推察し，体部の壊死の可能性を推察する．また，手術後は，整形外科医にその固定性を確認する．
　運動療法評価は，果部骨折の評価に準じる．

---

❹整形外科リハビリテーション学会．整形外科運動療法ナビゲーション　下肢・体幹．メジカルビュー社；2008.
❺Canale ST, et al. J Bone Joint Surg. 1978; 60-A: 143-56.
❻Canale ST, et al. J Bone Joint Surg. 1980; 62-A: 97-102.

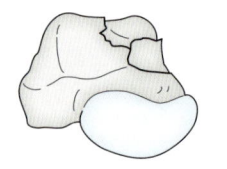

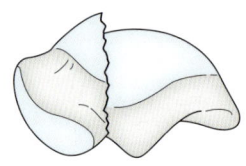

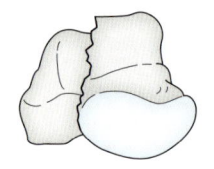

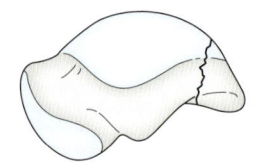

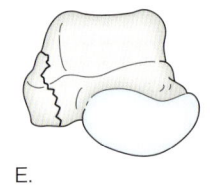

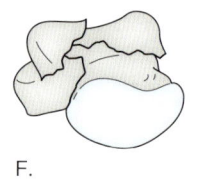

A.　　　　　　　B.　　　　　　　C.

D.　　　　　　　E.　　　　　　　F.

Ⅷ-2 Sneppenの分類　文献❼より改変

A：距骨滑車の圧迫骨折　内側または外側のどちらか一方の骨折
　　内反強制などで外側側副靱帯損傷を伴って腓骨と距骨滑車の外側縁が衝突し，天蓋部と内側縁が衝突し起こるとされている．
B：滑車の冠状面（前額面）での剪断骨折　C：滑車の矢状面での剪断骨折
　　体部に剪断力や圧迫力が複合的に作用し受傷するとされている．
D：後方の内側や外側結節の骨折
　　足関節の底屈強制により起こるとされている．
E：外側結節の骨折
　　内反強制に加え，背屈強制が急激に起こると受傷するとされている．
F：圧壊骨折
　　滑車の全体に及ぶ骨折で，距腿関節と距踵関節に対し不適合を示す[8]．

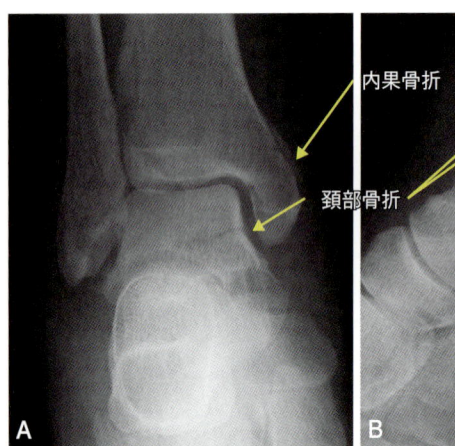

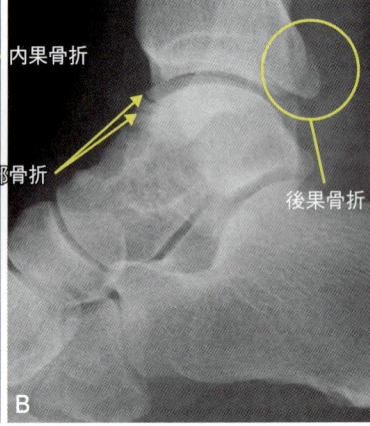

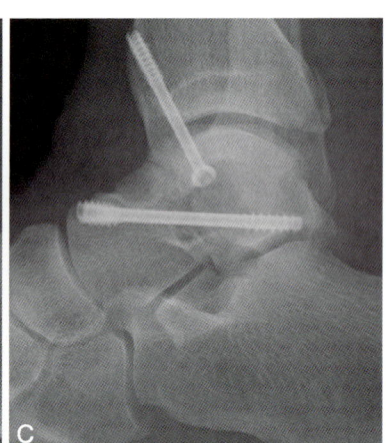

Ⅷ-3 距骨頸部骨折例（Hawkins分類Ⅰ型）

ＡＢ：頸部から体部付近に骨折線がある．内果と後果の骨折も認められたため，外力が大きかったと推測される．分類はHawkins分類Ⅰ型に属し，体部の無腐性壊死の可能性は低いと考えられる．
Ｃ：距骨骨折に対しては，Herbert screwを2本使用し固定され，内果骨折は内果骨折用スクリュー（malleolar screw）Ⅶ-9Dにて固定された．

❼三木堯明．骨折と外傷　分類・診断基準・評価基準・定義　改訂2版．金芳堂；2005．p. 234-5．
❽高倉義典．骨折脱臼　改訂第2版．冨士川恭輔，他編．南山堂；2005．p. 912-38．

Knowledge 距骨への血行と体部の骨壊死について

　距骨骨折で最も懸念されるのは距骨体部の壊死であり，その後に続発する二次性の変形性足関節症への進行です．距骨への主な血行は，後脛骨動脈，足背動脈（前脛骨動脈），腓骨動脈からなります．

　Hawkins 分類 I 型で骨壊死の発生率は 0〜13％とされ，II 型では 20〜50％と高値を示し，III 型では 80〜100％とされています．また，体部骨折の壊死発生率は頚部骨折に比べて高く，栄養血管の損傷本数に依存するとされています[8]．

　本骨折の治療機会には，術後の短期経過だけでなく，その後長期にわたる経過観察を通して，距骨骨折の特徴を理解してください．

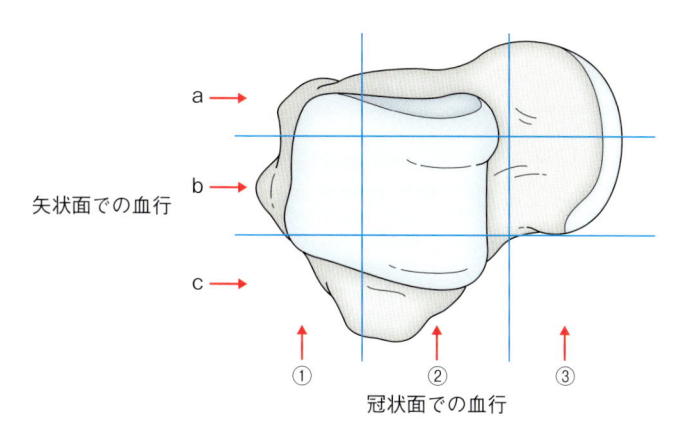

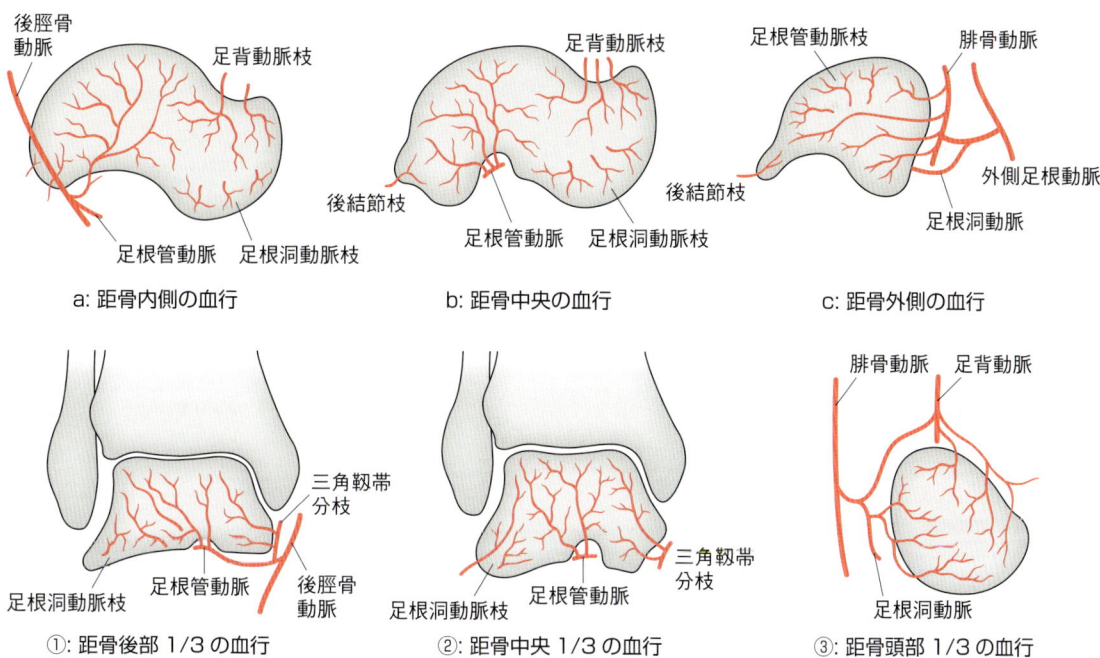

VIII-4 距骨体部への血行　文献[8]より改変

Mulfinger ら[9]により，距骨への血行が詳細に報告された．
a：距骨の矢状面と冠状面の区分　b：矢状面での血行模式図　c：冠状面での血行模式図

[9] Mulfinger GL. J Bone Joint Surg. 1970; 52-B: 160-7.

Knowledge　Hawkins sign

　距骨の血行状態を評価する指標として，Hawkins sign があります．単純 X 線の正面像にて，滑車部の軟骨下骨に骨萎縮が見られることがあります．これを Hawkins sign といい骨吸収と血流が保たれている可能性を示唆するものです．受傷後 6〜8 週で見られることが多いようです．また，血行が途絶している場合は，骨硬化像として白く描出されます．近年では，MRI による骨壊死の判定が一般的で，MRI 上の骨壊死を示す像や Hawkins sign が消失するまで免荷や外固定が継続されることが多いようです．

運動療法　therapeutic exercise

　ギプス固定中，ギプス除去後の運動療法とも果部骨折に準じる．
　ただし，距骨は，それ以外に付着する筋により受動的に動かされる骨であるため，可動域の改善に際しては，筋の柔軟性や伸張性の低下などによる骨折部への力学的なストレスを可能な限り軽減する必要がある．したがって，足関節の外在筋に対し筋収縮練習 VI-10 〜 VI-12，ストレッチング VI-5 〜 VI-7，モビライセーション VI-16 VI-17 VII-21 〜 VII-23 を行い，十分な筋伸張距離と，Kager's fat pad VII-14 と pretalar fat pad VII-16 の柔軟性の獲得の後に，足関節の可動域練習を行う配慮が必要である．

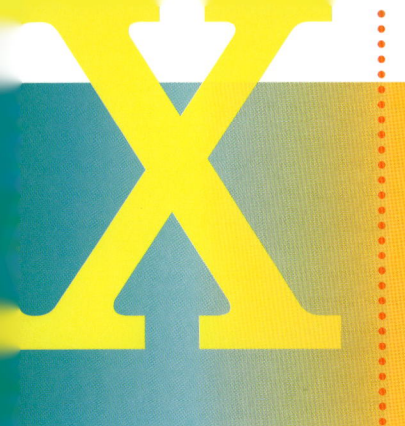

X 踵骨骨折
fracture of the calcaneus

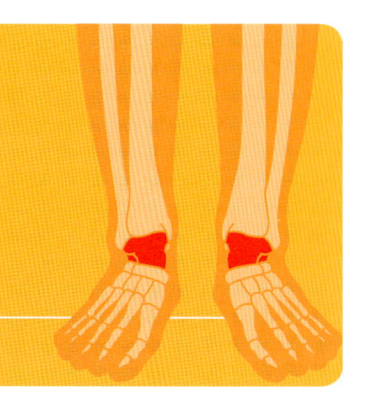

概要 • general remarks

　踵骨は，複雑な構造をしており立体的に把握することが難しい骨である IX-1．
　したがって，評価と治療に際しては，踵骨の正常な構造を理解した上で，骨折の状態を正確に把握することが重要となる．
　踵骨骨折は，高エネルギー外傷であり高所からの転落や飛びおりた際に受傷することが多い．両側性のこともまれではなく，骨盤や胸腰椎，顔面の骨折を伴うこともある．受傷後は，非常に高度な腫脹を伴うことが多く，足部のコンパートメント症候群によりカギ爪趾変形や槌趾変形をきたすことがある[1]．
　踵骨の多くは海綿骨から構成され骨折型も複雑になりやすい．また，外側骨皮質の膨隆などの変形治癒，扁平足，外側部痛を主とした不整地歩行時の疼痛の残存，正座や胡座の困難といった問題が残存しやすく治療困難な骨折の一つである．
　分類は，単純X線を用いたEssex-Lopresti（エセックス-ロプレスティ）の分類[2] IX-2 が用いられることが多く，特に関節内骨折の分類としてCT所見をもとにしたSandersらの分類[3] IX-3 が用いられている．

整形外科的治療 • orthopedic procedure

1 関節外骨折（後距踵関節外骨折）

　転位のない骨折は，原則的に保存療法が選択される．アキレス腱付着部の裂離骨折，parrot nose fracture，前方突起骨折，距骨の落ち込みによる転位の大きい載距突起骨折，体部の骨折で著しい変形が認められる場合は，手術療法の適応となることがある．

2 関節内骨折（後距踵関節内骨折）

　転位が少ない場合は，保存療法が選択されることが多い．しかし，転位の予防のためにKirschner鋼線等を使用し，踵骨の固定と同時に立方骨まで鋼線を刺入し，整復位の保持が行われることがある．

---

[1] 大関 覚. 整・災外. 2000; 43: 889-900.
[2] Essex-Lopresti P. Brit J Surg. 1952; 39: 395-419.
[3] Sanders R, et al. Clin Orthop. 1993; 290: 87-95.

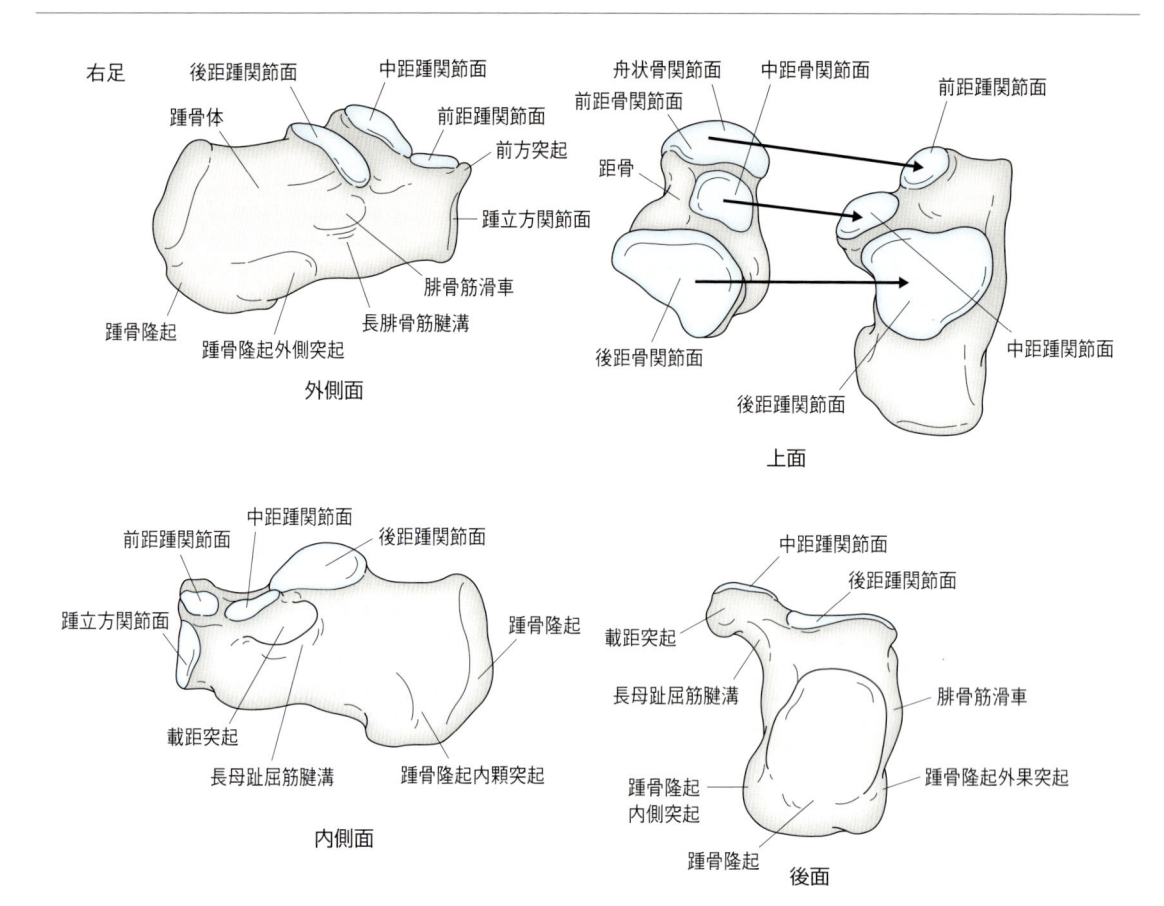

IX-1 踵骨の構造 （上面：文献❹より，その他：文献❺より）

踵骨の構造を理解する上で，距骨と踵骨の関節面がいずれの関節面に対応しているかを理解することが重要である．踵骨の後距踵関節面は距骨体部の関節面と対応する．また，中距踵関節面は載距突起の前方で距骨頸部の関節面と対応し，前距踵関節面は距骨頭部の関節面と対応する．上面図（右上）は，距骨と踵骨が見開きの位置関係にある．

　転位が大きい場合は，まず大本法❻ IX-4 などでの徒手整復が試みられる．皮膚などの軟部組織の問題から，高齢者では骨折型にかかわらず保存療法が選択されることが多い．手術療法は，活動性の高い青壮年に行われることが多く，解剖学的な整復が望ましいとはされてはいるが，解剖学的な整復と臨床成績は必ずしも相関があるわけではなく，治療法の選択には議論の余地が残されている❼．また，仮に変形が残存しても，その程度が必ずしも臨床症状と直結しないことも本骨折の特徴である．

　一般的に，舌状型では経皮的な鋼線固定として Westhuse（ヴェストゥス，ヴェスチューヌ）法❽ IX-5 による整復と固定が行われることが多く，陥没型や粉砕骨折では経皮的な鋼線固定の他に，観血的にスクリューやプレートを用いた固定が行われる IX-6．近年は，プレート固定が行われることが多くなってきており，その手術時期は腫脹の減退する受傷後1～3週目に行われることが多い．

　本章では，関節内骨折に対する評価と運動療法について解説する．

❹坂井健雄, 監訳. プロメテウス解剖学アトラス. 医学書院; 2007.
❺Netter FH. ネッター解剖学アトラス 原書第4版. 相磯貞和, 訳. 南江堂; 2007.
❻大本秀行. OS NOW. 1992; 5: 174-81.
❼早稲田明夫. 関節外科. 2012; 31（増刊号）: 353-6.
❽Westhuse H. Z Chir. 1935; 62: 995-1002.

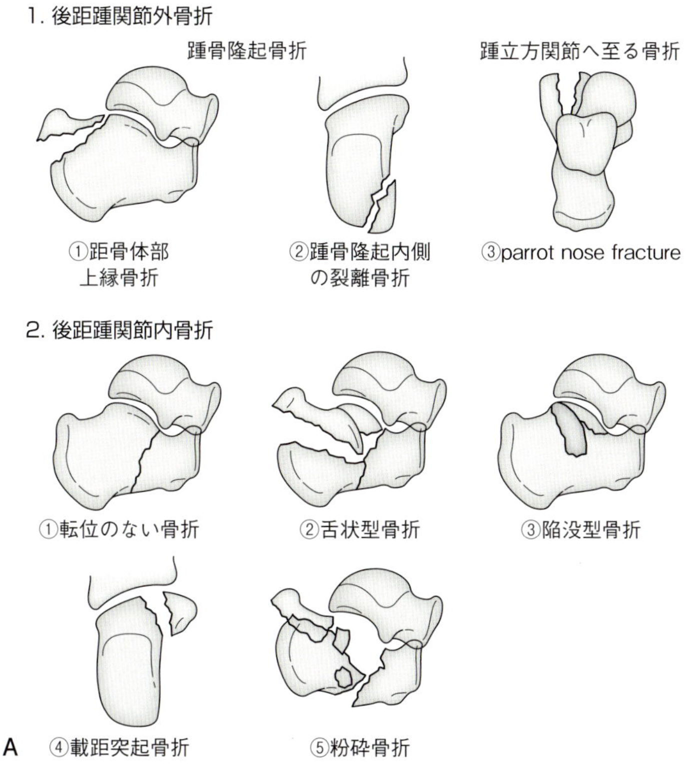

1. 後距踵関節外骨折

踵骨隆起骨折　　　　　　　踵立方関節へ至る骨折

①距骨体部　　　②踵骨隆起内側　　③parrot nose fracture
　上縁骨折　　　　　の裂離骨折

2. 後距踵関節内骨折

①転位のない骨折　　②舌状型骨折　　③陥没型骨折

A　④載距突起骨折　　⑤粉砕骨折

IX-2 Essex-Lopresti の分類と，舌状型骨折と陥没型骨折の発生メカニズム

本分類は，後距踵関節面に骨折線が至らない関節外骨折と，関節面に至る関節内骨折とに大別し，後者（骨折線が距骨の踵骨溝より縦に走行する）を転位のないものと転位のあるものに分類している．転位のあるものは，舌状型（tongue type），陥没型（joint depression type），載距突起骨折，粉砕型に分類され，力の加わり方による舌状型と陥没型の変化について，その経過を説明している．

A：踵骨骨折の分類　文献❾より

1．後距踵関節外骨折
  ・踵骨隆起骨折
    a：踵骨体部　上縁骨折 ①　　　　b：踵骨隆起内側の裂離骨折 ②
      アキレス腱の裂離骨折ではないもの　　足底筋膜に起因する
    c：踵骨体部の縦方向の亀裂骨折　　d：前方突起の裂離骨折
  ・踵立方関節へ至る骨折
    a：parrot nose fracture（オウムの鼻様骨折），嘴（くちばし）状骨折 ③
    b：その他
2．後距踵関節内骨折
    a：転位のない骨折 ①　　b：舌状型骨折 ②
    c：陥没型骨折 ③　　　　d：載距突起骨折 ④
      後距踵関節の中央から外側部
    e：粉砕骨折 ⑤
      下方からの粉砕骨折
      重度の舌状型骨折と陥没型骨折
      距踵関節の脱臼を伴い，後方から前方へ向けての粉砕骨折

❾整形外科リハビリテーション学会.整形外科運動療法ナビゲーション　下肢・体幹.メジカルビュー社；2008. p.194.

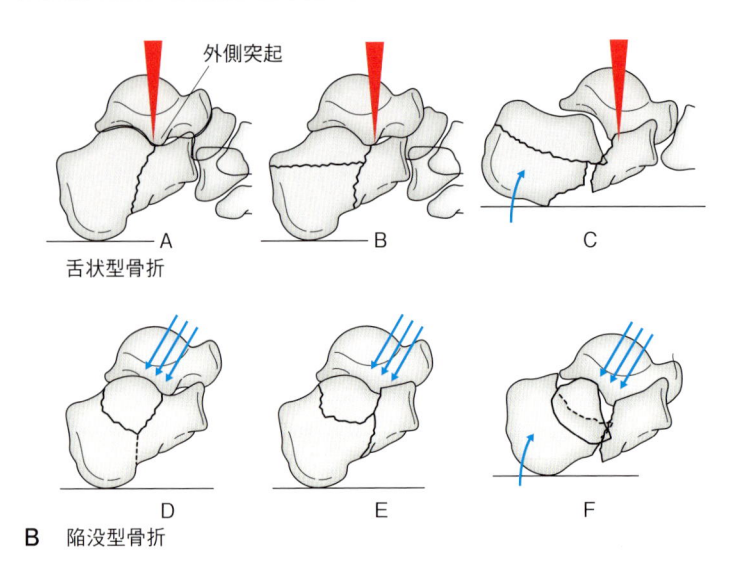

IX-2 つづき

B：舌状型骨折と陥没型骨折の発生メカニズム 文献❿より

ABC．舌状型骨折の発生メカニズム
垂直方向の外力が脛骨から距骨に伝達され，距骨の外側突起が斧のように踵骨を折るような一次骨折線が入る．骨折線は，外側から内側方向に進む（A）．外力が強ければ外側突起が下がり，二次骨折線がまっすぐ後方に進み踵骨隆起に達する（B）．さらに力が加われば，シーソーのように前方が下がり，踵骨隆起部が持ち上がる．一次骨折線も離開することとなる（C）．

DEF．陥没型骨折の発生メカニズム
距骨を介し後距踵関節面に対応する前上方からの外力が加わり，関節面の後方に二次骨折線が入る（D）．外力が強ければ関節面の骨片が陥入する（E）．さらに力が加われば，一次骨折線も離開し踵骨隆起部が近位へ転位する（F）．

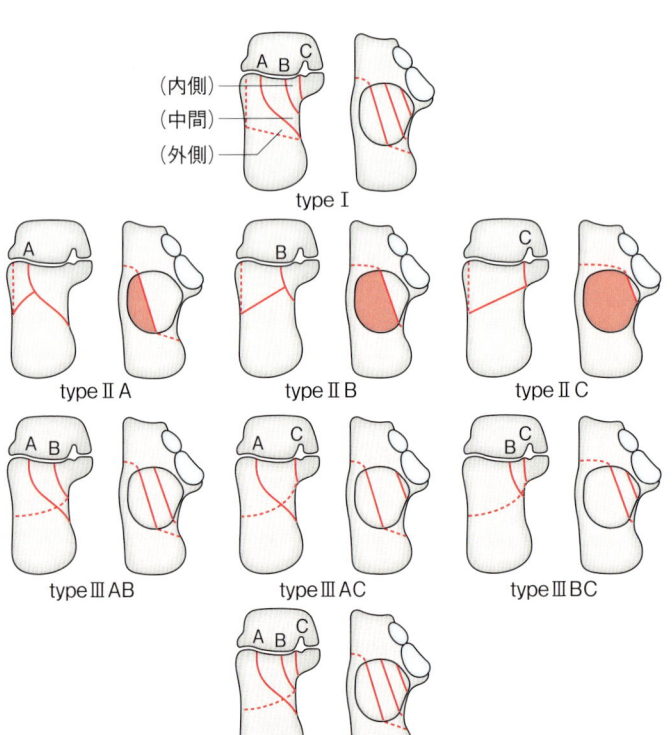

IX-3 Sanders らの分類

後距踵関節の関節内骨折の分類である．後距踵関節面の外側から均等に A，B，C と 3 つの柱（column）に分け，内側柱，中間柱，外側柱（medial, central, lateral column）と定義する．C は関節の内側縁に位置させることで載距突起との境界線とし 4 骨片に分けている．

- Type Ⅰ：骨折線の数は考慮する必要はない．転位のない関節内骨折．
- Type Ⅱ：2 骨片の関節内骨折
  - Type ⅡA．主骨折線が A にある
  - Type ⅡB．主骨折線が B にある
  - Type ⅡC．主骨折線が C にある
- Type Ⅲ：3 骨片の関節内骨折
  - Type ⅢAB．主骨折線が A と B にある
  - Type ⅢAC．主骨折線が A と C にある
  - Type ⅢBC．主骨折線が B と C にある
- Type Ⅳ：4 骨片の関節内骨折
  粉砕骨折で，4 個以上の骨片が存在する．

❿高倉義典．骨折脱臼 改訂第 2 版．冨士川恭輔，他編．南山堂；2005．p. 912-38．

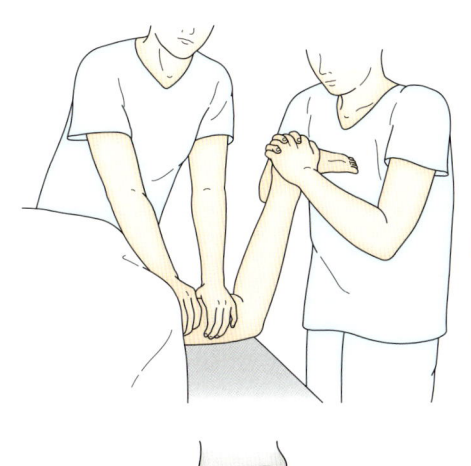

Ⅸ-4 大本法 文献❻より

腹臥位にて膝関節を90°屈曲位とし，助手は患肢大腿部が浮かないように押さえる．
術者が両主掌で踵部を包み込むように把持し両手指を組み，牽引を加えながら素早く内反と外反を繰り返し整復する．

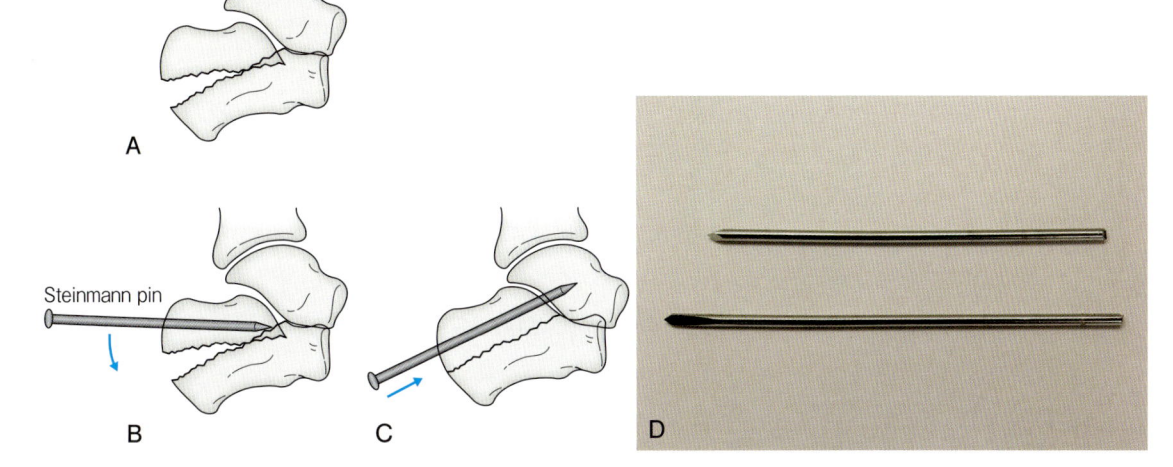

Ⅸ-5 Westhuse法（A，B，C：文献❿より改変）

本法は，舌状型骨折に有効とされ（A），Steinmann pinやWesthuse pinを転位した近位骨片に刺入し（B），透視下でpinを押し下げることで整復を行う．さらに，pinを距骨または立方骨まで刺入し整復位の保持を行う（C）．Steinmann pinを留置し，皮膚よりpinが出た状態でギプス包帯にて巻き込む方法が原法となる．現在，感染症などの問題により原法が行われることは少ない．多くはpinを抜去後にKirschner鋼線や海綿骨スクリューにより置き換えられ，皮下に埋没される変法が行われている．骨折型や固定性により，ギプス包帯固定が行われない場合もある．Steinmann pin（D）

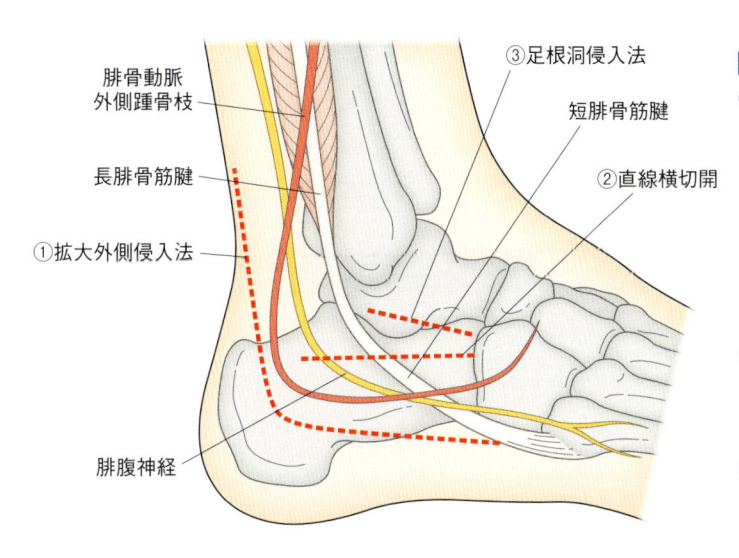

Ⅸ-6 踵骨へのアプローチ

①**拡大外側進入法**
（extended lateral approach）
腓骨の遠位端より約2cm近位の高さでアキレス腱外側縁より皮膚切開を開始する．踵骨体部下縁の高さでL字型に緩やかに曲げ，第5中足骨底付近まで皮膚切開を行う．展開は皮膚より踵骨外壁まで直線的に深層に達し皮膚，皮下組織，骨膜が一塊となる皮弁を持ち上げ踵骨外壁に至る．

②**直線横切開**（Olierの横皮切）
展開直下に腓腹神経が走行しており損傷を与える可能性があるため，神経を避けながら展開が行われる．

③**足根洞進入法**（sinus tarsi approach）
神経損傷の少ないアプローチとされている．

評価 evaluation of the fracture

受傷時の単純X線検査では，足部の背底像，側面像，軸射像，Anthonsen撮影 IX-7 が行われることが多い．特に側面像からは，Böhler角 IX-8 と踵立方関節の状態を評価し，軸射像からは踵骨の内反・外反変形や外壁の膨隆状態を評価する．また，Anthonsen撮影により中・後距踵関節の状態を評価する．また，3D-CTは，骨折の全体像を把握するのに有用である．これらの画像所見より，骨折線や関節面の状態の確認と，炎症の波及に伴う周辺組織への影響を予測する．

整復や手術療法が行われた場合は，その画像を確認し整形外科医に整復状態と固定性を確認する．特に，プレート固定が行われた場合は，皮下組織の縫合状態を確認する．

ギプス固定が行われた場合は，足関節の固定角度を確認し，足趾の可動域を確認する．特に，足趾のMTP関節の可動域評価とともに，MTP関節を伸展し足部内在筋の伸張性を評価しコンパートメント症候群の有無を確認する．また，果部骨折と同様に，アキレス腱周囲のギプスを開窓しKager's fat pad VII-13B の柔軟性を評価する VII-14 ．

Warp!! 急性コンパートメント症候群（総論・上肢編 p. 13），急性コンパートメント症候群に至らない状態（総論・上肢編 p. 14）

ギプス固定中は，疼痛評価が重要である．腫脹など踵骨周囲の状態を直接確認することはできないため，急激な痛みの変化に注意し，ギプスに割れ目を入れるなど何らかの対処が必要な場合がある． **Warp!!** ギプスを巻いたとき，巻き換え時の注意点（総論・上肢編 p. 135）

ギプス固定が除去された後，あるいはギプス固定が行われない場合は，腫脹，熱感，痛み，筋の攣縮，皮膚の状態，足関節の可動域，筋の伸張性，筋力，感覚の評価を行う．

骨折や手術に伴い非常に高度な腫脹と熱感が踵部周囲に出現し，足部は痛みのために底屈・内反位を呈することが多い．腫脹の状態とともに後脛骨筋や長母趾屈筋など足外筋の攣縮の状態を圧痛所見にて評価する．

皮膚状態の評価は，heel fat padの柔軟性と圧痛所見を確認し IX-9 ，踵骨の内側と外側の皮膚の滑走性も評価する IX-10 ．特に，プレート固定が行われた場合は，外側の滑走性の低下に注意が必要である．Westhuse法が行われた場合は，ピン刺入部の皮膚の状態を評価する．

可動域評価では，底背屈の可動域評価とともに，可能であれば自動運動での内返し・外返しの可動域を評価する．早期に他動的な評価をする必要はない．

前述したコンパートメント症候群の評価のために，足部内在筋の伸張性の評価に加え圧痛所見を評価する．

神経損傷を評価するために足底感覚と足部内在筋の筋収縮を評価する．

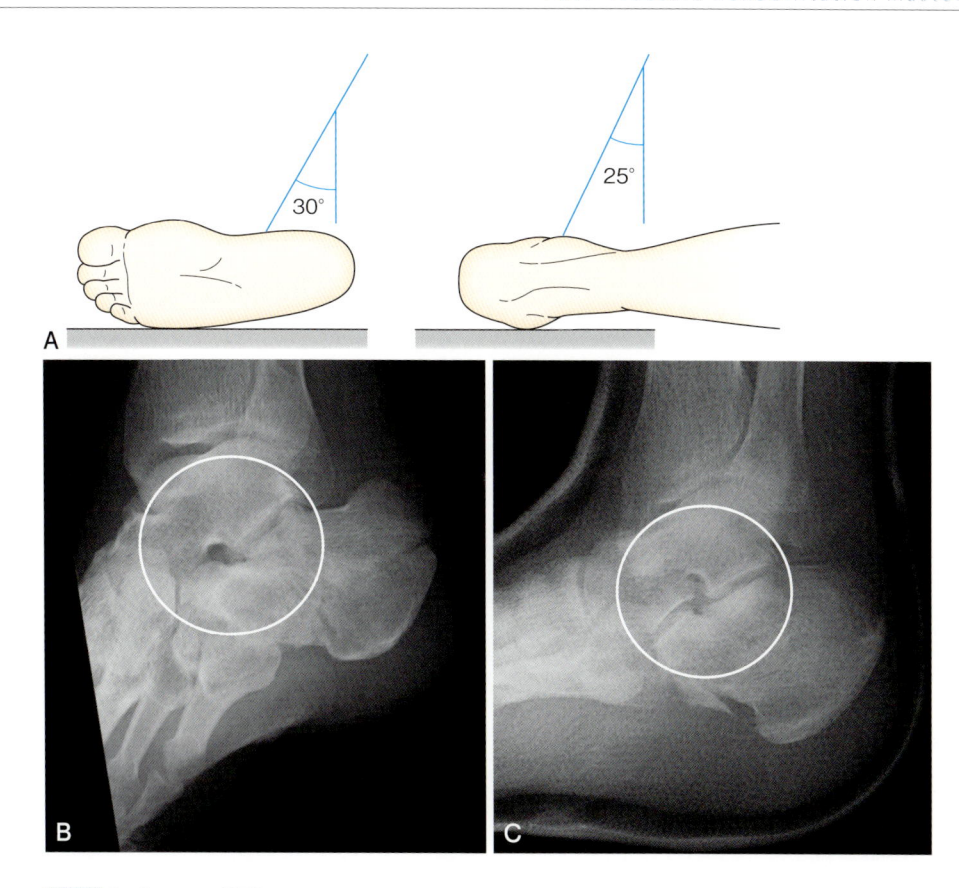

IX-7 Anthonsen 撮影

足部の外側にフィルムカセットを置く．内果の直上から後方に 30°，上方に 25°の X 線の照射角で撮影を行う（A）．正常であれば，後距踵関節面が平行に見える．舌状型骨折の Anthonsen 撮影像（B）を示す．本症例では，骨片の転位のために後距踵関節面に不整が認められた．陥没型骨折の症例（C）では，後距踵関節面だけでなく中距踵関節面にも不整は認められなかった．関節面の損傷はなく，陥没した状態が推察される．

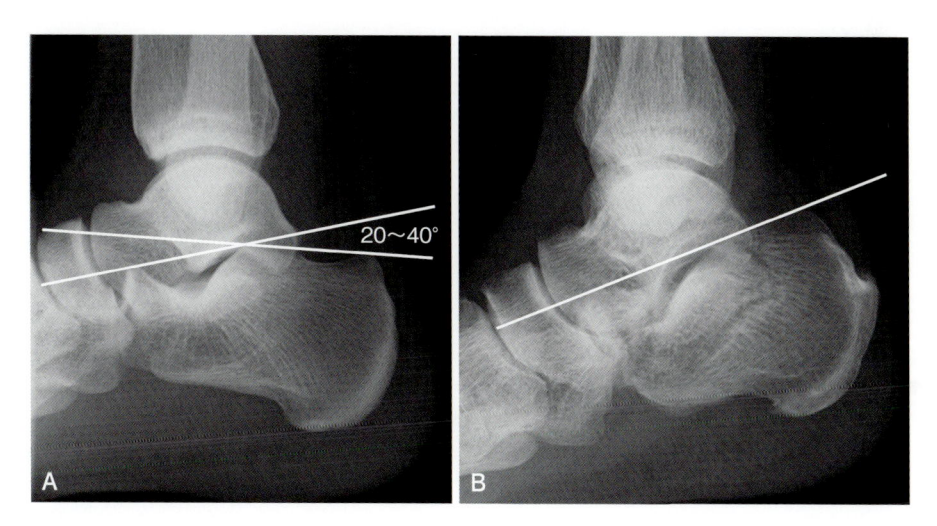

IX-8 Böhler 角

踵骨の上方頂点と踵骨隆起の頂点を結ぶ線に対し，踵骨の上方頂点と踵立方関節面の頂点を結ぶ線のなす角を Böhler 角という．正常は 20～40°と個体差は大きいが，後距踵関節の沈み込みの程度を表す（A）．陥没型骨折（B）を示す．後距踵関節面が，沈み込んでいるため Böhler 角がほぼ 0°となっている．

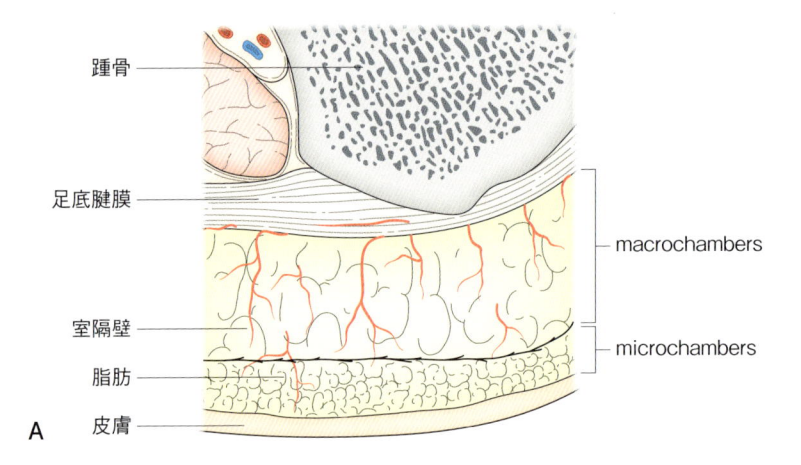

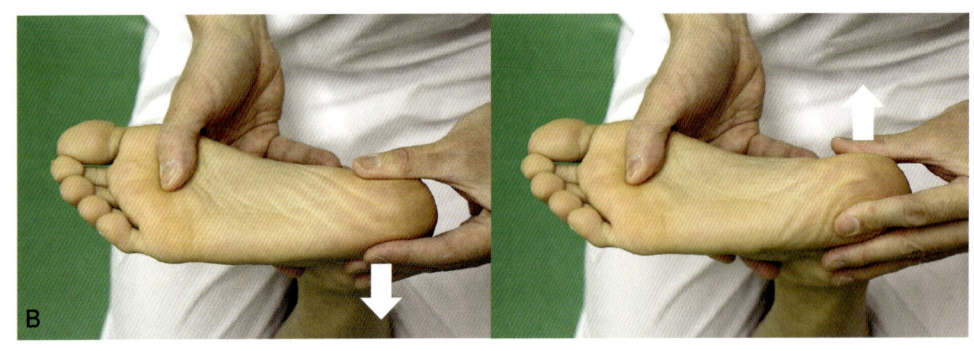

IX-9 heel fat pad の柔軟性評価とモビライゼーション

heel fat pad は，歩行・走行時の踵部への圧緩衝系として存在し，コラーゲン線維の密性結合組織（室隔壁）から構成される小腔の中に，線維脂肪組織が満たされる蜂の巣（蜂窩）状の2重構造をしている．これらの隔壁は足底腱膜や真皮と強く結合し安定した状態となっている．また，隔壁の間を血管が走行し，足底は体表で最も血管が発達した部位でもある（A）．

踵骨骨折は高エネルギー外傷であるため，それに伴い heel fat pad が損傷している可能性があり，柔軟性や圧痛の評価からその損傷を推察する．

柔軟性の評価は，heel fat pad を側方より摘み左右に動かすことで評価している（B）．健側に比べ柔軟性が低下している場合は，同様の操作を繰り返すことでモビライゼーションとなる．

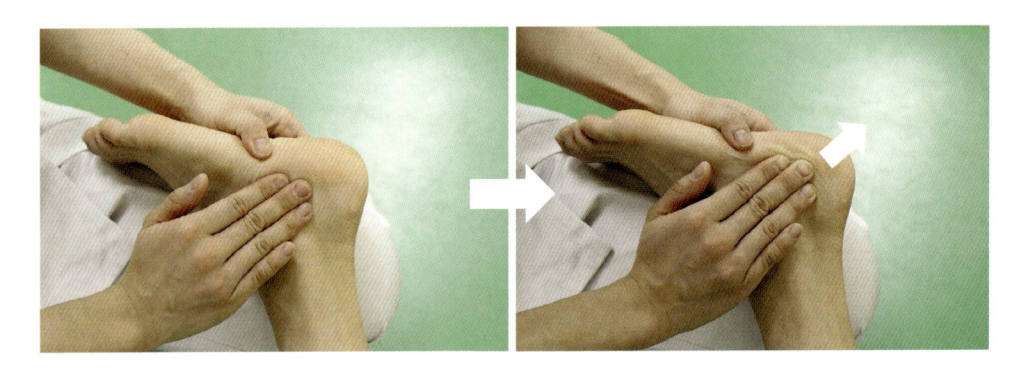

IX-10 踵骨外側と内側の柔軟性評価とモビライゼーション

腓骨下端から踵骨下縁に向かう皮下の滑走性評価を示す．各方向に行い健患差にて評価する．特にプレート固定が行われた場合は，プレートに付随する体積の増加と腫脹により皮膚の滑走性が低下するため注意が必要である．

Knowledge & Opinion — 踵骨骨折に伴うセラピストが対処できる歩行時痛について

　踵骨骨折後の問題として，第一に歩行時痛が挙げられます．特に，外側部痛です．骨折の程度や整復の良否が，臨床成績と明確な相関があるわけではなく[10]，長期間にわたり歩行時痛が残存する方も見えます．しかし，粉砕骨折であったとしても浮腫が少なく，踵骨が踵接地から立脚中期にかけて中間位から軽度外反位で安定して荷重ができている方は，痛みが少ない印象があります．これらの現象も踏まえ，ここではセラピストが対処できる歩行時痛について少し考えてみたいと思います．

　報告されている歩行時痛の原因として，①後距踵関節面の整復不良，②長期のギプス固定による骨萎縮，③踵骨外側壁の膨隆に伴う狭窄性の腓骨筋腱のインピンジメントや腱鞘炎，さらに腓腹神経の絞扼，④骨間距踵靱帯など距骨下関節の拘縮と足根洞症候群（足根洞部の靱帯などの軟部組織の線維化や，慢性滑膜炎による足部外側部痛）などが挙げられます．

　残念ながら，①についてセラピストができることはありません．②について近年では長期間の固定が行われることは少なく問題になりにくいと思います．

　さて，③と④について考えてみましょう．距骨下関節の拘縮のために起こる問題ですから，この部が動かなくなるとどのような影響があるのかを知る必要があります．

　竹内[11]らは，距腿関節より近位 20 cm の切断肢を作成し，脛骨軸中間位（脛骨軸が水平面に対し垂直），脛骨内側傾斜 10°（膝関節 10°外反位を意味する），脛骨外側傾斜 10°（膝関節 10°内反位を意味する）の 3 つの条件にて，加重し距腿関節の接触圧と接触面を測定しました．さらに，距骨下関節をスクリューにて固定し同様の測定を行いました．距骨下関節が自由に動く場合は，距腿関節で接触面と接触圧が，ほぼ中間位の状態を保つように距骨下関節にて自動的な調節が行われていました IX-11A．しかし，距骨下関節が固定された場合は，中間位ですでに外側へ接触面と接触圧が移動しており，脛骨外側傾斜 10°では極端な外側への応力集中が認められると報告しました IX-11B．

　これを本骨折にあてはめて考えてみます．距骨下関節にて踵骨が外反位で変形癒合した場合は，距骨下関節の固定で外側に圧が集中し③のインピンジメントなどを助長する可能性があります．したがって，足底板により荷重時の位置関係を変化させることで痛みを軽減できる可能性があります．また，踵骨が内反位で変形癒合した場合は，距骨下関節の固定による外側への圧集中に加え，距骨の外側壁に荷重圧が集中する恐れがあり，痛みの原因が重複してしまう可能性で対処が困難になります IX-11C．

　そのために，距骨下関節の拘縮予防は重要で，多くの報告で早期からの自動運動による内返し・外返し練習を推奨し，距骨下関節の可動域維持を試みているものと考えられます．さらに，セラピストは腫脹の管理や筋のリラクセーションなどで，この自動運動を行いやすい環境を整えることが重要と考えます．

　先に述べた，痛みの少ない方は，距骨下関節が機能しており踵骨の外側に圧集中が少ないために痛みが少なかったのであろうと考察しています．

　また，このできてしまった拘縮による足部痛にも，足底板が有効な場合があります．

[11] 竹内良平，他．関節外科．2004; 23 (9): 15-23．

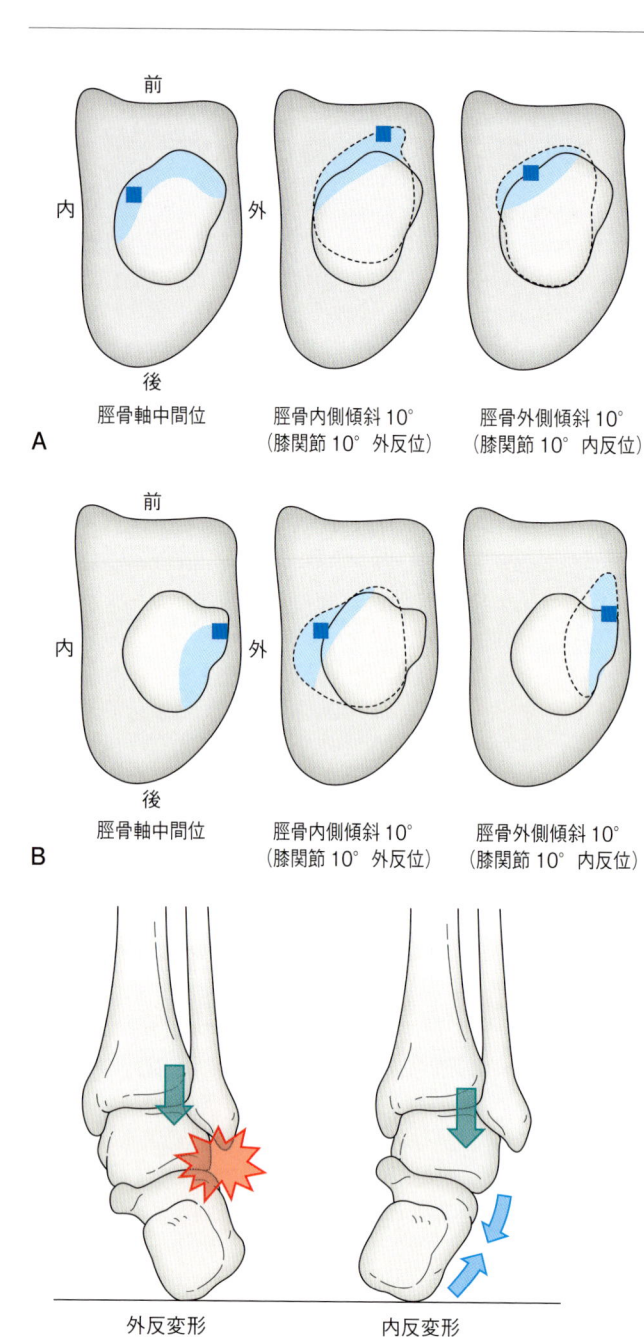

IX-11 距骨滑車関節面での接触面の変化
文献⓫より改変

距骨滑車を上方より見た図である．400 N の荷重を加えたときの接触面を示している．実線で囲まれた範囲は 3 kg/cm² の応力が生じた部位，薄い青色の示す範囲は 253 kg/cm² の応力が生じた部位，青四角は最大応力点を示す．点線は，傾斜を加えたときの接触面である．

A：距骨下関節を固定しないときの距骨滑車関節面での接触面
距骨下関節が自由に動くことができる場合の接触圧と接触面は，距骨滑車の中央に位置している．

B：距骨下関節を固定したときの距骨滑車関節面での接触面

C：踵骨の外反変形と内反変形による痛みの出現模式図
距骨下関節にて踵骨が外反変形した場合は，距骨下関節の固定で外側に圧が集中しインピンジメントを助長する可能性がある．また，踵骨が内反変形した場合は，距骨下関節の固定による外側への圧集中に加え，距骨の外側壁に荷重圧が集中する可能性がある．

運動療法 therapeutic exercise

1 保存療法

　以前は，ギプス包帯固定が行われることもあったが，現在は保存療法や手術療法のどちらかが選択されても原則的に外固定は行われない．
　早期は，消炎鎮痛剤の投薬が行われており安静時の挙上位保持，腫脹の軽減 IX-12 ，

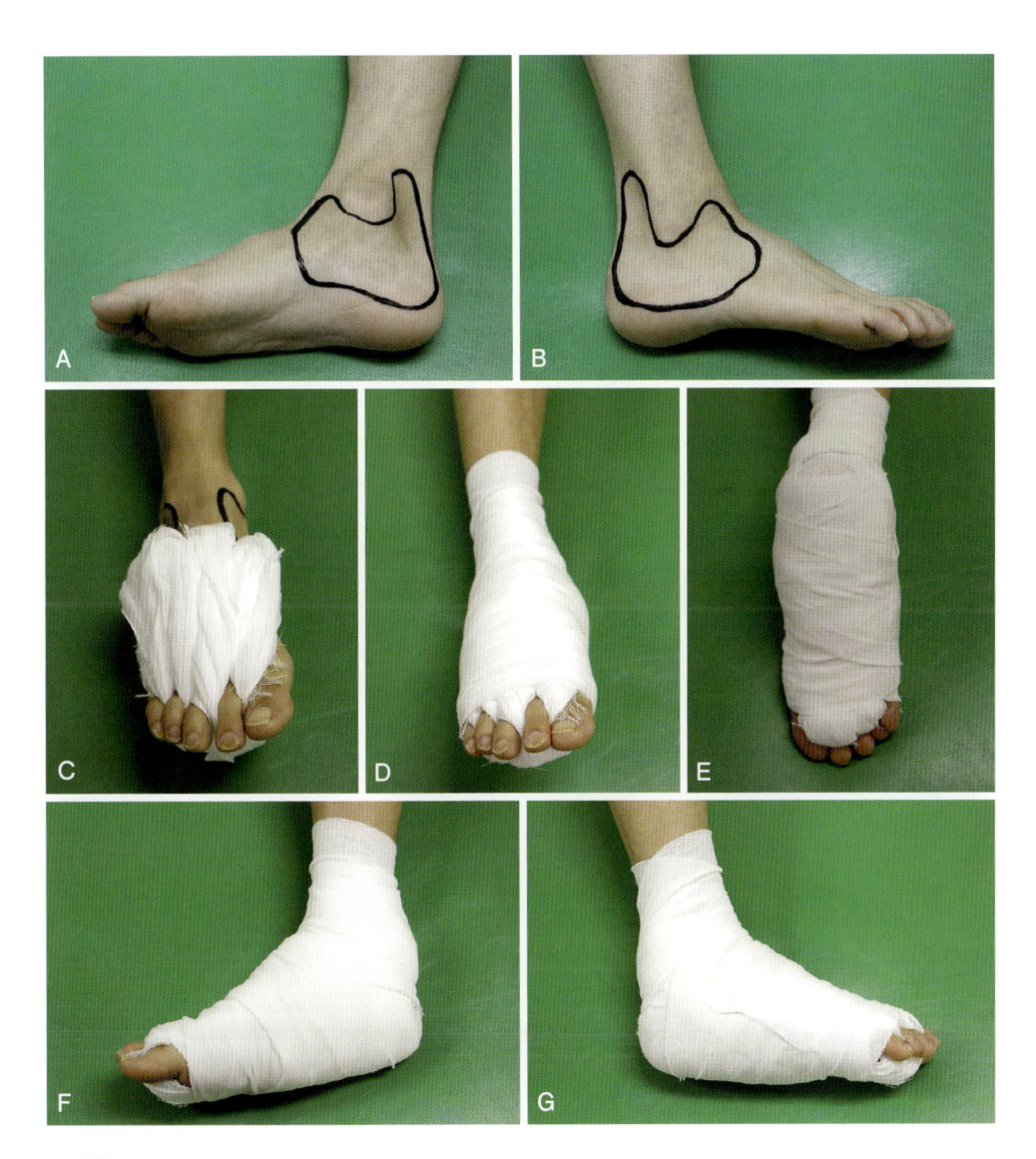

IX-12 踵骨骨折に対する腫脹管理
ＡＢ：内側と外側の踵部周囲にガーゼを置く位置を示す．
ＣＤ：足背部のガーゼを置く位置を示す．
Ｅ：足底部の腫脹除去のためにガーゼを置く．
ＦＧ：運動療法時以外は伸張性の低い包帯にて，腫脹管理を行う．
　　　運動療法時は，伸張性の高い包帯に巻き替え腫脹の除去を行う VI-9 ．

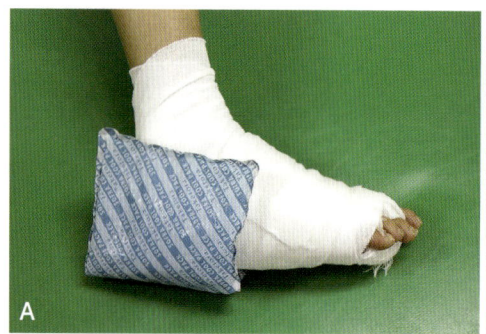

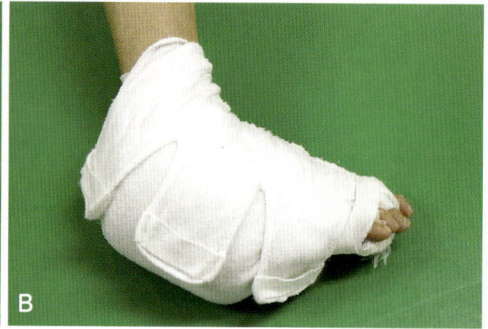

Ⅸ-13 アイシング
ガーゼと包帯の上から，柔らかい保冷剤を踵部周囲（A）に巻き固定する（B）．冷感は，心地よい程度にガーゼの量を調節する．保冷剤の交換は頻回に行う．

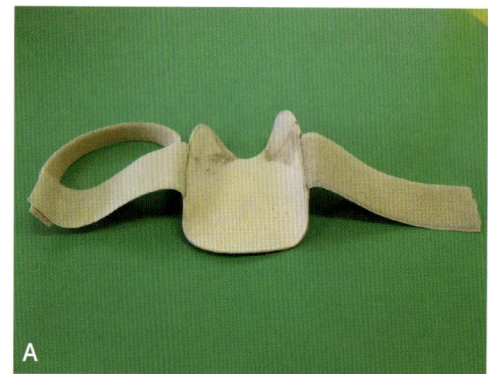

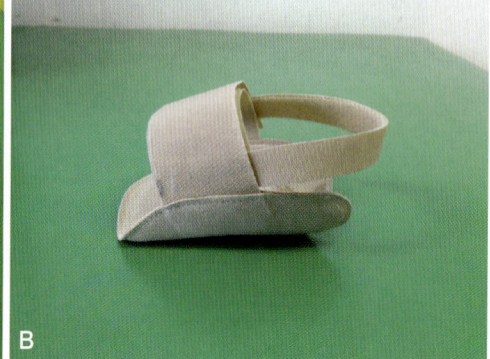

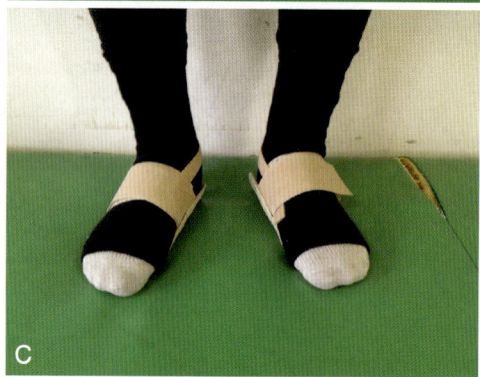

Ⅸ-14 踵骨骨折のための足底板
"土踏まず"の部位を高く持ち上げ，踵部を免荷する足底板である（A：正面，B：外側より）．装着例（C）

アイシング Ⅸ-13 を 24 時間体制で行う．運動療法は，リラクセーションを目的とした towel gather exercise Ⅵ-13，足部内在筋と足外筋の筋収縮練習 Ⅵ-10 ～ Ⅵ-12 を痛みが伴わない範囲で行い，攣縮筋のストレッチングを行う Ⅵ-16 Ⅵ-17 Ⅶ-21 ～ Ⅶ-23．Kager's fat pad Ⅶ-14 と pretalar fat pad Ⅶ-16 に対するモビライゼーションも適宜行い，heel fat pad の柔軟性 Ⅸ-9 と踵骨周囲の皮膚滑走性 Ⅸ-10 も維持する．その後，足関節の自動運動による底背屈の可動域練習を行う．先に述べたように，多くの報告で推奨している内返し・外返し練習を早期より自動で開始する．しかし，関節面の整復状態は症例により異なるため，必ず整形外科医との協議の上開始する．

　この時期の重要な点は，先に述べた距骨下関節の可動域維持と，疼痛などで足部を底

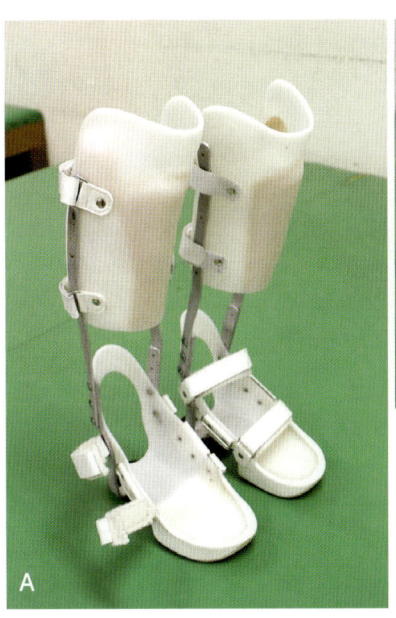

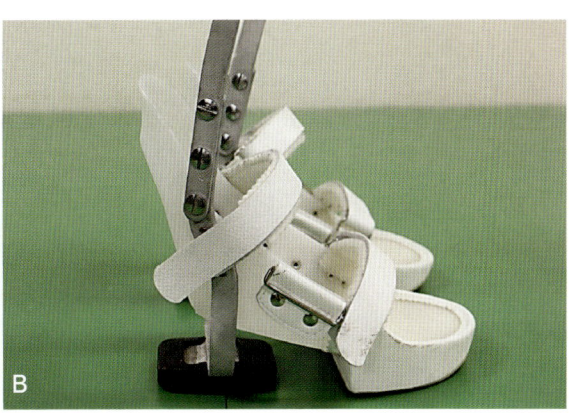

図IX-15 踵骨骨折のための免荷歩行用装具
両踵骨骨折などで早期の歩行を獲得したい場合は，免荷用の短下肢装具と Graffin 装具（B）を組み合わせた hybrid 装具（A）を使用している．

屈・内反位に固定してしまい二次的な踵骨の内反変形を助長させない配慮が重要である．
　荷重に関しては，免荷期間が 4〜8 週間設けられることが多く，その後に足底板 図IX-14 を装着し部分荷重より開始することが多い．また，早期の歩行を獲得したい場合は，免荷用の短下肢装具やショパール関節より遠位で荷重を行う Graffin 装具を用いることもある 図IX-15．

2　手術療法

　Westhuse 変法が行われた場合は，距骨下関節が固定されているため，内返し・外返し練習は鋼線やスクリューの除去後に開始する．その他は，保存療法に準じる．
　プレート固定が行われた場合の運動療法も術後 2〜3 日から開始されることが多く，早期から，つま先での部分荷重が許可されることが多い．注意点として運動療法で，外側の創部を滑走させる際は，整形外科医に皮下組織の縫合状態を確認し協議の上で開始する．その他は，保存療法に準じる．荷重開始時期は，骨折型と固定性に依存する．

Knowledge　足底板を英語とドイツ語でいうと

　義肢装具士と話しをしているときに，アインラーゲという言葉がまれに出てきます．これは，ドイツ語で足底板を意味し，einlage と書きます．英語では insole, foot plate といいます．

索引

あ

異常歩行	71
インターロッキングネイル	78
ウインドラス機構	142
オウムの鼻様骨折	185
オーバーテスト	22
大本法	187
オベールテスト	22

か

外閉鎖筋	57
下支帯動脈	38
滑車を用いた筋収縮練習	66
金田の分類	1
簡易夜間装具	175
寛骨臼への後方アプローチ	34
陥没型	185
陥没型骨折	186
逆行性髄内釘	78
キャンバス懸垂	18
急性コンパートメント症候群	138
胸腰椎移行部	1, 3
距腿関節窩撮影	160, 161
魚椎	1
起立性低血圧	8
筋収縮練習とストレッチングのコツ	67
筋の拘縮テスト	24
屈曲伸延損傷	2
脛骨近位部へのアプローチ	139
頚部の被膜	47
楔状圧迫骨折	1, 2
楔状椎	1
高エネルギー外傷	30
後果	153
後外側回旋不安定性	125
股関節屈曲位歩行	71, 72
股関節の可動域測定	54
股関節への後方アプローチ	43
股関節への前方アプローチ	44
骨接合術	59
骨盤輪	14
骨盤輪単独骨折	16, 18, 19, 25
骨盤輪複合骨折	16, 19, 21, 25

さ

磁気共鳴撮像法	6
持続伸張練習	117
膝蓋下滑膜ひだ（棚）	130, 131
膝蓋下脂肪体	130
膝蓋腱支持ギプス	136
斜線維	99
修復過程	52
腫脹管理	193
順行性髄内釘	78
上位頚椎	3
上支帯動脈	38
人工股関節置換術	59
人工骨頭置換術	43, 59
深層線維	99
深部静脈血栓症	8
正座	177
成長期の相対的な筋の短縮	24
舌状型	185
舌状型骨折	186
仙結節靱帯-仙棘靱帯複合体	14
前後移動	108
前後移動量	107
穿孔	49, 51
仙骨・尾骨骨折	17, 19, 21, 25
浅層線維	99
仙腸靱帯複合体	14
創面清掃	138
足底板	194
足根管	160

た

ダイアルテスト	125
大腿骨距	48
大腿骨近位部骨折の分類	36
大腿骨頚部の被膜	38
大腿骨への後側方アプローチ	102
大腿骨への側方アプローチ	45, 102
ダイナミゼーション	79
タオルギャザー練習	146
立ち上がり練習	94

脱臼肢位	70
ダッシュボード損傷	30
短内転筋	58
遅発性分節圧潰	39
長趾伸筋	168
長母趾伸筋	168
デブリドマン	138
デュシェンヌ歩行	71, 72
テレスコーピング機能	49, 50
トーマステスト	21
トラス機構	142
トレンデレンブルク歩行	71, 72

な

粘膜靱帯	131

は

肺血栓塞栓症	8
破裂骨折	2
ハンソンピン	41
ひまわり法	119, 121
ファベラ腓骨靱帯	99
浮腫管理	83, 143
平行線維	99
扁平椎	3

や

山本らの分類	37
腰椎	3
翼状ひだ	130

わ

ワイピング練習	146

A・B

ankle ring	150, 151
Anthonsen 撮影	188, 189
Bipolar 型	43

C

calcar femoral	48
Carpenter らの分類	118
chair walk exercise	93
cut out	49, 51

D

DAA: direct anterior approach	44
dashboard injury	30
debridement	138
distal tibial band	100
Duchenne gait	71
DVT: deep vain thrombosis	8
dynamization	79

E・F

Essex-Lopresti の分類	185
Evans の分類	39
extension lag の除去	88
external rotation recurvatum test	125
fabello-fibular ligament	99

G

gap	119
Garden の分類	37
Graffin 装具	195

H

Hawkins sign	182
Hawkins の分類	179
Hoffa's fat pad	98
Hohl の分類	127

I

ilio-patellar band	100, 103
infra-patellar fat pad	98
intrapatellar plica	131
IRA: infrior retinacular artery	38

J

joint depression type	185
Judet-Letournel の分類	31

K

Kager's fat pad	163, 164
knee brace	123
Kocher-Langenbeck approach	34
Kuntscher 法	77

L

L-H 分類	152
Lauge-Hansen 分類	152
LSC: late segmental collapse	39

M

Maisonneuve fracture	154
modified tension band wiring 法	120
mortise view	160, 161
MRI: magnetic resonance imaging	6

O

Ober test	22
Ober test 変法	22

P

paratendon approach	139
parrot nose fracture	185
Pauwel の理論	71
pedicular screw system（PSS）	6
pelvic ring	14
PLRI：postero-lateral rotatory instability	125
positioning screw	152, 156
postero lateral corner	125
prefemoral fat pad	97
pretalar fat pad	163
PTB：patellar tendon bearing cast	136
PTB 短下肢装具	136, 138
PTE：pulmonary thromboembolism	8

Q

QM 法：quantitative measurement	3
quadriceps fat pad	97
quadriceps setting exercise	114

R

roll back	107, 108
Rüedi の分類	154

S

sacloiliacal ligament complex	14
sacrotuberous ligament-sacrospinous ligament complex	14
Sanders らの分類	186
screw-home movement	107
screw-home rotation	107
Seinsheimer の分類	40
self-locking pin and circumferential wiring	119, 121
SHS：sliding hip screw	44
SLR：straight leg rising	61
Smith-Peterson approach	44
Sneppen の分類	180
Southern approach	43
SQ 法：semiquantitative method	3
SRA：superior retinacular artery	38
Steinmann pin	187
step off	119

T

telescoping 機能	49, 50
tension band wiring 法	120
Thomas test	21
three column theory	1
tongue type	185
towel gather exercise	146, 167
Trendelenburg gait	71
truss mechanism	142

W

Watoson-Jones の分類	15
Weitbrecht retinaculum	38, 47
Westhuse pin	187
Westhuse 法	187
windlass mechanism	142
wiping exercise	146

Z

Zuggurtung（法）	120

骨折の機能解剖学的運動療法
その基礎から臨床まで 体幹・下肢 ©

発　行	2015年10月15日　1版1刷
	2016年 2月 5日　1版2刷
	2018年 4月15日　1版3刷

監修者　青木　隆明
　　　　林　　典雄

著　者　松本　正知

発行者　株式会社　中外医学社
　　　　代表取締役　青木　　滋
　　　〒162-0805　東京都新宿区矢来町62
　　　　電　話　03-3268-2701(代)
　　　　振替口座　00190-1-98814番

印刷・製本/三報社印刷（株）　〈MM・HO〉
ISBN 978-4-498-06722-6　Printed in Japan

JCOPY　＜(社)出版者著作権管理機構 委託出版物＞

本書の無断複写は著作権法上での例外を除き禁じられています．複写される場合は，そのつど事前に，(社)出版者著作権管理機構（電話 03-3513-6969，FAX 03-3513-6979, e-mail: info@jcopy.or.jp）の許諾を得てください．